천명(天命)
을 깨닫게 해주는

사상 의학

이가출판사

글을 쓰면서

 서울시민대학에서 3년 동안 6학기를 강의하고 7학기에 접어들었다. 이야기를 되풀이하면서 갈수록 말이 싫어신나. 그리고 매번 힐 이야기도 많이진디. 화술이 부족한 것인지 강의하면서 흥분이 되어 시간가는 줄 모르는 것인지…… 어떤 때는 사이비 교주 같다는 느낌이 든다.

 또 진료를 하다 보면 내가 의사인지 철학관 관장인지 혼돈이 올 때가 자주 있게 된다. 간혹 환자들도 철학관에 온 줄 착각하기도 한다. 그래도 해준 이야기를 충분히 이해하였는지를 재차 확인도 하였는데 그래도 못내 이야기를 다 하지 못한 미련이 남는다.

 대학시절 송일병 교수님에게 사상의학을 처음 배웠고, 그 당시에는 사상의학이 그저 한의학의 한 방법론이고 체성에 따라 다른 약으로 치료한다고 쉽게 생각했었다. 그런데 막상 임상에 들어가니 영 아니올시다 그 자체였다. 도저히 납득하기 어렵고 환자에 대한 상담도 동의보감식이 되어 버려 마음에 들지 않았다. 남들이 한다는 박사학위까지 나름대로는 열심히 했고, 환자를 대할 때는 열성으로 노력을 하였는데도 결과가 마음에 들지 않을 때가 많았다.

 1988년 여름부터 고등학교, 대학의 대선배인 김주 선생님에게 동문 선후배들이 가르침을 4-5년 동안 받았다. 가르침이 기본부터 임상에 이르기까지 매우 자세하여 많은 것을 느끼기도 하고 환자에 대해 조금은 자신이 있는 이야기를 해 줄 수도 있었지만 여전히 부족한 점이 발견되었다. 이 정도 기간이면 얻을 수 있는 학문이라고 생각했는데 생각과는 거리가 멀었다. 그 후 양쪽을 병행하여 진료를 하였는데 중간에 포기했다가는 다시 노력해보고 안되면 포기하고 미련이 남아 있어 쉽게 버릴 수는 없었다. 나 자신이 믿음을 갖지 못하는데 어찌 환자를 치료할 수 있겠는가? 아는 것이 확실하지 않으니 진료를 한다는 것은 있을 수 도 없었다. 안타까운 질문에 대한 선배의 가르침은 확실하기만 한데 나에게는 머나먼 길이었다.

 그 후 1998년 같이 동문수학했던 후배인 신홍일 선생이 느낌이 있다고 불러 주었다. 길이 보인다고 열심히 가르쳐주었고 나름대로 그 느낌을 전수 받았다. 그러나 이번에도 역시 후배의 느낌일 뿐 나에게는 감이 오지 않았다. 다시 1년 후 후배님이 길이 뚜렷하게 보인다고 다시 불러 주었다. 이제야 무엇인가 보이기 시작했다. 하나가 보이니 둘 셋 열이 순식간에 마음에 와 닿기 시작한 것이다. 사상의학에 대한 믿음이 생기고 곧 광신자가 되어 버렸다.

 답답한 마음이 열려 버리자 2000년도 초부터 주변의 한의사 분들에게 전도를 하기 시작했다. 그리고 시민대학에서도 사상의학으로 강의내용을 바꾸었다. 머리가 맑아지고 그동안 미안했던 환자 분들에게 떳떳한 마음으로 대하게 되었다. 그 후 1년 가까이 어제의 그 팀이 새벽 3-4시까지 시간가는 줄 모르고 임상토론을 함께 하며 미진했던 것을 풀어 나갔다.

'새 신을 얻기 전에는 헌신을 버리지 말라'는 유럽 어느 나라의 격언이 있는데 이것은 살못된 것이나. 못쓰게된 신발을 비려야 편안한 신발을 구하려고 더욱 분발할 수 있었을 것인데, 나는 버리지 못하고 있었고 그 후배는 과감히 벗어 던졌던 차이가 있었던 것이다. 그나마 그 후배라도 없었으면 어찌할 뻔했는가? 진심으로 후배님의 노력에 감사한다.

이제 보이기는 하는데 너무나 많아 무엇부터 주어 담아야 하는지 마음이 조급해진다. 지금도 보고 있는 글 한 줄 한 줄이 새롭게 각인이 되고 어제 읽었던 글에서 새로운 것이 보인다. 보이게 되니 알게 되고 알게 되니 남에게 이야기하고 싶어진다. 그리고 믿음을 주고 싶다.

소음인은 확실하지 않으면 나서지 않으며 안다하더라도 나서기는 쉽지 않은데, 때로는 나서야 하며, 미련하면서도 남의 능력을 평가하기는 잘하며 또 남에게 감동을 주어 설득하여 구슬리는 것에도 능력을 발휘하기도 하는데 이게 바로 나 자신인 것이다.

인간을 A급과 B급으로 나누고 또 선한 사람과 그렇지 않은 사람으로 구분하면 나와 주로 접하는 사람은 B급과 선한 사람이라 생각된다. 한의사라면 다 그럴 것이다. 병들고 고통받는 분들의 대부분이 착하고 B급 부류의 사람들이라 여겨지기 때문이다. 이 책을 접하게 되는 분들도 마찬가지일 것이다. 많은 분들께 이야기를 해주고 싶은데 이야기로는 부족하여 글로 써 보는 것이다. 말로 할 때는 그럭저럭 하겠는데 글로 쓰려니 어색하기 이를 때 없다. 쓰고 지우고 앞에 두었다 뒤에 두었다 정신이 없다. 서투른 문장력을 이해해 주기 바라는 마음 간절하다. 약간의 깊이에 차이가 있겠지만 내용은 같은 내용이고 이해가 안 되는 부분은 천천히 읽어가면서 알게 되니 편한 마음으로 읽어주길 바란다.

사상의학을 창시한 이제마 선생께서는 서출이라는 신상과 태양인 성품으로 인하여 어려서부터 기인이라 불릴 정도로 행적이 특이하였다. 안하무인격인 성격과 예절과 법도를 모르던 그가 『명선록』이라는 책을 통하여 비로소 공맹 사상의 도덕을 갖추게 되었고, 이를 실천함으로써 자신의 병도 치료하게 되었고 조선조 말기에 일제의 침탈에 대비한 사회개혁과 사상의학을 통한 인간 개혁을 주장하게 되었다.

그를 알지 못하면 사상의학을 이해할 수 없다. 그러나 그에 대한 기록은 매우 단편적인 것들이라 서로 연결하여 모두 담을 수 없는 아쉬움이 있지만 그가 남긴 저서 『동의수세보원』을 통하여 그의 인생관을 어느 정도 엿볼 수는 있다. 이 저서에서 지루하고 답답하게 생각하던 유학의 진수를 알기 쉽게 담아 놓았고, 하늘로부터 부름을 받고 태어난 인간의 의미와 타고난 천성의 차이에 의하여 사상으로 인물을 나누어 각 인격체가 어떻게 살아가야 하는지 등의 지혜를 보여주었으며 그리고 그렇게 삶을 가꾸어 나갈 때 진정한 의미의 건강을 논할 수 있게 하였나.

 비록 눈이 다소 열렸다고는 하지만 선생의 가르침을 충분히 느껴서 실천하고 있다고 아직은 자신있게 말할 수는 없다. 왜냐하면 사상의학이 워낙 어려운 학문이기도 하지만 그동안 몸에 배어 있던 사고를 다 바꿔버리기가 쉽지는 않기 때문이다. 그래도 무엇을 후학들에게 전하고자 하셨는지 그리고 어떻게 공부하여야 하는지에 대하여 느낀 바를 모두에게 전달하여야 한다는 사명감에서 글을 시작하게 되었다. 아직은 학문에 깊지 못하여 미흡한 점이 많이 발견될 것이니 독자 분들에게 지도와 편달을 바라는 마음이다.

이 수 완

일러두기

기존의 한의학과는 전혀 다른 인체의 생리·병리·진단·치료 체계와 학문적 근거를 갖고 있는 사상의학에 대하여 필자는 이제 보편화된 방법론으로 바르게 볼 수 있는 눈이 뜨였고, 그것을 여러분에게 전달하려고 한다. 그동안 단편적인 지식만을 전달하여 오히려 혼란만을 일으켰던 것이 선배들의 잘못은 아니다. 워낙 접근하기가 어려운 학문이고 기존의 틀을 벗어나기 힘들었기 때문에 그들도 나름대로 새로운 개념으로 받아들이려고 무척 노력한 결과가 그것이었을 따름이다. 그러나 그들의 견해가 일반인들에게 오히려 혼란을 갖게 하였으니, 후학인 필자는 이를 빨리 해결해야만 하는 것을 의무로 여기게 되었다. 이 책에서는 다음과 같은 편제를 갖고 100년 전 이제마 선생이 전달하려고 했던 내용을 모두 밝혀본다.

제1장에서는 기존에 알고 있던 사상의학에 대한 모든 개념들을 깨뜨리는 작업을 한다. 이런 고정관념은 선생의 본뜻을 이해하는 데 방해가 되기 때문이다. 많은 선배들이 이 개념을 바꾸기 어려워 나름대로 해석을 하게 되었고 지나간 결과들을 만들었다. 독자들은 많은 것을 알지 못하기 때문에 오히려 이해하고 받아들이기가 쉬울 것이다.

제2장에서는 사상의학이라는 새로운 의학관에 담긴 사상을 자세히 살펴보고 그것이 어떻게 의학에 연결되고 있는가를 풀어본다. 특히 유학사상의 출발점인 공맹(孔孟) 사상과의 연결을 주의 깊게 살펴보았다.

제3장에서는 인체의 생리·병리에 대한 사상의학적인 개념을 익혀야 하며, 특히 방법론적으로 타고난 생리력에 의하여 각 체성별로 모두 21개 유

형을 소개한다. 현재까지 이제마 선생의 뜻에 가장 근접한 방법론임을 자부한다.

제4장에서는 인간이 병에 걸리지 않을 수 있는 방법, 그리고 어떻게 치료할 수 있는 가를 유학의 실천사상과 연결된 사상의학의 맥으로 짚어본다.

제5장에서는 인체의 사장(四臟) 사부(四腑)의 활력소가 부족해서 나타나는 병증을 회복시키는 약재들을 소개하여 독자들의 궁금한 점을 풀어주는데 이론적 근거를 제시하였다.

제6장에서는 사상의학적으로 알려주고 싶은 상식적인 내용과 중요 증상들에 대하여 소개하였다. 모든 내용이 전장에서 이미 틀을 갖추어놓았으니 앞쪽의 내용을 음미하면서 읽을 수 있다.

마지막 제7장에서는 최근 필자가 한방건강샘에서 상담한 실제 사례들을 소개하였으니 총정리하는 마음으로 가볍게 읽을 수 있다.

이 책의 내용은 일반인이 훨씬 이해하기 쉽다. 오히려 고정관념이 강한 전문가들은 그 마음가짐에 지닌 사심(私心) 때문에 틀을 깨기 어렵기 때문이다. 모두가 이제까지 알고 있던 사상의학에 관한 모든 것을 지워버리고 새로 입력하는 지혜를 발휘해야 한다.

사상의학에 이미 관심이 있었던 분들은 전체적인 흐름에 초점을 두고 읽어도 되나, 일반인들은 모든 체성에 해당되는 부분을 한번에 소화시키기는 어려울 것이다. 읽어가면서 자기 체성이 발견되면 그 체성 위주로 읽어가고, 유형까지 알게 되면 그 유형이 관계된 곳에 관심을 갖고 중점적으로 보면 훨씬 이해하기 쉬울 것이고 사상의학적으로 걸어가야 할 길이 보일 것이다. 이렇게 읽고 나면 자신의 생각이 바뀌고 가정이 화목해지고 사회가 달라지니 건강은 이미 곁에 있게 된다. 스스로 실천해보고 맞는다고 느껴지면 주위의 가까운 분들에게 적용하는 지혜를 발휘하자.

Contents

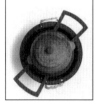

Contents

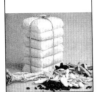

Contents

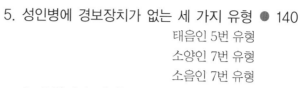

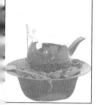

Contents

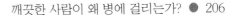

제 6 장 상식으로 풀어보는 사상의학

Contents

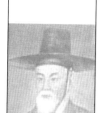

제 7 장 상담사례 모음

고정관념을 깨자

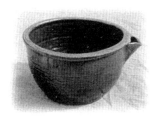

이 장에서는 이제까지 주로 사용하였던 체질이라는 용어를 이제마 선생이 말씀했던 주제에 맞춰 체성이라는 새로운 용어로 사용해야 하는 이유를 설명하며, 각종 체성을 진단하는 방법들을 소개하고 그 중 가장 올바른 방법론이 무엇인가를 알게 한다. 한 가지를 선택하였을 때 오는 부정확성을 지적하였다. 그것을 고집함으로써 생겼던 오류를 수정하여야 누구나 사상의학을 바르게 볼 수 있는 눈을 갖게 되지 않겠는가?

모든 내용은 가능한 『동의수세보원』 원문에 충실하되 일반인이 쉽게 이해할 수 있도록 했다. 용어를 가능한 범위에서 그대로 옮겨 적었으니 다소 생소하고 어렵다는 느낌이 들 것이다. 이 용어들은 읽어가면서 몸에 익숙해져 나중에는 평소 사용하는 것과 별 차이가 없어질 것이다. 왜냐하면 100년 전에는 누구나 사용하는 단어였기 때문이다.

특히 성격(性格)으로 진단하는 방법은 배경이 되는 학술적 근거를 들어야 하나 기본적인 것만을 우선 소개한다. 자세한 것은 제2장에서 다시 상세히 설명한다.

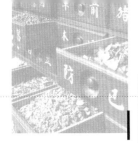

1. 내 체질은 무엇인가?

　사상의학으로 진료하면서 환자들이 가장 관심있어하는 것은 '내 체질은 무엇이고, 그러한 체질에는 어떻게 해야 하는가?' '무엇을 먹으면 좋고, 무엇을 먹으면 나쁘냐?' '그 체질은 나쁜 것이냐?' '어떤 체질이 제일 좋은가?' 그리고 '어떻게 하면 체질을 바꿀 수 있는가' 등이다.

　모두 사상의학에 대하여 모르고 하는 질문이다. 참된 삶을 이해하고 실천함으로써 건강이 따르게 되는 것인데, 오히려 건강을 삶의 도구로 잘못 생각하는 데서 온 것이리라. 100년 전 이제마 선생이 『동의수세보원(東醫壽世保元)』이라는 책을 냈는데, 그 속에 '사상인(四象人)'이라는 명사가 나와 후세에 '사상의학(四象醫學)'이라 이름붙인 것이다. 인간은 태어날 때 하늘로부터 애노희락(哀怒喜樂)의 성(性)과 정(情)을 받는데, 이 성을 잘 펼치고 정을 폭발시키지 않으면 병에 걸리지 않고 건강할 수 있다는 것이 바로 사상의학의 기본원리다.

　위의 질문에 답을 하자면, 자신의 체성(체질)은 이미 성과 정의 종류에 따라 다르게 태어나면서 결정되는 것이다. 이 성과 정을 마음과 행동으로 잘 다스리면 되고, 각 체성마다 온열량한(溫熱凉寒)의 기운을 정기로 갖고 있는데 모든 음식이나 약재들도 이러한 기운을 갖고 있으니 자신에게 적합한 것을 선택하면 된다. 성인(聖人)이나 일반인이나 모두 체성이 있으니 우열(優劣)

이란 있을 수 없다. 체성이 같아도 천명(天命)에 따라 살아가는 사람은 건강할 것이고 노력하지 않는 사람은 그렇지 못할 것이다. 그리고 성과 정을 잘 다스리면 체성이 바뀌는 것이 아니고 내 몸에 충분한 활력소가 보충이 되니 건강한 상태로 돌아오는 것일 뿐이다.

이것이 무슨 소린가? 이 내용은 책이 끝나는 쪽까지 반복해서 나올 것이다. 이 내용이 이해가 되어야 사상의학에 대하여 이야기할 수 있다. 마음을 비우면 빨리 보이고 비우지 않으면 비울 때까지 머리가 아플 것이다.

용어의 수정 – '체질'이 아닌 '체성'

『동의수세보원』에 '체형기상(體形氣像)'이라는 용어가 나올 뿐 체질이라는 용어는 나오지 않는다. 체질이란 용어는 주로 몸이 안 좋을 때인 알러지 체질, 과민성 체질, 다혈질 등 병증을 말할 때 주로 사용되었다. 한의학회의 학회 명칭도 사상체질의학회라 되어 있고 전문의 명칭도 사상체질전문의라고 잘못되어 있으니 일반인들이 그렇게 말한다고 탓할 것은 못 된다.

사상의학은 천성(天性)과 정명(情命) 등 마음가짐에 따라 인체의 사장(四臟) 사부(四腑)[1]의 원기를 다루는 의학이므로 앞으로는 체질이라는 용어를 버리고 타고난 마음가짐에 따라 이루어진 체형을 뜻하는 체성(體性)이라는 용어를 사용하는 것이 타당할 것이다. 특히 태소음양인이라는 체성은 질병 상태에 있거나 건강하거나 변하지 않는데, 알러지 체질은 건강해지면 없어질 수 있으므로 질(質)이라는 개념은 쓸 수 없는 것이다.

1) 사장(四臟) : 폐장(肺臟), 비장(脾臟), 간장(肝臟) 신장(腎臟)을 말하는데, 이들의 부속 부위까지 포함한 개념으로서 사상의학에서는 폐국(肺局), 비국(脾局), 간국(肝局), 신국(腎局)으로 주로 사용한다. 구체적인 장기의 활력뿐만 아니라 같은 당(계열)의 활력과 관련이 있으며 사부의 기능을 조절하는 기능을 갖는다.
사부(四腑) : 위완(胃脘), 위(胃), 소장(小腸), 대장(大腸)을 말하고 사장에 에너지를 생산·공급하는 공장 역할을 한다.

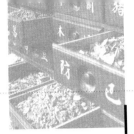
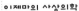
2. 체성진단법

요즘 오-링(O-ring) 테스트, 침법, 형태의 모습 또는 설문지 등으로 체성을 진단하는데, 오류가 많아 도무지 권할 수 있는 방법이 없다. 나름대로 어느 정도의 신뢰도는 있어 참조는 가능하나, 정확한 방법이 될 수는 없다. 체성을 진단하는 방법은 매우 다양하다. 이제 기본적인 것에서 전문적인 것까지 모두 소개하겠는데 읽기 전에 자신이 알고 있던 고정관념을 모두 버려야 한다. 그래야 머리가 아프지 않다.

목욕하는 방식으로 바라본 체성별 스타일

세상이 좋아져 매일 샤워하는 사람들이 많다. 위생적이라 질병의 예방에 도움이 되고, 정신적인 피로도 많이 해소시키고, 혈액순환이 좋아져 육체적인 피로도 많이 해소시킬 수 있는 좋은 치료법이다. 아쿠아 요법 등 새로운 치료법으로도 많이 개발되었다. 목욕탕을 자주 찾는 사람들은 샤워를 할 수 없거나 땀을 내야 개운한 사람, 그리고 때를 벗겨야 개운한 사람 등이다.

이렇듯 체성에 따라 선호하는 목욕법이 다르다.

태양인이나 소양인은 더운 곳에 오래 있지 못하는 체성이라 대개는 샤워만을 위주로 하고, 소음인과 태음인은 비교적 탕 속에 오래 머무르는 편이다.

소양인은 목욕탕 안이 후텁지근하다며 주위 사람은 생각지 않고 환기를 핑계로 문을 자주 열어놓는다. 특히 정기가 차가운 체성이라 뜨거운 탕 속에 오래 머물러 있지 않고 찬물에 들락거린다. 특히 사우나는 별로 좋아하지 않는다. 때를 미는 것에는 관심이 없고 거의 비누칠을 하고 샤워하고 목욕을 끝내니 목욕탕 주인이 제일 좋아하는 체성이다.

소음인은 거의 기계적인 목욕을 한다. 들어가서 샤워를 간단히 하고 뜨거운 물에 10~15분 정도 앉아 있다. 물이 항상 차다는 느낌이 있어 주위를 살피면서 뜨거운 수도꼭지를 트는 것을 잊지 않는다. 탕에서 나오면 약간의 현기증이 있으나 곧 가신다. 남들이 사우나에 들어가니 혹여 들어갈까 하다가 포기한다. 분명히 들어갔다 나오면 기운이 빠질 것을 알기 때문이다. 그러고는 앉아서 때를 민다. 꼼꼼하게 구석구석 다 밀고는 뜨거운 탕에 다시 들어갔다가 다시 때를 한 번 더 밀려는데 힘이 들어 포기하고 비누칠을 하고 샤워하고 끝낸다. 시간이 오래 걸린 것 같아도 한 시간 이내에 나온다. 더 오래하면 지쳐 집에 가서 한잠을 자야 하니 힘을 아끼는 편이다. 목욕탕 주인이 빨리 나와서 좋아하긴 하는데 때를 미는 것을 보고 조금은 인상을 쓴다.

태음인은 마치 목욕탕을 전세를 낸 사람 같다. 들어와서는 샤워도 안하고 사우나탕으로 직행한다. 들어갔다 나와서는 땀도 씻어내지 않고 찬물에 풍덩 들어간다. 옆에 찬물이 튀거나 말거나 상관없어하니 오죽하면 씻고 들어가라는 안내문을 붙여놓았을까? 그러고는 뜨거운 탕으로 들어와 흥얼거린다. 숫자를 세는지 시조를 읊는지 다른 사람은 눈에 보이지 않는지… 이어서 누울 자리를 찾아 중요한 부분만 가리고 한잠 늘어진다. 그리고 다시 처음부터 반복한다. 눈이 빨개질 정도로 피로해 보이는데 겨우 노곤하다는 정도이다. 목욕탕 주인은 자주 와서 좋긴 한데 제일 오래 목욕탕에 있는 사람이고

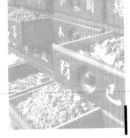

1) 4당(黨)이란?

　또한 사상의학에서는 폐비간신(肺脾肝腎) 사장(四臟)의 기운을 에너지원으로 갖는 장기들을 모아 당(黨)이라 하고 폐당(肺黨), 비당(脾黨), 간당(肝黨), 신당(腎黨)으로 부르는데 각각 온열량한(溫热凉寒)의 기운을 갖고 있다.

폐당 : 이해(膩海)와 진해(津海)에 들어 있는 활력소를 받아서 기능을 발휘하는 여러 기관으로 폐(허파), 위완(식도), 혀 아래(턱), 귀, 두뇌, 피모(겉가죽과 털) 등을 말한다.

비당 : 막해(膜海)와 고해(膏海)에 들어 있는 활력소를 받아서 기능을 발휘하는 여러 기관들로 비(지라), 위, 젖가슴, 겨드랑이(腋), 눈, 배려(목덜미에서 등쪽까지의 부위), 어깨, 손, 근(힘줄과 근섬유) 등을 말한다.

간당 : 혈해(血海)와 유해(油海)에 들어 있는 활력소를 받아서 기능을 발휘하는 여러 기관들로 간, 소장, 배꼽, 코, 요척(허리), 협(옆구리), 자궁, 전립선, 육(살점) 등을 말한다.

신당 : 정해(精海)와 액해(液海)에 들어 있는 활력소를 받아서 기능을 발휘하는 여러 기관들로 신(콩팥), 대장, 아랫배, 입, 방광, 다리, 골(뼈) 등을 말한다.

또 와서는 할 일을 모두 하고 가니 손해를 본 기분이 든다.

　여성들은 소음인 식으로 목욕하는 사람이 많다. 소음인이 원래 여성스러움을 갖고 있으니 당연하지 않겠는가? 그리고 알뜰하기 때문에 본전 생각이 나서 대부분 오래 머무르니 목욕탕 주인이 언제부턴가 수건이나 비누도 주지 않는다. 동시에 들어갔던 소음인 남편들도 으레 먼저 나와 밖에서 기다린다. 목욕 갔다와서 기운이 없어 늘어지는 사람은 소음인이고 활발하면 소양인이나 태음인이다. 그밖의 내용들은 비례적으로 생각하면 된다.

　땀은 원래 내 몸의 정기를 많이 사용하거나 또는 고갈될 때 나타나는 현상이다. 기운이 많은 소양인이나 태음인은 땀이 나도 쉽게 지치지 않는데 소음인은 잘 지친다. 그런데 소양인은 가슴이 답답하고 혈압이 오르는 것 같아서 사우나를 싫어하고 소음인은 기운이 떨어져 싫어한다.

　극단적인 표현을 많이 했는데 재미있게 읽어보라고 한 이야기이니 가볍게 읽어두고 스스로 자신의 체성을 판단해보는 것도 좋을 듯하다.

형태학적인 진단법

　가장 흔히 알고 있는 방법으로 인체를 뒤쪽은 머리 · 어깨 · 허리 · 엉덩이 부위로 구분하고 앞쪽은 턱 · 가슴 · 배꼽 · 아랫배 부위로 구분하고 얼굴 부위는 귀 · 눈 · 코 · 입의 형태학적인 크기를 비교하면 아래 표와 같다.

			태양인	소양인	태음인	소음인
머 리	귀	턱	12	10	8	9
어 깨	눈	가 슴	10	12	9	8
허 리	코	배 꼽	8	9	12	10
엉덩이	입	아랫배	9	8	10	12

체성별 형태학적인 크기 비교표

표의 숫자는 크기에 따라 가장 발달된 부분을 12, 가장 덜 발달된 부분을 8로 하여 4단계로 구분하였으며 10과 9는 체성별로 정명(情命)과 신명(身命)의 특징을 표현한 것으로 제2장에서 자세히 다루기로 한다.

예를 들어 소양인은 어깨와 가슴 부위가 가장 발달되어 있는 반면 엉덩이나 아랫배 부위는 빈약하다고 할 수 있으며, 입은 발달하지 않고 반대로 눈이 발달되어 있거나 크다고 해석할 수도 있다. 4당"을 연결해보면 더욱 자세한데 비당(脾黨)이 발달하여 소화력이 왕성하며, 젖가슴도 발달하였으니 산후에 유즙의 분비가 왕성하며 젖몸살이나 유선염은 상대적으로 적은 편이며, 어깨나 손의 활동력이나 근육이 잘 발달되어 있으며, 잘 먹으면서도 비만형은 많지 않은 편이며, 반대로 신당(腎黨)이 비교적 덜 발달되어 대변소통이 잘되면 건강하다고 할 수 있으며, 하체의 힘이 상체에 비해 부족함을 느끼며 골다공증도 비교적 쉽게 오는 편이다.

물론 같은 정도의 체력을 갖고 있는 체선 사이에서 비교가 가능하므로 절대적인 것은 아니다. 그리고 예외적인 체형을 갖고 있는 사람들이 20~30퍼센트 정도 있으니 참고로 이용할 수 있는 진단방법이다.

오-링 테스트의 허(虛)와 실

오-링 테스트는 1970년 초 일본인 의사 오무라 오시아기 박사가 연구한 것으로 자신의 기(氣)와 유사한 종류의 기는 증폭되고 그렇지 않으면 감소한다는 원리를 이용한다. 피검자가 식품, 약품, 음료수 등을 왼손에 쥐고 오른손 엄지 검지의 오-링(O-ring)을 검자가 좌우로 벌려보는 것이다. 기의 흐름이기 때문에 예민하므로 정확성을 기하기 위해 반복 시행하고 여러 조건들을 맞추기는 하는데, 이것을 체성(체질) 진단에 사용하는 것은 아무래도 미

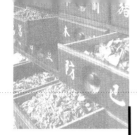

덥지 못하다.

더욱이 저명한 인사가 해준 결과인데 '내 체질은 틀림이 없다'고 우기는 고집스런 사람에게는 당혹스럽기까지 하다. 음식궁합 찾는 방법이라고 하는 편이 나을 것 같다.

하나 지적하자면 검자나 피검자의 마음에 따라 판단 결과가 달라질 수 있다는 것이다. 첫째, 피검자의 생활습관이나 기호에 따라 또는 지역의 특성에 따라 음식기호가 틀려지는데 그것을 기준으로 판정을 하면 어느 지역의 환자는 90퍼센트가 태양인이 나오는 결과를 본 적이 있다. 내가 좋아하는 식품에는 당연히 좋은 반응이 올 것이며 그렇지 않은 것에는 다른 결과가 나올 것이 분명하지 않겠는가?

둘째, 검자의 선입관이 문제가 된다. 숙달된 검자는 이미 피검자의 체성을 판단하고 있으므로 결과를 예측하고 측정하기 때문에 검자의 의지대로 결과를 낼 수 있다. 특히 포장되어 있는 내용물을 알고 있다는 사실도 무시할 수 없다.

셋째, 피검자의 체성에 맞는 약재와 음식으로 검사할 때에도 피검자의 정기가 순환하지 못하는 상태라면 오-링 테스트 상으로는 오히려 맞지 않는 약재와 음식으로 생각하여 오진할 수 있다.

이러한 부분들을 조건에 추가시키면 좀더 나은 측정이 되지 않을까 생각한다. 아직은 많이 미흡하므로 좀더 나은 측정 방법이 개발되어야 할 것이다. 따라서 지금까지의 결과물들을 아주 무시할 수는 없겠지만 체성을 진단하는 데 결정적인 단서가 되지는 못한다.

성격진단법

이제마 선생은 『동의수세보원』의 '성명론(性命論)' '사단론(四端論)' '확충론(擴充論)' 등에서 사상인(四象人)들의 네 가지 갖춘 마음(천성·심성·정명·신명)을 논하였는데 일반인들이 이해하기가 쉽지는 않다. 이것을 근거로 사상의학 서적들에 진단 설문지들이 소개되어 있으며, 이것에 맞추어 보면 이런 부분은 소양인과 같고 저런 부분은 태음인 같고 한편으론 태양인 같고 다른 편으론 소음인 같고 좀처럼 구분하기가 어렵다. 하나의 체성으로 50퍼센트 이상이 나와야 그래도 객관적인 지표가 될 수 있으나 그렇지 못하다. 잘 나오는 경우 30퍼센트 후반대가 나오는데 대략 무슨 체성인 것 같다는 표현이 대부분이다.

이 네 가지 마음은 인의예지를 모두 잘 갖추어야 만들어질 수 있는 것으로 선천적으로 잘 티고난 것(천성) 외에는 대부분 본인의 노력 여하에 따라 갖추어지는 것이다. 그런데 어떻게 해서든지 갖추어진 요소들이 보이면 그것이 자기의 마음인 줄로 착각하여 결과적으로 체성이 왔다갔다하게 된다.

성격을 따져서 체성을 판단하기란 쉽지 않다. 그 기준을 아무리 객관적으로 만든다고 해도 역시 답하는 사람의 주관에 따라 많은 차이를 보일 수 있기 때문이다. 원문에 나오는 몇 가지 판단 기준을 살펴보자.

천성(天性)으로 판단하는 법

사람은 누구나 부모(하늘)로부터 서로를 위하는 좋은 마음을 배워서 태어나는데 이를 천성이라 한다. 이 천성은 서로를 위하는 좋은 마음이다. 모든 사람들은 각기 애노희락(哀怒喜樂)의 네 가지 특성 중 한 가지를 타고나는데

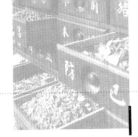

태양인은 애성(哀性 : 남을 속이지 않으면서 살아가려는 마음), 소양인은 노성(怒性 : 남을 업신여기지 않으면서 살아가려는 마음), 태음인은 희성(喜性 : 서로 도와주면서 살아가려는 마음), 그리고 소음인은 락성(樂性 : 서로 보호해주면서 살아가려는 마음)을 타고난다. 그 발현되는 기운을 살펴보자.

태양인의 천성은 항상 앞으로 나아가려는 진취적인 기운이 강하고 좀처럼 물러서지 않으려고 한다. 성격이 단순하여 급한 것은 아니고 나름대로 가능한 것을 헤아린 연후에 나아간다는 것이다. 뒷받침이 되는 재료, 즉 전쟁을 하려면 군사적 우위를 점하고 있거나 사업을 시작하려면 자본과 기술력이 여유가 있거나 할 때 그 추진력이 강하다는 것이지, 만약 조건이 그렇지 못할 때는 중단하게 되거나 절대로 나아가지 않는다.

소양인의 천성은 항상 들어올리려는 기운이 강하고 좀처럼 놓으려 하지 않는다. 성격이 고집스러워 잘 꺾지 않는다는 것이 아니고 역시 가능한 것을 헤아린 연후에 들어올리려는 것이다. 주로 들어올리려는 힘이 있고 뒤에 배경이 튼튼할 때는 과감하게 들어올리려는 용기와 욕구가 있으며 또 죽을 때까지 놓지 않으려는 끈기를 갖고 있다는 것이지, 만약 힘이 뒷받침이 안 되면 절대로 들어올리지 않는다.

태음인의 천성은 항상 안정되어 있는 것을 좋아하고 활발하게 움직이는 것을 싫어한다. 성격이 느리지만 게으른 것은 아니고 지혜로운 판단력을 갖고 여러 가지를 헤아릴 수 있으니 경거망동하지 않고 여유가 있는 것이다. 만약 올바른 지식이 갖추어져 있지 않으면 가만히 있을 수 없고 분주하게 움직일 수밖에 없다.

소음인의 천성은 항상 한 곳에 머무르려고 하고 밖으로 나오려 하지 않는다. 단순히 소극적일 뿐 변화를 싫어하는 것은 아니고 생각이 깊어 이것저것 따져보아서 함부로 나서지 않고 가만히 있는 것이다. 만약 생각이 넓지 못하면 가만히 있지 못하고 이곳 저곳에 나서게 될 것이다.

네 가지 천성을 설명하였는데 스스로 판단하기가 어려울 것이다. 쉽게 태양인과 소양인은 적극적이고 외향적인 성격이고, 태음인과 소음인은 소극적이고 내성적이라는 판단을 하면 족하다. 그리고 이 천성은 A급인 사람에게는 잘 보이는데 B급인 경우 이를 적게 타고나므로 천성을 살피기가 어렵다.

　여기서 A급이란 사장(四臟) 생리력의 활력소가 들어 있는 그릇을 크게 타고난 사람, 그리고 B급은 사장 생리력의 활력소가 들어 있는 그릇을 작게 타고난 사람을 말하는데, 확실하게 구분되는 사람은 A급으로 보아도 좋다.

정명(情命)으로 판단하는 법

　사람은 누구나 부모(하늘)로부터 자신만을 위하는 좋지 않은 마음(애정, 노정, 희정, 락정)을 배워서 태어나는데, 이를 후천적으로 극복하여 서로를 생각하는 좋은 마음으로 갖춘 능력(사무, 교우, 당여, 거처)을 정명이라 한다. 태양인은 노정(怒情=자신만 업신여김을 받지 않으려는 마음)을 극복하여 갖춘 교우(交遇), 소양인은 애정(哀情=자신만 속임을 받지 않으려는 마음)을 극복하여 갖춘 사무(事務), 태음인은 락정(樂情=자신만 보호를 받으려는 마음)을 극복하여 갖춘 거처(居處), 그리고 소음인은 희정(喜情=자신만 도움을 받으려는 마음)을 극복하여 갖춘 당여(黨與)를 말한다. 거기에서 발현되는 기운은 어떨까?

　태양인의 정명은 수컷처럼 앞에서 진두지휘해야 직성이 풀리니 암컷처럼 소극적인 것을 싫어한다. 그러므로 용기가 있고 씩씩해 보이니 자랑스러움을 느끼기도 할 것이나 때로는 안하무인이라는 비난을 받을 수도 있다. 그래서 때로는 여성스러워질 필요가 있다. 그래야 방종하는 마음이 생기지 않을 수 있다.

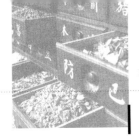
반대로 소음인의 정명은 앞에 나서는 것을 어색해하고 두려워하여 소극적이고 여성스러움이 많다. 그러므로 침착하고 정확하다는 평을 받기도 할 것이나 때로는 안일하다, 폐쇄적이다라는 비난을 받을 수도 있다. 그래서 때로는 수컷처럼 해볼 필요가 있다. 그래야 안일함에 젖지 않고 용기를 갖게 되고 적극적인 사고로 일하도록 노력해야 조바심나거나 정이 폭발하지 않을 수 있다.

소양인의 정명은 공격이 최선의 방어라는 것처럼 항상 내 것을 지키려 하기보다는 밖에서 얻으려고 한다. 결국 밖에서 이겨야 직성이 풀린다는 것은 안쪽으로는 얼마간 손실을 보게 마련이다. 그러므로 남보다 앞서 이기기만 할 것이 아니라 내 식구를 돌보고 집안 일에 열중하는 것은 한쪽으로 치우치는 마음이 지나치지 않을 수 있게 하는 방법이다.

반대로 태음인의 정명은 밖에서 싸워 쟁취하는 것보다 내 것을 지켜 손해를 보지 않으려고 한다. 결국 욕심이 많은 사람으로 지목을 받게 되기도 한다. 때로는 손해를 보더라도 밖에서 봉사하고 이웃과 함께 하도록 노력을 해야 물욕을 줄일 수 있다.

체성별로 네 가지 정명에 대해 설명해보았다. 각 체성별로 극복해야 되는 마음이 있는데, 방종하는 마음, 안일한 마음, 치우친 마음, 욕심 등 네 가지를 경계해야 정명이 바르게 작용할 수 있게 된다. 이 마음을 잘 다스리는 현명한 사람들은 역시 A급이고 그렇지 못한 사람은 B급이다.

참고로 체성별 천성 중 선심과 사심을 타고남을 표로 그려보자.

천성(타고난 마음가짐)	태양인	소양인	태음인	소음인
서로를 생각하는 마음가짐(性=善心)	애(哀)	노(怒)	희(喜)	락(樂)
자신만을 생각하는 마음가짐(情=邪心)	노	애	락	희

천성의 구분

심성(心性)으로 판단

사람마다 타고난 마음가짐(천성)에는 서로를 생각하는 좋은 본성이 있고 반대로 자신만 생각하는 좋지 않은 본성이 있다. 자신만 생각하는 좋지 않은 본성을 사심(邪心)이라고 하는데, 이 사심은 잘 닦음으로써 심성으로 갖추어진다. 갖추어지지 않은 사심으로도 체성을 구분할 수 있는데 상당히 어렵다. 다소 어려우니 다른 사람을 용서할 때 나타나는 마음으로 볼 수 있는 방법을 소개한다.

태양인은 서로 속이지 않으면서 살아가고자 하는 애성(천성)과 자신만 업신여김을 받지 않으면서 살아가고자 하는 노성(怒性 : 사심)을 타고났다. 사심(邪心)인 노성을 극복하면 세상 사람들이 서로 도와가면서 살아가게 할 수 있는 의로운 마음을 심성(心性)으로서 갖추게 되겠지만 이렇게 하기에는 많은 노력이 필요하다. 그렇게는 못하더라노 기본석으로 천성인 애성에 의하여 남들의 잘못을 넓게 포용할 수 있는 마음을 갖고 있으니 많은 사람들이 믿고 의지하게 된다.

소양인은 서로 업신여기지 않으면서 살아가고자 하는 노성(천성)과 자신만 속임을 받지 않으면서 살아가고자 하는 애성(哀性 : 사심)을 타고났다. 사심인 애성을 극복하면 세상 사람들이 서로 보호해주면서 살아가게 할 수 있는 어진 마음을 심성으로서 갖추게 되겠지만 이렇게 하기에는 많은 노력이 필요하다. 그렇게는 못하더라도 기본적으로 천성인 노성에 의하여 남들의 잘못을 절차나 형식이나 법도에 근거하여 다스릴 수 있으며 다른 사람들은 이치에 맞는 이야기이기 때문에 화를 내지 못한다.

태음인은 서로 도와주면서 살아가고자 하는 희성(천성)과 자신만 보호를 받으면서 살아가고자 하는 락성(樂性 : 사심)을 타고났다. 사심인 락성을 극복하면 세상 사람들이 서로 속이지 않으면서 살아가게 할 수 있는 지혜로운 마

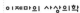
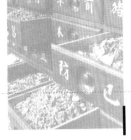

1) 유형이란?

『동의수세보원』의 원문에 나오는 각 체성인의 병증들을 분석해보자. 예를 들어 소음인의 울광병(鬱狂病)·망양병(亡陽病)·태음병(太陰病)·소음병(少陰病)등에 보이는 증상들이 다시 몇 가지 특성들로 나타나고 있다. 울광병에도 망양병증이 나오고 망양병에도 울광병증이 거론되고 태음병증에도 반드시 있어야 하는 병증인데도 없는 경우가 있고 소음병증에도 엉뚱한 장결병(藏結病)이라는 병증이 나오는데 도저히 이와 같은 혼돈 속에서 체계를 잡는다는 것이 불가능해 보였다. 더구나 표병(表病 : A급)과 리병(裏病 : B급)은 이미 이제마 선생이 구분해 놓았는데, 소양인 병증에 있어서는 망음병(亡陰病)에 대한 예문 등과 태음인의 온역병(瘟疫病)등을 표병 리병 구분이 없이 해놓았으니 이것 때문에 사상의학을 이해하는 데 많은 어려움을 겪어었었다.

이들의 병증 변화에 대하여 앞서 거론했던 후배가 여러 가지 방법론을 제시하고 동문 수학했던 팀원들이 임상토론을 지속하면서 각 체성마다 성과 정이 조금씩 다르듯이 생리력에도 따로 타고난 그릇의 크기가 있을 것이라는 가설을 정하고 병리적인 근거를 추론하니 좀더 정확한 해석이 가능하게 되었다. 이렇게 유형을 정하고 나니 체성의 분석이 좀더 구체화되고 이전까지 풀리지 않았던 궁금증들이 쉽게 해결되었다. 이와 같은 분석이 이제까지 사상의학을 전문으로 하였던 많은 동료 한의사들의 지지를 얻음으로써 비로소 자신있게 '유형'이라는 용어를 사용한다.

음을 심성으로서 갖추겠지만 이렇게 하기는 많은 노력이 필요하다. 그렇게는 못하더라도 기본적으로 천성인 희성에 의하여 남의 허물에 대해 기분을 그르치지 않고 잘 가르치고 타이를 수 있는 능력을 갖고 있다.

소음인은 서로 보호해주면서 살아가고자 하는 락성(천성)과 자신만 도움을 받으면서 살아가고자 하는 희성(喜性 : 사심)을 타고났다. 사심인 희성을 극복하면 세상 사람들이 서로 업신여기지 않으면서 살아가게 할 수 있는 예의바른 마음을 심성으로서 갖게 되겠지만 이렇게 하기는 많은 노력이 필요하다. 그렇게는 못하더라도 천성인 락성에 의하여 남들의 잘못을 어루만져주고 진정시키고 감동을 주어 울면서 뉘우치게 할 수 있는 능력을 갖고 있다.

이러한 심성도 역시 A급인 사람이 B급인 사람보다 월등하게 우수하다. 남들의 잘못에 대한 각 체성이 갖고 있는 독특한 대처방법으로 보아도 구분이 가능한데, 이것도 유형[1]에 따라 차이가 있기 때문에 어렵기는 마찬가지이다.

일반적인 체성 판단

우리 몸의 주요 장국인 폐비간신(肺脾肝腎)의 능력은 거의가 쉽게 알 수 있으므로 폐는 호흡기능, 비는 소화기능, 간은 면역 및 생식기능, 그리고 신은 비뇨 배설기능 등을 기준으로 하여 판단해볼 수도 있다.

소음인은 비뇨·배설 기능은 활발하나 소화기능은 약하고, 태음인은 면역 및 생식 기능이 강하나 호흡기능은 약하며, 소양인은 소화기능은 좋으나 비뇨·배설기능은 떨어지며, 태양인은 호흡기능이 강하나 면역 및 생식기능이 약하다. 이것을 기준으로 일반인들이 자신의 체성을 판단하는 경우가 대부분이다. 그리고 일반적으로는 신에 생식기능이 포함된 것으로 보는데 간의 기능에 포함되는 것을 알 수 있다.

그러나 사상의학을 전문으로 하는 한의사들은 태소음양인별로 각각 몇 가지 유형의 생리적 병리적 틀이 존재함을 병증(病證)[1]을 통해서 알고 있으며, 이 유형을 무시하고 각 체성간의 폐비간신의 능력을 비교할 수는 없다. 예를 들어 소화기능이 우수하다는 소양인 중에는 평생을 복통설사병으로 고생하는 사람도 있고, 소화기능이 약하다고 하는 소음인 중에는 평생 설사 한번 안 하는 사람도 있다.

변증(증상을 판단)을 거친 후에 천인성명(天人性命)을 역으로 추리하여 네가지 마음이 다스려지는 정도를 확인해보면 체성의 판단은 자연스럽게 이루어진다. 애노희락을 성정(性情)으로 나누어 태소음양인을 분류하는 방법은 제2장에서 자세히 다룰 것이다.

병이란 타고난 성(性)을 잘 펼치지 못하거나 또는 정(情)을 잘 극복하지 못하여 오는 두 가지뿐인데, 이것으로 체성을 A급 B급으로 편의상 다시 분류하기도 한다. A급과 B급은 부모로부터 타고나는데 어머니의 태교와 관련이 있다. 이 부분도 제2장에서 다시 다룰 것이다.

증권이나 사업의 실패, 친구의 배신, 열 받는 일, 짜증나는 일 등 자신만을 위한 마음가짐에서 좋지 않은 질환들이 발생하게 되는데 이는 병이 되는 기모조보(欺侮助保)[2]가 아닌 것이 없다. 그러므로 서로를 위한 마음가짐을 갖고 실천하면 건강하게 살 수 있는데 이는 건강한 기모조보[3]가 아닌 것이 없다.

1) 증(症)과 증(證)이란?
증(症)은 하나의 증상을 말하는데 두통·오한·발열·맥부(脈浮 : 들떠 있는 맥의 형태)를 각각 증(症)이라 한다. 여러 가지 증(症)을 모아 특정한 틀로 묶어 증(證)이라 하며, 오한·발열·두통·맥부 등의 증(症)을 합하여 태양증(太陽證)이라 한다.

2) 병이 되는 기모조보(欺侮助保)란?
자신만 업신여김을 받지 않기를 바라는 마음가짐에서 생기는 태양인의 노정(怒情),
자신만 속임을 받지 않기를 바라는 마음가짐에서 생기는 소양인의 애정(哀情), 자신만 보호를 받기를 바라는 마음가짐에서 생기는 태음인의 락정(樂情), 자신만 도움을 받기를 바라는 마음가짐에서 생기는 소음인의 희정(喜情).

3) 건강한 기모조보란?
서로 속이지 않으면서 살아가고자 하는 마음가짐에서 생기는 태양인의 애성(哀性), 서로 업신여기지 않으면서 살아가고자 하는 마음가짐에서 생기는 소양인의 노성(怒性), 서로 도와가면서 살아가고자 하는 마음가짐에서 생기는 태음인의 희성(喜性), 서로 보호해주면서 살아가고자 하는 마음가짐에서 생기는 소음인의 락성(樂性).

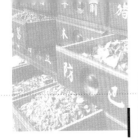

합리적인 진단법

『동의수세보원』의 '사상인변증론'에 의하면 태음인이 50퍼센트, 소양인이 30퍼센트, 소음인이 20퍼센트, 그리고 태양인이 극소수로 구성된다고 하였다. 체성을 진단함에 있어서는 첫째로 타고난 마음가짐에 따라 각기 다르게 이루어진 체형으로 판단하고, 둘째로 병증으로 판단한다고 하였다. 그리고 형태상으로는 예외적인 것이 있으므로 변증(증상을 판단)을 더 중요하게 생각하라고 되어 있다.

환자를 진단할 때 체형은 익숙하게 볼 수 있으나 성격은 아이들 빼고는 판단이 쉽지 않다. 특히 첫대면인 경우 거의 불가능한 경우가 많다. 그런데 선생께서 제일 중요하게 여겼던 병증으로 판단하는 것은 이제까지 병증을 분석하는 방법이 미진하여, 이것으로 판단하기는 어려웠던 상황이었다. 왜냐하면 기존의 한의학적인 해석방법으로는 풀어낼 수 없는 생리·병리 이론에 의한 새로운 체계이기 때문이었다. 원문의 내용이 대개 임상례로 되어 있고 이것을 학문적으로 제대로 이해하지 못했던 관계로 거의 100년 동안 시행착오를 겪어왔던 것이다.

예전에 사상의학을 한다면 일부 선배들에게 "마음고생하면서 환자들에게 욕먹다가 가끔은 보람을 느끼기는 하겠지만 돈벌기도 힘든 그 어려운 것을 왜 하느냐"는 얘기를 들었던 적도 있었다. 수많은 선배 한의사들의 각고의 노력이 없었다면 잊혀질 수도 있었던 사상의학이었다. 최근 들어 사상의학적으로 병증의 해석이 가능하게 되었고 비로소 선생께서 예언했던 것처럼 사상의학이 현대인을 질병의 고통에서 해방시킬 수 있는 시대가 도래한 것이다.

나의 진단법을 예로 들어보겠다. 40대 초반의 여성 환자가 허리가 아파 내원하였다. 증상이 있던 것은 7~8개월 전부터였다. 직장생활이 힘들어 그런가 하고 직장까지 그만두었지만 여러 가지 진단 결과 이상이 없는 것으로 나왔고 오랫동안 치료를 받았는데도 여전히 통증이 있다고 한다. 체격은 살찐 타입이고 피부색은 누런 편이고 식사는 가리는 것이 없고 그 외에 불편한 것은 없다고 한다. 그밖에 생리적일 때 몸의 상태와 병리적일 때의 몸의 상태를 물어서 확인하였다. 맥의 형태는 완만하고 약한 편이다. 대체로 태음인으로 판단이 되어 마음을 진단해본다.

태음인은 편안하고 여유가 있고 안정된 것을 좋아하기 때문에 항상 노력하는 편이며 만족한 결과에는 생리적인 이상이 초래되지 않는다. 그러나 결과에 따라서는 불안감이 생기거나 짜증이나 화가 나게 되면, 태음인의 보조 원기인 폐국(肺局)의 정기가 포위되어 간국(肝局)으로 내려오지 못하고, 간국은 활력이 떨어져 소장국(小腸局)의 서늘한 기운을 이기지 못하므로 폐국으로 정기가 올라가는 데서 문제가 생겼다.

결국 위완국(胃脘局)의 징기가 고갈되므로 가슴이 답답하고 심장박동을 느낄 정도의 상태가 자주 있다. 또한 소장국의 정기도 고갈되므로 식후에 더 부룩하거나 대변을 하루에 한두 번은 보아야 되고 어쩌다가는 설사를 할 때가 있으며, 아침이면 붓거나 소변이 잦아지거나 시원치 않은 경우가 생긴다. 간국의 정기도 고갈되기 시작하므로 구갈이 심하여 물도 많이 마시고 땀도 주체하지 못할 정도이며 눈의 피로가 심하고 뒷목에서 어깨까지 굳어져 있으니 간국의 에너지를 받는 허리에는 당연히 통증이 오지 않겠는가? 약간의 어지러움도 호소하고 감기에 걸리면 기침으로 한두 달 고생한다니 폐국의 정기도 어느 정도 고갈된 것으로 보인다.

환자는 어이가 없다는 표정이 된다. 어떻게 상세한 증상까지 다 아느냐고….

그런데 병의 원인은 마음을 다스리지 못하고 열을 잘 받기 때문이다. 태음인도 같은 결과에 대하여 열을 잘 받는 타입과 열을 잘 받지 않는 타입으로

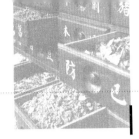

모두 다섯 가지 유형이 있다. 환자는 네 번째 유형으로 그 마음이 움직이는 경향이 결과를 내 탓이 아닌 세상 탓이나 다른 사람에게 전가하기를 잘하며 또한 내가 하는 일에 항상 틀림없고 최선을 다한다고 생각하고 있다. 그러나 그것은 환자의 생각일 뿐이다.

나쁘게 이야기하면 교만한 마음이다. 최선을 다한다는 것은 나의 기준이지 늘 객관적으로 여럿이 동의할 수 있는 기준은 아니라는 것을 인정해야 한다. 결과에 승복할 줄 알고, 나의 방법이 틀렸으니 더 나은 방법을 또 찾고, 다시 노력하면 다음에는 분명 만족한 결과를 갖게 될 것이고, 아니면 다시 또 노력한다. 그런 분들은 일도 잘되고 가정도 편안하게 이끌 수 있으며 더욱 내 몸의 정기도 막힘이 없이 흐르게 되니 이상이 생길 수 있겠는가?

이 막힌 마음을 풀게 해주고 부족하게 된 정기를 보충하는 것이 사상의학이다.

진단하는 법에 대해 무엇을 말했는지 새로운 용어가 많이 나왔고 혼란스럽겠지만 기억하려고 하지 않았으면 좋겠다. 이 책에서 그 내용을 하나하나 풀어줄 테니 그냥 편하게 지나갔으면 한다.

하여튼 체성은 전문가가 아니면 쉽게 알 수 있는 게 분명히 아니다.

3. 몸과의 대화(몸이 원하는 음식)

요즘 방송을 보면 어떤 병에는 어떤 약재를 쓰면 좋다는 식의 소개가 많이 나온다. 그 날은 예외 없이 문의 전화가 한두 건씩은 걸려 온다. 건강에 관심이 있는 것은 좋은데, 내 몸의 건강에 관심이 있다는 것은 이미 건강이 별로 좋지 않다는 얘기다. 반대로 아무 음식이나 가리는 것 없이 잘 먹고 몸에 무리가 없는 사람은 지극히 긴강한 것이므로 굳이 체성을 알 필요도 없고 음식을 가릴 필요가 없을 수도 있겠다. 하지만 어떤 경우에는 생리력이 떨어져 느끼지 못하는 경우도 있으니 누구나 체성을 알고 이에 따라 병이 발생하기 전에 자신의 몸에 맞는 음식을 섭취하는 것이 좋을 것이다. 문제는 이미 몸에 이상이 나타나고 음식에 민감해지는 사람들이다. 그런 사람들은 확실한 체성을 알아두고 지킬 것은 지켜야 된다.

한의학적인 이론이 접목된 것은 한약재이고 이론적 근거가 없는 것은 민간요법약재이다. 한약재인 경우는 대개 체성별로 구분이 가능한데 민간요법약재인 경우는 답변하기 곤란할 때가 많다. 누구에게나 좋은 약은 없으며 반드시 체성에 맞는 것이 따로 있으므로 복용하다가 이상이 오면 중단하여야 한다. 물도 마찬가지이다.

소음인 7번 유형(유형별 분류는 병리론을 참고)에 해당되는 사람들 중에 대변을 3~4일에 한 번씩 보는 사람들이 있다. 이는 원래 물을 많이 먹지 않는 타

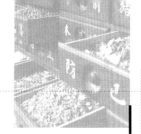

입이다. "찬물을 많이 먹으면 건강해지고 변도 쉽게 본다"는 남들의 얘기를 듣고 공복에 냉수를 마셨더니 일주일 만에 변을 1~2일에 한 번 보게 되긴 했는데, 소화가 되지를 않아 답답하고 식욕도 떨어졌다. 한 달이 지나자 부기도 생기고 소변도 불쾌하게 되고 결국 살이 빠지기 시작했다. 관절에 통증까지 오기 시작해서야 물을 먹는 데 문제가 있었던 것을 알게 되어 비로소 후회하는 사람을 본 적이 있다. 물까지도 이처럼 심각한 장애를 초래하는데 음식이나 약재는 더욱 심각하지 않겠는가?

4. 체질을 바꾸자

각 체성인이 또다시 몇 개의 유형으로 나누어지는 것은 감을 잡았겠지요? 각각의 유형은 몸의 활력이 떨어지지 않았을 때는 불편을 호소하지 않지만, 점차 활력이 떨어져 건강이 안 좋아지거나 활력이 고갈되어 증상이 본격화되고 더욱 나빠져서 걷잡을 수 없는 상태까지 진전이 된다. 이렇게 몸이 나빠지는 증상은 유형별로 각각 다르게 나타난다. 그 이유는 타고난 생리력에 의하여 활력이 고갈되는 순서가 틀리기 때문이다. 다시 활력이 보충되어 원래의 그릇을 채우게 되면 건강한 몸으로 돌아온다.

'체질개선'이란 병적인 증상을 갖고 있던 사람에게서 그런 증상이 없어진 것을 말한다. 많은 사람들이 기후나 오염물질을 통해 알러지를 설명하고 있다. 그래서 국내에서는 계속 증상이 일어나다가 외국에 나가니 증상이 없어졌는데, 다시 한국에 들어오니 나타났다면서 한국이 오염이 심해서라고 주장한다.

그러나 다른 예를 들어보자. 한국에서는 증상이 없었는데 공기가 세계에서 제일 좋다는 캐나다에서 1년 만에 알러지가 생겼다는 사람 얘기다. 각종 검사를 받아보니 진드기니 듣지도 못했던 알러지 항원이 발견되었다고 하는데, 이 사람이 한국에만 오면 증상이 없어진다니 어찌된 일인가? 강의 시간에 이 이야기를 하니 한 사람이 거들고 나선다. 맞다, 이상하다. 자신은 고

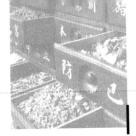
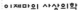
향인 시골에 가면 소화도 잘되고 잠도 편히 자고 체중도 늘어서 오는데, 초등학생인 손자들은 시골에만 오면 몸에 두드러기가 나고 걸리지도 않던 감기까지 걸리는데 서울에 오면 다시 정상이란다. 물론 할아버지는 다시 소화가 안 되고 잠을 잘 못 자게 된 것도 마찬가지이고….

외국생활이나 시골생활이 마음에 들어 열이나 스트레스를 받지 않는 사람이라면 좋은 조건이면 다 좋을 것이다. 하지만 이민생활의 어려움 특히 활동적이었던 사람이 행동에 제약을 받게 되거나, 이리저리 잘 어울리고 호기심이 많아 천성대로 움직여야 하는데 친구도 없고 할 일이 없는 사람에게는 좋은 환경도 필요가 없는 것이다.

식성은 나이에 따라 변할 수 있으나 타고난 체성과 유형을 바꿀 수는 없다. 다만 성과 정을 잘 펼치고 다스려서 타고난 유형의 그릇을 가득 채워 나름대로의 건강한 길로 가는 것뿐이다. 예를 들어 복통 설사 때문에 고생을 하는 소음인 5번 6번 유형의 경우, 천성을 비록 약하게 타고났으나 사심(희정)을 폭발하지 않고 오히려 남을 도와주는 마음을 갖는다면 비국(脾局)의 활력소가 부족하게 담겨진 막해(膜海)가 채워지고 적절한 음식의 가림이 있으면 그 유형에서 건강한 생활을 하게 된다.

따라서 체질개선이란 다른 유형으로 변화하는 것이 아니고 평소 그 유형의 좋은 상태로 회복하는 것뿐이다. 우리 몸은 신기하게도 본성을 지켜주면 쌩쌩 잘도 돌아간다. 정기의 흐름은 울체된(고이고 막혀 통하지 않는) 것을 풀어주면 곧 정상으로 회복된다. 정기가 고갈되어 많이 비어 있으면 보충하는 약을 쓰면 된다.

일반적인 소화기 증상, 호흡기 증상과 최소한 B급에서 발견되는 해수병, 관절 증상, 축농증, 피부병 등은 쉽게 개선할 수 있는 증상들이고 갑상선, 간경화, 신부전, 심부전, 고혈압, 암, 당뇨, 치매, 중풍 등은 쉽게 개선할 수 없는 선을 넘은 증상들이다. 이러한 증상을 갖고 있는 사람들은 유감스럽게도 각 체성의 A급에 속하지 않고 B급에서도 아주 적은 생리력을 타고난 유형에 속한다. 고통스런 시간의 연속이지만 쉽게 벗어날 수는 없다. 마음을 다스려야 하지만 무척이나 어렵다. 왜냐하면 마음을 담는 그릇조차 작게 타고나 극복하여 담아놓으면 금방 소모되어 없어지기 때문이다.

제2장

새로운 의학관의 탄생

東醫壽世保元卷之

性命論

○天機有四一曰地方

○人稟有四一曰

○耳聰天時櫄世

○天時櫄泬也世

○驕達事務脾合交

○東務克修也

○頏有籌策臆有

○籌策不可驕也

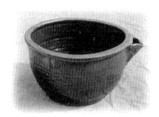

　사상의학이 탄생함으로써 한국은 한의학의 종주국임을 내세워도 조금도 부끄러울 것이 없게 되었다. 이 장에 이 책의 모든 것이 담겨져 있다. 선생께서 학문과 건강을 전혀 관련이 없는 별개의 것으로 보지 않고, 바른 지식과 바른 행동이 곧 건강과 직결된다는 것으로 가정하고 이것을 체계화하여 전혀 새로운 의학관을 선보인 것이다.

　바탕이 되는 학문적 배경은 공맹(孔孟)의 유학사상이니, 사상의학은 유학과 의학이 만난 것이다. 『동의수세보원』의 성명론, 사단론, 확충론, 장부론 그리고 의원론에서 이것을 밝혀주었다. 하늘로부터 타고나는 성(性)과 스스로 극복하여 이루어내는 명(命)을 어떻게 가꾸고 실천해야 하는지 그리고 그렇게 함으로써 인체는 어떠한 활력을 갖게 되는 것인지를 설명한다.

　사람들은 태어나면서 체성과 마음의 크기가 결정되어 A급과 B급의 성격 차이를 갖게 되는데 그 차이는 무엇인가를 알게 한다. 그러면 어떻게 하면 성격이 좋은 아이, 착한 아이를 만들 수 있을까? 요즈음의 태교 방법에서 고쳐야 할 것들, 또 주위에서는 어떤 역할을 해야 하는지를 말해 본다.

　그리고 도저히 착한 쪽으로 돌아오지 않는 사람들에게 일어나는 일들을 소개한다. 이들이 모든 착한 사람들의 마음을 멍들게 하고, 병들게 하고 사회를 어지럽히는 못된 사람들이다. 그들도 분석을 해보자.

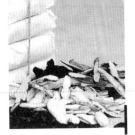

1. 사상의학의 탄생

2001년 여름 중국의 섬서중의학원(우리나라의 한의과 대학에 해당)과 부속병원을 방문할 기회가 있었다. 그곳에서 확인한 결과 중의학은 이미 전통의학으로서의 가치를 상실하고 실용적인 중의학으로 변화가 끝나 있었다.

물론 현실에 적응하여 양약이든지 한약이든지 병만 고치면 된다는 이론이 틀렸다는 것은 아니다. 청대 말부터 한약을 서양의학의 약리로 해석하여 특효가 있는 약들을 모아 집중 투여하기 시작한 것이 이미 이러한 변화를 예견했다고 본다.

일본은 같은 시기, 즉 메이지 유신 때 한의학을 포기하고 서양의학 일변도로 방향을 전환하고 증(證 : 여러 가지 복합된 증상)에 적합한 처방을 투여하는 황한의학(皇漢醫學)만이 그 명맥을 이어왔던 것이다. 그래도 일본은 중국의 변화보다는 전통 한의학의 맥은 살아 있다고 볼 수 있겠다.

한국에서의 한의학은 일제치하의 말살정책으로 인하여 핍박을 받기는 하였으나 여전히 온전한 상태로 남아 있을 수 있었다. 비록 현재도 서양의학 위주의 정책으로 소외되고 있기는 하나, 이것도 우리 것을 보존할 수 있는 좋은 조건이라고 역설적으로 해석하고 싶다. 왜냐하면 한의학을 세계화나 과학화해야 한다고들 하는데, 주류를 이루는 것에 맞추어나가는 것이 세계화가 아닐 것이고, 기계를 이용하는 것만이 과학화는 아닐 것이니, 이로 인하여 우리 것의 본모습을 잃을까 두렵기 때문이다. 아직은 원형 그대로 보존되어 있는 곳이 한국이기 때문에 한의학의 종주국임을 자부하여도 좋을 듯싶다.

특히 주변 국가들이 한의학의 정체성을 잃어갔던 시기에 한국 한의학사에 엄청난 변화를 일으킨 인물이 바로 『동의수세보원』을 지어 세상에 내놓은 이제마 선생(1837~1900)이다. 이제까지 한의학은 병증(病證)을 중심으로 하고 병의 원인을 음식이나 육음(六淫)과 칠정(七情)으로 다루는 학문[1]이었으나, 사상의학은 인물을 중심으로 하고 애노희락의 치우침을 병의 원인으로 다루는 새로운 학문[2]인 것이다.

1) 3인론
한의학에서는 병의 원인을 내인(內因)·외인(外因)·불내외인(不內外因)으로 나눈다.

① 내인 : 칠정이란 희·노·우·사·비·공·경의 감정변화를 말한다. 이들은 정신활동에 관여하기 때문에 정신적인 자극이 심하면 질병을 일으키는 원인이 된다.

② 외인

가. 육음(六淫) : 외인에 의한 질병을 외감이라 하고, 외감을 일으키는 병사는 주로 육음이다.

　육기(六氣 : 風 寒 暑 濕 燥 火)는 사계의 정상적인 기후 변화요소이고, 육음(六淫)은 이상변화현상으로 발생하는 육기의 동신이체(同身二體)이다.

나. 복기(伏氣) : 복기란 육음이 인체에 침범하여 일정한 기간을 잠복하고 있다가 발병하는 현상을 말한다

다. 역려(疫癘) : 역려란 외부에서 인체에 침입하여 질병을 유발하는 소인의 하나로서, 역(疫)이란 전염병을 가리키며, 여(癘)란 천지간의 부정한 기를 의미한다.

③ 불내외인 : 질병을 발생시키는 원인이 육음도 아니고, 칠정도 아니어서 외인이나 내인이라 할 수 없는 것들을 지칭한다.
　가. 음식과 노권
　나. 방실(sex)의 부절제
　다. 기타(창상과 교상, 기생충, 중독, 유전 등)

2) 사상의학의 병인론
체성별로 희노애락의 천성과 사심(邪心)의 편차에 의하여 정기의 흐름이 방해를 받으면 정기가 고갈되면서 병증이 나타난다. 병리론에서 자세히 설명하도록 하겠다.

2. 애노희락(哀怒喜樂)이란?

사상의학에서의 애노희락은 병리론에서 자세히 살펴보겠지만 칠정에 속하는 단순한 감정을 지칭하는 것이 아니다. 인간의 마음 중 성(性)과 정(情)을 표현하는 수단으로 사용되는 애노희락은 우리가 보통 표현할 때 주로 감정상의 의미로 사용되었던 것이다.

성(性)이란 서로를 위하는 마음가짐을 말하고 정(情)이란 나만을 위하는 마음가짐을 말한다고 생각하면 쉽다. 성은 자연스럽게 우러나와 나누어주고 싶은 마음이니 좋은 것을 보면 같이 보고, 좋은 맛은 같이 맛보고, 좋은 마음은 더불어 하고 싶은 것이요, 정은 받고 싶은 마음이 우선하여 주되 받지 못하면 서운하고, 노력하되 되돌아오지 않아 실망하는 마음으로 자신의 '자아'가 꼭 개입하게 된다.

애노희락이 성으로 작용될 때는 그림 1과 같이 애성, 노성, 희성, 락성으로 표기한다. 애성은 곧바로 상승하는 기운을 갖고 노성은 약간 기울어 상승하며, 희성은 약간 기울어 하강하며, 락성은 곧바로 하강하는 기운으로 관련 장국의 활력을 보충한다. 반대로 애노희락이 정으로 작용할 때는 그림 2와 같이 애정, 노정은 하강하는 기운을 갖고 희정과 락정은 상승하는 기운으로 관련 장국의 활력을 삭감시킨다.

애성(哀性)이란 서로 속이지 않고 살아가고자 하는 큰 마음가짐을 말하며, 노성(怒性)이란 서로 업신여기지 않고 살아가고자 하는 큰 마음가짐을 말하며, 희성(喜性)이란 서로 도와주면서 살아가고자 하는 큰 마음가짐을 말하며, 락성(樂性)이란 서로 보호해주면서 살아가고자 하는 큰 마음가짐을 말한다.

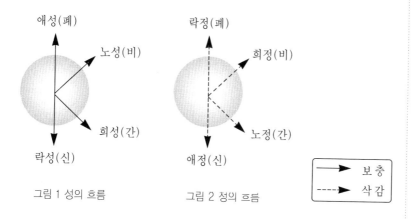

그림 1 성의 흐름　　　　그림 2 정의 흐름

애정(哀情)이란 자신만 속임을 받지 않으면 된다고 생각하는 마음가짐을 지님으로써 남에게 속임을 받았을 때 나타나는 감정을 말하며, 노정(怒情)이란 자신만 업신여김을 받지 않으면 된다고 생각하는 마음가짐을 지님으로써 남에게 업신여김을 받았을 때 나타나는 감정을 말하며, 희정(喜情)이란 자신만 도움을 받으면 된다고 생각하는 마음가짐을 지님으로써 남에게 도움을 받지 못했을 때 나타나는 감정을 말하며, 락정(樂情)이란 자신만 보호를 받으면 된다고 생각하는 마음가짐을 지님으로써 남에게 보호를 받지 못했을 때 나타나는 감정을 말한다.

그림 1과 2에서 성과 정작용에 의하여 체성별 장국의 대소(大小)가 결정되는 것이니 기억해두자.

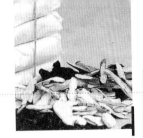

3. 인의예지의 실천과 건강

한의학은 다소 신비주의 경향이 있다. 이것은 도가의 신선사상과 불로장생사상과 관계가 깊어 현재까지도 양생술에 대하여 매우 관심이 높은 편이다. 사상의학의 탄생으로 의학이 유학의 실천사상으로 무장하게 되었다. 그러나 오랫동안 지배해왔던 한의학의 고전사상은 쉽게 문을 열지 못하고 아직도 사상의학을 고전적으로 해석하려는 경향이 많다. '새 신을 얻기 전까지는 헌신을 버리지 말라'는 유럽의 속담처럼 말이다. 사상의학에 입문하려면 과감히 맨발로 새 신을 구해야 얻어질 것이라고 생각한다.

필자도 1980년대 초에 대학에서 사상의학에 입문하고 짧은 지식이 갖추어지자 성격이나 체형으로 체성을 알아낼 수 있을 것 같았으나 막상 임상에서는 별다른 효과를 보지 못하였다. 그 후 1988년에 새로운 각오로 가까운 선배님에게 배우기 시작하여 4~5년, 임상에 약간 도움을 받기도 하였으나 여전히 환자에게 자신있게 사상의학을 펼 수가 없었다. 그 후 1999년 말경 동문수학한 후배로부터 사상의학의 진수를 알게 되어 2년 가까이 다른 사람들에게 내가 걸었던 길을 반복하지 않도록 알려주기도 했다.

한의학은 예로부터 수많은 질환들을 치료하고 인류의 건강을 위하여 끊임없이 발전해왔다. 그런데 어떤 질환들에 있어서는 같은 증상임에도 불구하고 같은 치료 방법으로는 효과가 없거나 오히려 나빠지는 경우가 있다.

자신의 열격반위(噎膈反胃 : 특별한 위장장애 없이 음식물을 토하는)병이 당시 의학적인 방법론으로는 고쳐지지 않았는데, 자신의 성정(性情)을 다스리는 것만으로 고쳐지는 것을 경험한 동무(東武) 이제마(李濟馬) 선생(1837~1900)은 유학자로서 인간이 똑같은 인의예지를 갈고 닦는 데 개인마다 서로 다른 장단(長短)의 특징이 있음을 느끼고 이것이 의학적으로도 무슨 고리가 있지 않겠는가를 고민하였다.

  그리하여 인의예지(仁義禮智) 가운데 사람에 따라 천성(天性)으로 잘 타고나는 것이 있고, 심성(心性)을 갖출 때 갖게 되는 요소가 있으며, 정명(情命)을 만들었을 때 갖게 되는 요소가 있으며, 신명(身命)을 갖추었을 때 얻게 되는 요소가 있음을 알게 되었다.

  본인의 노력에 의하여 인의예지 네 요소를 모두 갖게 될 때 그 사람은 도덕적으로 유학적으로 완전해지는데, 죽을 때까지 노력하면서 살아야 하는 것이 인간으로서의 도리이다. 이것이 깨지면 몸의 생리력(스스로 지신을 관리하고 유지할 수 있게 하는 힘)이 떨어지고 결국 병에 걸리게 된다는 이론이다.

  이러한 천성 · 심성 · 정명 · 신명을 잘 기르고 닦아 실천함으로써 인간은 타고난 천수를 누리고 선업(善業)을 남기게 된다는 것이고, 그렇게 하지 못하면 몸이 병들고 악업(惡業)을 남기게 된다는 것이다.

  선생이 30대 무렵 함흥에서 어느 곳을 가던 중 주막에서 술을 마시다가 흙벽을 보니 기막힌 내용의 글들이 씌어 있었다. 이것을 필사하여 태양인의 거친 마음을 다스리는 데 도움을 받았다고 한다. 이 책이 운암(芸菴) 한석지(韓錫地) 선생(1709~1803)이 지은 『명선록(明善錄)』인데, 사서오경 등 잘 알려진 고전의 진수가 담겨져 있다. 『맹자』 본문의 6배 분량으로 되어 있는 이책을 대부분의 학자들은 『동의수세보원』에 깔려 있는 사상적 배경으로 간주하고 있다. 필자는 선생이 비록 이 책을 통하여 많은 도움을 받기는 하였으나 『동의수세보원』은 이것을 초월하여 공맹(孔孟)의 근본으로 돌아가 의학과의

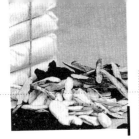

접목을 시도한 독창적 학설이라고 하는 학자들에게 점수를 주고 싶다.

4. 사상의학의 학문적 배경

자주 사용했던 용어들이 잊혀져가고 있다. 의미 자체를 망각하고 말 속에 남아 있는 정도일 뿐이다. 100년 전에는 보편적으로 사용했을 것으로 추측되는데 지금은 왠지 생소하기만 하다. 사상의학의 기본 이론을 알기 위해서는 언어를 되살리는 지혜도 발휘해야 한다. 그 의미를 모르더라도 비슷하게 인식이 되어 있어야 이해가 편할 것이다.

친성이란 "친성이 원래 착하다"는 말에시 알 수 있듯이 디고닌 좋은 의미의 성품을 뜻하며, 심정이란 "심정이 오죽하면 그렇게 했겠는가?"에서 보이듯 본래 흥분하기 쉬운 감정을 의미한다. 본심이란 "본심은 그게 아닌데"에서 보이듯 본래의 마음 즉 심정과 비슷한 뜻이며, 심성이란 "그래도 심성은 착하다"에서 알 수 있듯이 약하게 타고났을 뿐이지 변하지 않는 착한 마음을 뜻한다. 그리고 성(性)과 정(情)이라 쉽게 표현하는데 성은 서로를 위하는 즉 이지적인 마음을 뜻하고, 정은 자신만 생각하는 마음에서 생기는 감정적인 마음이라고 알아두자.

모든 사람은 양인(陽人 : 태양인과 소양인)과 음인(陰人 : 태음인과 소음인)으로 구분이 된다. 또한 양인은 애노, 음인은 희락의 성(性)을 각각 따로 타고나며, 그 중 하나의 성을 크게 타고나면 다른 하나는 작게 타고난다. 그리고 선천적으로 타고난 마음가짐은 크게 타고난 선심(善心)[1]과 작게 타고난 사심(邪心)[2]으로 구분이 된다. 한편 이 사심을 극복하여 스스로 알게 된 것을 명(命)

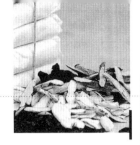

1) 선심(善心)이란?

태아 시기에 태교를 통하여 부모로부터 받아서 배운 마음가짐 중 세상 사람들이 서로를 위하면서 올바르게 살아가는 마음가짐을 말한다.

2) 사심(邪心)이란?

태아 시기에 태교를 통하여 부모로부터 받아서 배운 마음가짐 중 자신만을 생각하는 마음가짐을 말한다.

3) 천성(天性)의 능력이란?

선천적으로 타고난 마음가짐 중 선심(善心)을 널리 펼치고자 하는 마음가짐(=善行)으로 말미암아 이목비구(耳目鼻口)에 갖추게 된, 세상 사람들이 서로를 위하면서 올바르게 살아가게 할 수 있는 능력을 말한다.

4) 성인(聖人)이란?

사상의학에서는 성인이 특별한 능력자가 아니라 자신의 삶을 온전히 일구어 주변과 더불어 하며 거기서 얻은 지혜를 펼쳐서 인류와 후손을 위하여 노력하며 사는 인의예지를 고루 갖춘 사람을 의미한다.

이라 하는데 사심이 감정으로 나타난 것을 극복하여 선심으로 갖게 되면 정명을 갖추어 인사(사람들과 더불어 사회생활을 하는 것)의 능력을 갖게 되고 정명을 선인(善人)과 함께 실천하면 신명(존재가치를 발현하여 업을 이루는 것)을 이루게 된다.

천성의 능력[3]을 잘 펼치고 사는 사람은 제일 큰(12) 인의예지 중에서 하나를 갖게 되는 것이고, 사심은 교만한 마음 때문에 잘 관리를 할 수 없으니 심성으로 갖추어도 가장 작은(8) 사단(四端)을 갖게 된다. 정명을 갖추면 10 정도 그리고 신명까지 갖게 되면 9 정도의 사단을 고루 갖추게 되니 이러면 덕(德)과 도(道)를 겸비한 완전한 성인(聖人)[4]이 될 수 있다.

자신의 타고난 본성을 알고 이에 따른 명(命)을 수립하여 세상 사람들이 서로를 위하면서 올바르게 살아갈 수 있도록 펼치면서, 후손들에게 선업(善業)을 물려줄 수 있도록 노력하며 사는 것을 천명(天命)이라 한다. 이것이 유학의 근본사상이다. 다른 말로 천수(天壽), 수명(壽命), 명수(命數)라고도 한다. 인의예지의 사단(四端)이 곧 마음에서 일어나는 것으로 사상의학에서는 이기론(理氣論)을 장부의 생리·병리에 직접 적용시켜 인간이 선심(善心) 선행(善行)을 실천하도록 한 것이다.

구체적인 내용을 하나씩 설명하려고 하는데 다소 어렵더라도 반드시 읽어두자. 유학의 실천사상이 어떠한가 정도는 알고 있어야 사상의학의 이해를 도울 수 있고, 실생활에 응용할 수 있는 내용도 많으니 관심을 가져보자. 필자도 상당히 고통을 받았던 곳이며, 지금까지 이해하지 못했던 사상의학의 정도(正道)와 해답이 바로 이 단원에 나와 있다.

천성(天性)이란?

천성이란 선천적으로 타고난 마음가짐 중 선심을 말한다. 즉 태아 시기에 태교를 통하여 부모로부터 받아서 배운 마음가짐 중 세상 사람들이 서로를 위하면서 올바르게 살아가는 마음가짐[善心]을 좋아하는 것이 견줄 바 없이 큰, 서로를 위하면서 올바르게 살아가고자 하는 마음가짐[善行]을 말한다. 천성의 능력을 널리 펼치는 선인(善人)[1]들에 의하여 예로부터 세워져 대대로 내려온 '인간세상의 궁극적인 기틀'을 천기(天機)라 말한다.

천시(天時)란 선천적으로 타고난 마음가짐 중 선심(善心)인 애성(哀性)을 널리 펼치고자 하는 마음가짐[善行]으로 말미암아 이(耳)에 갖추게 된, 세상 사람들이 서로 속이지 않으면서 살아가게 할 수 있는 능력을 널리 펼치는 지혜로운[智] 태양인[善人]에 의하여 예로부터 세워져 대대로 내려온 '인간세상의 궁극적인 기틀 중 지혜로운 기틀'을 말한나.

세회(世會)란 선천적으로 타고난 마음가짐 중 선심(善心)인 노성(怒性)을 널리 펼치고자 하는 마음가짐(善行)으로 말미암아 목(目)에 갖추게 된, 세상 사람들이 서로 업신여기지 않으면서 살아가게 할 수 있는 능력을 널리 펼치는 예의바른[禮] 소양인[善人]에 의하여 예로부터 세워져 대대로 내려온 '인간세상의 궁극적인 기틀 중 예의바른 기틀'을 말한다.

인륜(人倫)이란 선천적으로 타고난 마음가짐 중 선심(善心)인 희성(喜性)을 널리 펼치고자 하는 마음가짐[善行]으로 말미암아 비(鼻)에 갖추게 된, 세상 사람들이 서로 도와주면서 살아가게 할 수 있는 능력을 널리 펼치는 의로운 [義] 태음인[善行]에 의하여 예로부터 세워져 대대로 내려온 '인간세상의 궁극적인 기틀 중 의로운 기틀'을 말한다.

지방(地方)이란 선천적으로 타고난 마음가짐 중 선심(善心)인 락성(樂性)을 널리 펼치고자 하는 마음가짐[善行]으로 말미암아 구(口)에 갖추게 된, 세상

1) 선인(善人)이란?
선천적으로 타고난 마음가짐 중 선심(善心=天性)을 널리 펼치고자 하는 마음가짐(=善行)으로 말미암아 이목비구에 갖추게 된, 세상 사람들이 서로를 위하면서 올바르게 살아가게 할 수 있는 능력을 널리 펼치는 사람을 말한다.

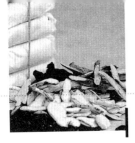

사람들이 서로 보호해주면서 살아가게 할 수 있는 능력을 널리 펼치는 어진
[仁] 소음인[善人]에 의하여 예로부터 세워져 대대로 내려온 '인간세상의
궁극적인 기틀 중 어진 기틀'을 말한다.

	선심		부위	기틀	사단	크기	
태양인	애성	**선행**	이	천시	지	12	**선인**
소양인	노성		목	세회	예	12	
태음인	희성		비	인륜	의	12	
소음인	락성		구	지방	인	12	

선인의 천성 능력표

천성의 사단에 해당되는 크기는 성인이나 일반인이나 똑같다는 점에 주의
하여야 한다. 누구나 선심을 실행하면 선인이 된다. 선을 보고 선함을 모르
는 사람은 없기 때문이다. 그리고 체성별로 갖고 있는 사단이 다르다는 것을
명심해야 한다. 다른 표를 그려보자.

	12	**10**	**9**	**8**
태양인	이 천시	목 세회	구 지방	비 인륜
소양인	목 세회	이 천시	비 인륜	구 지방
태음인	비 인륜	구 지방	목 세회	이 천시
소음인	구 지방	비 인륜	이 천시	목 세회

선인의 천성 실천능력 비교표

태양인은 천성으로 이(耳)에 천시의 능력이 12, 정명을 갖추면 목(目)에 세
회의 능력이 10, 신명을 실천하면 구(口)에 지방의 능력이 9, 그리고 심성을
갖게 되면 비(鼻)에 인륜의 능력이 8 정도 된다. 나머지 체성인도 같은 방법
으로 보면 된다.

심성(心性)이란?

사심(邪心)이란 태아 시기에 태교를 통하여 부모로부터 받아서 배운 마음가짐 중 자신만을 생각하는 마음가짐이 견줄 바 없이 큰 자신만을 생각하는 마음가짐을 말한다.

인간은 어리석어 사심(邪心)이 일어나지 않을 수 없다. 전체 그릇의 크기는 태아 시기에 부모로부터 크거나(A급) 작게(B급) 타고나게 되며, 그릇의 크기가 작을수록 사심이 잘 일어난다. 이 사심을 책망하여 없애고 선심(善心 : 착한 마음)을 지녀 이를 길러감[1]으로써 함억제복(頷臆臍腹)에 있게 된, 남을 위하면서 올바르게 살아갈 수 있는 지혜를 심성(心性)이라 한다. 그런데 사심도 본성이므로 이것을 존기심양기성하기가 무척이나 어려워 사단의 인의예지로 따지면 가장 그릇의 크기가 작은 8 정도로 표시한다.

이 심성을 갖추게 되면 유학의 네 가지 실천사상인 사단(四端)의 크기가 8 정도를 갖게 된다.

태음인은 턱에 주책(籌策 : 이리저리 타산한 끝에 생각한 꾀)이 있게 되어 남을 속이지 않으면서 살아갈 수 있는 지혜로운[智] 마음가짐을 갖게 되며, 소음인은 가슴에 경륜(經綸 : 일을 조직적으로 계획함)이 있게 되어 남을 업신여기지 않으면서 살아갈 수 있는 예의바른[禮] 마음가짐을 갖게 되며, 태양인은 배꼽 부위에 행검(行檢 : 자신의 행동을 검토하는 것. 즉 품행이 좋아 자신을 통제하는 것)이 있게 되어 남을 도와주면서 살아갈 수 있는 의로운[義] 마음가짐을 갖게 되며, 소양인은 아랫배에 도량(度量 : 너그러운 마음과 깊은 생각)이 있게 되어 남을 보호해주면서 살아갈 수 있는 어진[仁] 마음가짐을 갖게 된다.

그런데 이 심성은 세상 사람들을 위하여 끊임없이 펼치지 못하고, 오히려 그 지혜를 개인적인 욕심만 채우는 데 쓰고자 하는 교만한 마음[2]이 있어 덕(德)[3]을 이루기 어렵다. 이 마음을 없애고 널리 펼쳐야 덕(德)을 이루게 되고

1) 사심을 책망하여 없애고 선심(善心 : 착한 마음)을 지녀 이를 길러감이란?

원문에 존기심 양기성(存其心 養其性)으로 표현하고 있는데, 선천적으로 타고난 마음가짐 중 사심(邪心 : 자신만을 생각하는 마음가짐)을 스스로 책망(=責其心)하여 없애고, 서로를 생각하는 마음가짐(=善心)을 지녀 이를 길러가는 것을 말한다.

2) 교만한 마음이란?

심성은 스스로 노력하여 만든 것으로 자랑스러운 것을 감추기 어렵다. 그래서 교만한 마음이 있게 되는데 원문에 '교긍벌과지심(驕矜伐夸之心)'으로 표현되어 있다. 교(驕)란 젠 체하고 뽐내며 방자한 것을 말하고, 긍(矜)은 자기 생각이 현능한 것처럼 자처하는 것이며, 벌(伐)이란 자기를 과대평가하는 것을 말하며, 과(夸)는 큰소리치는 것 즉 짧은 것을 길게 작은 것을 크게 과장하는 것이다.

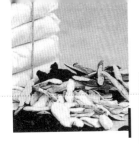

3) 덕(德)이란?

심성을 교만한 마음이 없이 펼쳐감으로 말미암아 이룬, 세상 사람들이 서로를 위하면서 올바르게 살아가게 할 수 있는 큰 마음가짐의 지혜를 말한다.

4) 혜각(慧覺)이란?

덕을 길러감으로 말미암아 도달한, 세상 사람들이 서로를 위하면서 올바르게 살아가게 할 수 있는 깨달음의 경지를 말한다.

덕을 길러감으로 말미암아 혜각(慧覺)[4]에 도달한다.

체성	본성	사심	부위	심성	사단	크기
태양인	노성	벌심	제	행검	의	8
소양인	애성	과심	복	도량	인	8
태음인	락성	교심	함	주책	지	8
소음인	희성	긍심	억	경륜	예	8

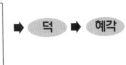

▲ 본성 중 사심에서 혜각에 이르는 표

천성에서 인의예지의 크기를 12로 보았으니 태양인의 주책, 소양인의 경륜, 태음인의 행검 그리고 소음인의 도량이 가장 발달되어 있음은 미루어 짐작할 수 있다. 최대한 노력하여 인의예지 중에서 하나를 실천하여 얻어지는 것이 심성이니 제일 부족하기 쉬운 것이 태양인의 행검이며, 소양인의 도량이며, 태음인의 주책이며, 그리고 소음인의 경륜일 것이다. 참고로 사상인 심성의 지혜를 대소를 비교해보자.

	12	10	9	8
태양인	함 주책	억 경륜	복 도량	제 행검
소양인	억 경륜	함 주책	제 행검	복 도량
태음인	제 행검	복 도량	억 경륜	함 주책
소음인	복 도량	제 행검	함 주책	억 경륜

사상인 심성의 지혜 비교표

태양인은 천성으로 함(頷)에 주책의 지혜가 12, 정명을 갖추면 억(臆)에 경륜의 지혜가 10, 신명을 실천하면 복(腹)에 도량의 지혜가 9, 그리고 심성을 갖게 되면 제(臍)에 행검의 지혜를 8정도 갖게 된다. 나머지 체성인도 같은 방법으로 보면 된다.

정명(情命)이란?

정명(情命)이란 사심(邪心)인 정(情)[1]을 후천적으로 극복[2]하여 각기 수립한 성력(性力)[3]으로 말미암아 폐비간신(肺脾肝腎)에 갖추게 된, 세상 사람들이 서로를 위하면서 올바르게 살아가게 할 수 있는 능력(能力)을 말하며 이것은 사람으로 태어나서 마땅히 해야 할 일이다.

이 정명을 갖추게 되면 유학의 네 가지 실천사상인 크기가 10정도인 인의예지를 갖게 된다.

소양인은 애정을 후천적으로 극복하여 각기 수립한 애력(哀力)으로 말미암아 폐에 갖추게 된, 세상 사람들이 서로 속이지 않으면서 살아가게 할 수 있는 지혜로운[智] 사무(事務 : 직무, 각자가 하는 일) 능력을 갖게 된다.

태양인은 노정을 후천적으로 극복하여 각기 수립한 노력(怒力)으로 말미암아 비에 갖추게 된, 세상 사람들이 서로 업신여기지 않으면서 살아가게 할 수 있는 예의바른[禮] 교우(交遇 : 사람들이 서로 교제하는 사교생활) 능력을 갖게 된다.

소음인은 희정을 후천적으로 극복하여 각기 수립한 희력(喜力)으로 말미암아 간에 갖추게 된, 세상 사람들이 서로 도와주면서 살아가게 할 수 있는 의로운[義] 당여(黨與 : 군중과 더불어 서로 의지하는 것) 능력을 갖게 된다.

태음인은 락정을 후천적으로 극복하여 각기 수립한 락력(樂力)으로 말미암아 신에 갖추게 된, 세상 사람들이 서로 보호해주면서 살아가게 할 수 있는 어진[仁] 거처(居處 : 거주하여 생활하는 곳) 능력을 갖게 된다.

---

1) 정(情)이란?

선천적으로 타고난 마음가짐 중 사심(邪心)이 많은 본성을 책망하여 없애고자 노력하지 않고 그대로 지님으로 인하여 세상 사람들로부터 속임을 받거나 업신여김을 받거나 도움을 받지 못하거나 보호를 받지 못하였을 때 나타나는 감정을 말한다.

2) 극복(克復)

자신만 생각하는 마음가짐을 지님으로 인하여 나타난 감정을 이겨서 서로를 생각하는 마음가짐을 회복.

3) 성력(性力)이란?

정(애정, 노정, 희정, 락정)을 후천적으로 극복함으로써 '서로를 위하면서 올바르게 살아가야 된다'고 생각하는 마음가짐(=善心)을 지니게 됨으로 말미암아 각기 수립한, 서로를 위하면서 올바르게 살아갈 수 있는 힘(哀力, 怒力, 喜力, 樂力)을 말한다.

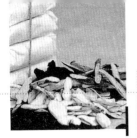
체성	사심
태양인	노정
소양인	애정
태음인	락정
소음인	희정

극복

성력	부위	정명	사단	크기
노력	비	교우	예	10
애력	폐	사무	지	10
락력	신	거처	인	10
희력	간	당여	의	10

인사

사심을 극복, 인사에 이르는 표

천성에서 인의예지의 크기를 12로 보았으니 태양인의 사무, 소양인의 교우, 태음인의 당여 그리고 소음인의 거처 등의 인사(人事) 능력이 가장 발달되어 있음은 미루어 짐작하였을 것이다. 정명을 갖추어야 태양인의 교우, 소양인의 사무, 태음인의 거처, 그리고 소음인의 당여와 같은 인사능력을 갖게되는데 두 번째로 큰 완건한 능력이다.

참고로 사상인 인사능력을 비교하는 표를 그려보자.

	12	10	9	8
태양인	폐 사무	비 교우	신 거처	간 당여
소양인	비 교우	폐 사무	간 당여	신 거처
태음인	간 당여	신 거처	비 교우	폐 사무
소음인	신 거처	간 당여	폐 사무	비 교우

사상인의 인사능력 비교표

태양인은 천성으로 폐에 사무의 능력을 12, 정명을 갖추면 비에 교우의 능력이 10, 신명을 실천하면 신에 거처의 능력이 9, 그리고 심성을 갖추면 간에 당여의 인사능력이 8정도를 갖게 된다. 나머지 체성도 같은 방법으로 보면 된다.

신명(身命)이란?

신명(身命)이란 정명을 수기신 입기명(修其身 立其命)[1]함으로 말미암아 천성의 능력을 널리 펼치는 선인이 이와 더불어 하게 됨으로써 두견요둔(頭肩腰臀)에 지니게 된, 남을 위하면서 올바르게 살아갈 수 있는 실천능력을 말한다.

소음인은 정명(당여)을 수기신 입기명함으로 말미암아 천성의 능력(천시)을 널리 펼치는 지혜로운 태양인[善人]이 이와 더불어 하게 됨으로써 두(頭)에 지니게 된, 남을 속이지 않으면서 살아갈 수 있는 지혜로운[智] 식견(識見 : 사물을 식별하고 관찰하는 능력)을 실천능력으로 갖게 된다.

태음인은 정명(거처)을 수기신 입기명함으로 말미암아 천성의 능력(세회)을 널리 펼치는 예의바른 소양인[善人]이 이와 더불어 하게 됨으로써 견(肩)에 지니게 된, 남을 업신여기지 않으면서 살아갈 수 있는 예의바른[禮] 위의(威儀 : 위엄이 있는 의용)를 실천능력으로 갖게 된다.

소양인은 정명(사무)을 수기신 입기명함으로 말미암아 천성의 능력(인륜)을 널리 펼치는 의로운 태음인[善人]이 이와 더불어 하게 됨으로써 요(腰)에 지니게 된, 남을 도와주면서 살아갈 수 있는 의로운[義] 재간(材幹 : 재주와 간능)을 실천능력으로 갖게 된다.

태양인은 정명(교우)을 수기신 입기명함으로 말미암아 천성의 능력(지방)을 널리 펼치는 어진 소음인[善人]이 이와 더불어 하게 됨으로써 둔(臀)에 지니게 된, 남을 보호해주면서 살아갈 수 있는 어진[仁] 방략(方略 : 무슨 일을 하는 방법과 둘러대는 꾀)을 실천능력으로 갖게 된다.

신명을 태심(怠心)[2]이 없이 천성의 능력을 널리 펼치는 선인들과 더불어 실천하여야만 세상 사람들이 서로를 위하고 올바르게 살아갈 수 있도록 하

---

1) 수기신 입기명(修其身 立其命)이란?

정명을 자신의 안일만을 위하여 쓰지 않고, 서로를 위하여 그리고 후손을 위하여 부지런히 실천하는 몸가짐을 지니도록 노력하여 천명(天命)을 올바르게 수립하는 것을 말한다.

2) 태심(怠心)이란?

자신에게 신명을 갖추도록 도와준 선인들과 더불어 함으로써 자신의 신명을 세상사람들과 후손들에게 좋은 업으로 물려주고자 노력하지 않고, 오히려 '자신이 지니고 있는, 남을 위하면서 올바르게 살아갈 수 있는 몸가짐의 신명이 가장 뛰어나다'고 생각하는 마음가짐으로 자신에게 신명을 갖추도록 도와준 선인들을 멀리 하면서 그 신명을 자신의 안일만을 위하여 쓰려는, 사치하는 몸가짐(奪心, 侈心, 懶心, 竊心), 즉 광명정대하지 못하고 재권주색에 빠져 있는 몸가짐(慾心)을 말한다.

탈심(奪心)은 남의 것을 빼앗아 이익을 보려는 마음가짐을 말하며, 치심(侈心)은 스스로 자기를 높이는 마음가짐을 말하고, 라심(懶心)은 스스로 자기를 천하게 여기는 마음가짐을 말하며, 그리고 절심(竊心)은 남의 물건을 훔치려는 마음가짐을 말한다.

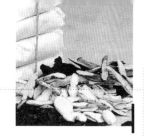

면서 후손들에게 물려줄 수 있는 큰 몸가짐의 신명인 도(道)를 이루게 된다.

또, 도(道)를 닦아감으로 말미암아 후손에게 물려줄 수 있는 선업(善業)인 자업(資業)을 만들 수 있다.

	정명		수기신입기명		선인	천성	부위	신명	사단	크기				
태양인	교우				소음인	지방	둔	방략	인	9		도		자업
소양인	사무				태음인	인륜	요	재간	의	9				
태음인	거처				소양인	세회	견	위의	예	9				
소음인	당여				태양인	천시	두	식견	지	9				

정명에서 자업에 이르는 표

천성에서의 인의예지의 크기가 12이므로 태양인은 식견, 소양인은 위의, 태음인은 재간 그리고 소음인은 방략의 실천능력이 가장 우수함을 미루어 알 것이다. 신명의 실천능력을 갖게 되어 나머지 인의예지(크기 9)를 갖게 되어 소음인은 지혜로운 식견, 태음인은 예의바른 위의, 소양인은 의로운 재간 그리고 태양인은 어진 방략을 갖게 된다. 참고로 사상인의 신명의 실천능력을 살펴보자.

	12	10	9	8
태양인	두 식견	견 위의	둔 방략	요 재간
소양인	견 위의	두 식견	요 재간	둔 방략
태음인	요 재간	둔 방략	견 위의	두 식견
소음인	둔 방략	요 재간	두 식견	견 위의

사상인의 신명 실천능력 비교표

태양인은 천성으로 두부(頭部)에 식견의 실천능력을 12, 정명을 갖추면 견부(肩部)에 위의의 실천능력 10, 신명을 실천하면 둔부(臀部)에 방략의 실천능력 9, 그리고 심성을 갖추면 요부(腰部)에 재간의 실천능력 8 정도를 갖게 된다. 나머지 체성도 같은 방법으로 보면 된다.

천성, 심성, 정명, 신명을 갖추거나 널리 펼치는 사람들은 인의예지를 다 갖추게 되고 도덕적으로 완전한 태소음양인의 인간상이 된다. 이들은 결국 병적인 현상을 보이지 않을 뿐 아니라 항상 배우는 데 싫증내지 않고 가르치는 데 게을리하지 않으며, 현인이나 선인을 갈구하는 자세를 갖게 되며 현인과 선인을 질투하지 않는다.

이러한 마음가짐이 『수세보원』을 이해하는 데 가장 기본이 되는 것으로 생리·병리의 진단·치료·예방 등 모든 부분에 적용이 된다.

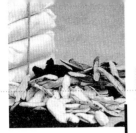

5. 선생의 가르침

'반드시 학불염이교불권(學不厭而敎不倦)하라'는 것이 이 단원의 주제고 이 책의 주제다. 부모로부터 타고난 본성 중에는 좋게 타고난 천성(天性)과 나쁘게 타고난 사심을 존기심 양기성(存其心 養其性)하여 심성으로 갖추고, 그리고 사심을 극복하고 성력으로 실천하여 생긴 능력인 정명(情命)과 이 정명을 수기신입기명(修其身立其命)하여 선인들과 더불어 실천하여 갖게 되는 신명(身命)이 있다. 곧 인간의 지(知)와 행(行)을 성(性 : 타고난 것)과 명(命 : 극복한 것)으로 나누어 네 가지 능력으로 설명한 것인데 학불염(學不厭 : 배우는 데는 싫증을 내지 말아야 하며 항상 부족하다고 생각하는 자세가 필요하다는 의미)과 교불권(敎不倦 : 가르치는 데는 게으르지 말아야 하며 항상 쉼이 없는 자세가 필요하다는 의미)을 통해서 이룰 수 있는 것이다.

그런데 원문에 나와 있듯이, 천성과 정명은 성인이나 일반인이나 거의 같다고 하였고 심성과 신명은 많은 차이가 난다고 하였다. 곧 존기심양기성하기가 어려워 심성을 갖추기 어렵고 더구나 교긍벌과(驕矜伐夸)의 사심(私心) 때문에 덕을 갖추어 혜각의 경지에 오르지 못하는 것이 성인과 일반인의 차이다. 그리고 수기신 입기명하기가 어려워 신명을 실천하기가 어렵고 더구나 탈치나절(奪侈懶竊)의 욕심(慾心) 때문에 도를 이루어 자업을 남기지 못하는 것이 성인과 일반인의 차이이다. 결국 일반인이 지(知)와 행(行)에 있어서 성인에 이르지 못하는 것이다.

　도와 덕, 즉 초등학교 시절부터 배우는 도덕을 그대로 실천만 하면 다 성인이 될 수 있는데 그것이 어렵다는 것이다. 혹 외국 사람이 유학을 와서 용어를 몰라서 점수가 안 나오는 경우는 있어도 도덕 점수를 낙제받는 학생은 없다. 그런데 왜 말세인가? 왜 윤리와 도덕이 땅에 떨어졌다고 할까? 심성과 신명을 실천하는 데 사심(私心)과 욕심(慾心) 때문에 지식[知]과 행동[行]이 천성과 정명에 따라 움직이지 않으니 넓게 통할 수 있는 지식이 아니고 바른 행동이 아닐 수밖에 없다.

　모든 사람들이 하늘로부터 타고난 성으로 덕을 갖추어 혜각에 이르도록 태어났는데 이것에 이르지 못하면 죽은 삶이고, 하늘로부터 도를 갖추어 자업을 이루도록 명령을 받았는데 이것을 만들지 못하면 죽은 일을 하는 것이다. 이렇게 되는 원인을 다른 곳에서 찾지 말고 바로 자기 자신에 있다는 것을 알아야 한다. 인의예지나 충효우제(忠孝友悌)와 같은 선심에서 나오는 깃이 혜각이고, 사농공상(士農工商)과 전택방국(田宅邦國)의 모든 일이 모두 자업으로 이어져야 한다. 그리고 혜각은 다른 사람들과 잘 어울려 쌓아야 가르침이 있게 되는 것이고, 자업은 스스로 곧고 청렴하고 검소하려고 노력해야 업적이 있게 되는 것이다.

　성과 명으로 널리 통할 수 있는 밝은 지혜와 바른 행동을 통하여 덕과 도에 이를 수 있으니 선심과 선행이 성인에 이르는 방법이고 비로소 천명을 다하였다고 하겠다. 이렇게 스스로 노력하여 자신의 생각이나 행동을 바꿔야 한다는 것이 이제마 선생이 여러 사람들에게 전달하려고 하는 주제인 것이다.

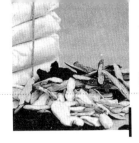

1) 2) 3) 간, 폐, 위완의 기능이란?
　태양인은 서늘한 기운이 정기이며 폐국(肺局)에는 강한 정기가 그리고 간국(肝局)에는 약한 정기가 있으며, 위완국에 독소를 갖고 있어 정기가 감소되면 이 독소를 이길 수 없어 병증을 일으키게 된다. 병리론에서 자세하게 소개함.

4) 반위(反胃)란?
　태양인의 열격반위병을 말하며 복통이나 장명(腸鳴 : 장에서 소리가 나는 것)이나 설사나 이질 같은 증이 없으면서 토하는 것을 말한다.

이제마 선생은 태양인 두 번째 유형

　선생은 함경도 사람이면서 서자로 태어났다. 지역적 차별과 적서 차별이 있는 시기여서 본인이 원하는 바대로 일이 잘 풀리지 않았을 것이다. 그런데 그는 자기를 업신여기는 일을 당하면 견디지 못하고 열을 받게 되는 체성을 갖고 태어났으므로 간의 기능[1]이 울체되고 따라서 폐의 기능[2]이 혼자 힘들어하는 상태에서 위완의 기능[3]이 장애를 일으켜 연하곤란, 반위[4] 등의 증상이 오게 되었던 것으로 생각된다. 거의 모든 치료법을 사용하였으나 증상에는 차도가 없었다. 결국 그가 선천적으로 부족하게 타고난 유학의 예(禮)를 갖추는 노력을 함으로써 오히려 다른 사람과 함께 할 수 있는 마음가짐과 후손들을 위하는 마음가짐을 갖게 되어 평상심을 되찾으니 증상이 소실되는 덤까지 얻게 되었다. 그런데 이런 노력은 실로 끊임없이 행하여야 하는데 여간 쉽지가 않은 것이다. 그때마다 그는 열격반위병(=반위병)을 앓게 되었고 다시 노력하여 이를 치료하기를 반복하였던 것이 『수세보원』 원문에 나오는 치험례이다.

　참고로 태양인은 2개의 유형, 소양인은 7개의 유형, 태음인은 5개의 유형, 그리고 소음인은 7개의 유형 등 모두 21개 유형으로 분류할 수 있는데 병리론에서 자세히 다루도록 하겠다.

애성을 잘 타고난 태양인

1) 해역(解㑊)
　요즘의 근무력증, 근이양증, 루게릭 병을 말한다. 하체의 근육부터 힘이 빠지다가 점차 상체의 근육으로 진행되어 나중에는 호흡기·심장·근육의 힘이 빠지면서 사망에 이르게 되는데, 마비감각이나 붓거나 통증이 없는 것이 태양인 해역병의 특징이다

　이제마 선생은 애성보다 노정을 위주로 타고난 태양인으로 B급 태양인이다. 태양인 예가 나온 김에 A급인 스티븐 호킹 박사 예도 들어보자.

　A급 태양인은 노정보다 애성을 위주로 타고났으므로 천성을 잘 펼치지 못하면 병이 온다. 그가 19세일 때 루게릭 병으로 진단을 받았다. 의사가 앞으로 1~2년밖에 더 살 수 없다고 하니 그는 매우 좋아하더라는 것이다. 1년이면 자기가 하고 있었던 우주물리학 관련 부분에 새로운 이론을 완성시킬 수 있는 시간이 충분하다고 생각했기 때문이었다. 만약 B급이었다면 아마 노정이 폭발하여 1년도 못 견디고 사망했을 것이다. 그런 그가 지금 59세의 나이로 온몸의 근육은 제대로 쓸 수 있는 것이 없을 정도인데 아직도 왕성하게 활동을 한다는 것은 천성인 애성을 잘 펼치면서 살고 있는 까닭일 것이다.

　태양인은 애성이 발달하여 폐이 활력소가 모이는 니해가 풍부해서 두뇌의 총명함이 뛰어나다. 직접 치료는 하지 않았지만 두 살 때부터 근무력증(루게릭 병)인 고3 학생이 있는데, 성장이 거의 안 되어 7~8세 정도의 몸에 일어나 앉지도 못하여 수업시간에 필기도 못하는데 성적은 상위권에 속한다고 한다. 두뇌의 총명함을 증명하는 것이다. 그러나 대개의 환자들은 정신은 멀쩡한데 몸의 변화가 나타날 때 오는 괴리감 때문에 견디지 못하고 수명이 짧아진다고 한다.

　이 근무력증을 해역병이라 하는데 오직 태양인에게만 오는 증상이다. 모 대학병원에 등록된 환자수가 150명 정도, 그밖에 잔디회라는 후원회의 통계에 의하면 약 1,500명의 환자가 있는 것으로 추정된다. 그러나 해역병의 특징으로 판단해보면 근무력증 환자가 아닌 태양인이 다수 있는 것으로 추정된다. 태양인 A급이면 모두 이 병에 걸리는 것이 아니더라도, 인구 4천만 명 중에 태양인의 수가 선생이 제시한 바와 같이 만 명당 3, 4~10명이라면 거의 정확한 것 같다.

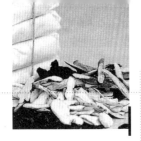
6. 나는 A급인가 B급인가?

태양인 중에서 이제마 선생은 B급, 스티븐 호킹 박사는 A급이라고 했는데 마찬가지로 모든 체성에는 A급과 B급이 있다. 아래 표를 참고로 보면 생리력(활력소가 들어 있는 그릇의 크기)이 12에서 9까지를 A급이라 하고 8에서 5까지를 B급이라 한다.

생리력 체성	12	11	10	9	8	7	6	5
태양인(폐)				1			2	
소양인(비)	1		2	3	4	5	6	7
태음인(간)				1	2	3	4	5
소음인(신)	1	2	3		4	5	6	7

유형별 강한 장국의 생리력 비교표

그러면 나는 어떤 체성이고 몇 번 유형인가? 몇 번인지는 몰라도 A급인지 B급인지를 먼저 알아두자. 제3장에서 위의 도표를 자세히 설명할 것이니 조금 기다려보자. 아직은 이해하려면 더 알아둘 것이 많으니 전체적인 흐름으로 익혀두자.

모든 사람들은 여유가 있고 안정되고 편안한 것을 좋아하는 부류(주로 A급)

이거나, 완벽하고 틀림없는 것을 좋아하는 부류(주로 B급)이다. 또 그렇게 되려고 모두가 나름대로 열심히 노력을 하면서 살고 있다. 물론 그렇지 않은 사람이 있다면 인간 취급을 받지 못할 것이다. 선한 사람과 악한 사람에 대한 장국의 생리는 다음 장에서 설명하기로 하겠다.

일의 결과가 좋지 않게 나왔을 경우를 비교하여 보자.

A급은 실망하거나 남의 탓을 하지 않고 내 잘못을 먼저 따져본다. 그리고 반성하고 노력함으로써 쉽게 열을 받지 않고 다음에는 같은 실수를 되풀이하지 않게 되니 자기 발전에 많은 도움이 되며 남들도 호감을 갖고 서로 위하면서 살아가게 된다.

반면 B급은 그렇지 않다. 항상 최선을 다하고 있다는 생각 때문에 스트레스를 받아 짜증이 나거나 열을 받는다. B급에서도 끝으로 갈수록 심하게 나타난다. 각자의 가치관이나 판단에 따라 여전히 내 잘못은 아니고 세상이 잘못된 탓이거나 상대의 판단이 틀렸다는 생각을 갖는다. 그러나 각자가 옳나고 생각했던 부분에 편견이나 착오가 있을 수 있다. 최선을 다했다는 것은 주관적인 생각일 뿐이며 보편적이 아닐 수 있는 것이다.

모든 사람들은 남의 허물은 잘 보면서 자신의 허물은 잘 보지 못한다. 스스로는 사심(邪心)을 극복하여 갖추게 된 정명의 능력을 수기신 입기명하여 신명을 실천하지는 못하더라도, 남들이 갖추고 못 갖추었는가는 잘 판단하는 능력은 모두가 갖고 있다.

태양인은 자신이 항상 옳지는 않으면서 다른 사람의 옳고 그름은 잘 판단한다. 소양인은 자신이 항상 지혜롭지는 못하면서 다른 사람의 지혜롭고 우둔함은 잘 판단한다. 태음인은 자신이 항상 근면하지는 못하면서 다른 사람의 근면하고 게으름은 잘 판단한다. 그리고 소음인은 자신의 능력이 완벽하지는 못하면서 다른 사람의 능력이 있고 없음은 잘 판단한다.

그런데 B급인 사람은 자신이 완벽하다고 착각을 잘한다는 것이다. 다른 사

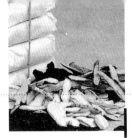

람의 눈에는 그것이 보여 지적하면 반성하기도 하지만 오히려 열을 받는다는 것이다. 진실로 최선을 다했다면 당연히 다른 사람들로부터 인정을 받지 않을 수 없다.

인간으로 태어남은 의미가 있다. 유학의 천명(天命) 사상은 바로 우연히 인간으로 태어난 것이 아니고 하늘이 부여한다는 것이다. 그러면 모두 A급으로 만들지 왜 B급을 만들었는가? 물론 처음에는 A급만 만들었는데 B급이 생겨났다. 인간에게는 성(서로를 위하면서 살아가는 마음)과 정(자신만을 생각하는 마음)이 있어 이것을 자율적으로 스스로 조절하면서 살아가도록 맡겨둔 것이 유학의 인본주의 사상인 것이다.

인간이 살아가면서 성을 잘 펼치면서 살아가는 부류와 정을 잘 폭발하면서 살아가는 부류로 점차 분리되었고, 이 마음이 부모로부터 자식에게 전달되었다. 결국 선천적으로 타고나면서 A급과 B급으로 분류되어 나온다는 것이다.

앞의 표에서처럼 A급과 B급은 생리력의 차이에 의하여 다시 몇 가지 유형으로 구분되는 것을 볼 수 있다.

부모가 몇 명의 아이를 낳더라도 각기 성격이 다른 것을 알 수 있는데, 이는 태아 시기에 부모로부터 당시의 정신적이나 육체적 주변 여건에 따라 급수를 달리 받기 때문이다. 지난 과거를 회상해보면 알 수 있듯이, 자신이 낳은 아이들의 성격이 여러 가지인 것도 부모인 내가 만든 탓이라고 생각해도 무리가 아니다.

그리고 어려서는 성과 정을 다스리는 능력이 약하여 대개 천성대로 활동하게 되고 이후에는 주변의 상황에 따라 같은 유형을 타고나더라도 본인이 노력하면 건강한 상태가 되고 노력하지 않으면 정이 폭발하여 병적인 상태로 갈 것이다.

그러나 각 유형에서 A급이 건강하고 B급은 건강하지 못하다는 것은 아니다. 예를 들어 장학퀴즈 결선에서 볼 수 있듯이, 불을 열 개를 갖고 있는 사람과 다섯 개밖에 없는 사람을 비교하는 것과 같다. 불을 열 개 갖고 있는 사람은 아무래도 여유가 있을 것이고 다섯 개밖에 없는 사람은 초조할 것이다. 그러나 실력이 있는 사람, 즉 평소 철저하게 준비하고 노력한 사람은 불이 열 개 있는 사람보다 자신있게 문제를 맞춰나가면서 상대의 불을 다 끄고 이길 수 있을 것이다. 따라서 A급이라고 자만하는 것이나 B급이라고 포기하는 것은 바람직하지 않다. 인간이라면 누구나 노력하면 천명을 다할 수 있는 것이다.

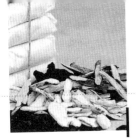

7. 성격이 좋은 아이를 가지려면

성격(性格)에는 이미 등급의 개념이 들어 있다. A급과 B급이라는 말은 성격이 좋고 나쁘다는 것을 내포하고 있다. 그런데 B급에서도 가장 생리력이 약한 사람일수록 스스로 성격이 나쁘다는 것을 인정하면서도 남에게 그런 말을 듣는 건 싫어한다. A급에 가까운 사람은 스스로 성격이 좋다고 생각하고 있지 않으나 남들에게서 그런 말을 잘 듣게 된다.

A급은 열을 받지 않고 살아가며 B급은 스트레스와 열을 받으면서 살아간다. A급은 서로를 위하는 마음이 강하고 B급은 나만을 위하는 마음이 항상 앞서고 있기 때문이다. 이 급수는 태어나면서 이미 정해진다. 어떻게 하면 성격이 좋은 아이를 만들 수 있을까?

태 교

임신을 하면 훌륭한 아이를 만들어보려고 태교에 힘쓴다. 좋은 음악만 듣고, 좋은 책도 많이 읽고, 나쁜 것은 듣지도 보지도 않으려고 노력을 한다.

사상의학에서도 태교를 중요하게 생각한다. 왜냐하면 아이들의 성정(性情)을 담고 있는 그릇이 임신중에 만들어지기 때문이다. 어머니가 성과 정을 어떻게 펼치고 노력하며 살아가느냐가 아이의 그릇을 결정하게 되고, 아이들은 커가면서 성격이나 건강도 처음에 만들어진 그릇대로 살아가게 된다. 물론 그 이후는 본인의 노력 여하에 따라서 그릇을 가득 채우고 몸과 마음이 건강하게 사는가, 아니면 그릇을 비워서 고달프게 사느냐가 달려 있다. 그렇지만 그릇을 바꿀 수는 없다. 따라서 부모가 만들 때 잘 만들어야 하는 것이다.

2세를 위한 어머니의 노력은 헌신적이다. 그런데 자신의 그릇대로 태교를 하기 때문에 아무리 노력하여도 어머니의 범위를 벗어나기 힘들다. 특히 B급 어머니의 태교는 엉터리가 많다. 이미 내 아이를 위한 마음가짐을 갖기 때문에 A급이 만들어지기는 어렵다. 그러나 A급 어머니는 특별히 신경을 쓰지 않아도 천성만 잘 펼치면 태교는 이미 다 된 것이다. 예전에는 특별히 태교라는 것을 하지 않았는데도 바르고 심성이 고운 아이들이 많았는데, 요사이 너도나도 태교를 한다고 열심인데 어떻게 된 일인지 아이들은 욕심이 많고 자신만 생각하고 지면 큰일이라는 경쟁심이 발달되어 있다. 잘못된 태교 덕택인지 세상이 어지러워서인지 알 수가 없다.

천성을 잘 펼치고 살아야 한다. 서로 속이지 않는 마음, 서로 업신여기지 않는 마음, 서로 도와주는 마음, 그리고 서로 보호해주는 마음을 잘 펼치면서 살아가면 A급의 아이가 만들어진다. 또한 감정을 폭발시키지 않고 나만을 생각하는 마음을 버리고, 내가 최고라는 교만함도 버리고, 항상 최선을 다하고 있다는 착각을 하지 말아야 한다. 그러면 B급의 아이가 만들어지지 않는다.

내 아이를 위하여 이러한 노력을 하는 것은 안 된다. 그런 마음이 든다는 것은 이미 B급의 아이를 만들려고 하는 것이니 주의해야 한다. 서로를 위하는 마음가짐으로 마음을 비워야 한다. 아이 때문에 참는다는 것은 이미 마음속에서 솟구치는 감정을 억누르고 있는 것이다. 진정으로 마음을 비우고 자

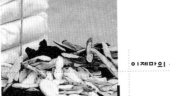

신을 돌아보면 모자란 점이 발견되고 고쳐야 할 점들이 보이는데 이것을 느끼게 되면 절대로 화가 나거나 스트레스를 받지 않는다. 이것이 태교다.

다른 사람이 태아에 미치는 영향도 살펴보자. 성격이 부모를 전혀 닮지 않은 아이가 있다. 체성도 틀리다. 대개 아이들은 제일 가까운 어머니나 아버지의 마음을 타고난다. 주변의 정황들은 어머니의 심정을 통하여 전달되므로 제일 영향을 미치는 것은 어머니의 마음이다.

주변의 역할

임산부가 성과 정을 잘 펼치고 폭발시키지 않으면 태교는 끝나는 것이라고 했다. 그런데 주변의 협조가 없다면 어떨까? 아무리 천성을 잘 타고난 여자라도 결혼해서 새로운 환경에 적응하기가 어렵긴 마찬가지다. 그 중 영향을 가장 많이 미치는 사람이 시집 식구 특히 시어머니이다.

고부간의 문제는 영원히 풀 수 없는 문제일까? 아니다. 아주 쉬운 문제인데 시어머니가 양보를 못하여 풀지 못하는 것이다.

강의시간 중에 오륙십대 학생들에게 육체적인 나이는 얼마이고 정신적인 나이는 얼마인가를 질문해보았다. 거의가 육체적인 나이는 몇 살 정도인지 생각해보지 않아 모르겠으며 생각은 열아홉 살이라는 대답을 하였다. 여기에 문제가 있다. 생각은 충분히 할 수 있는 일인데 막상 해보려니 안 된다. 그 전에는 잘되었는데 이상하다고 생각한다. 오십 전까지는 19세 시절의 마음과 행동처럼 별로 차이가 없었는데 그 이후 언제인가부터 스스로 만족을 하지 못하면 왜 그럴까 하는 의문을 갖고 짜증을 내게 된다. 도대체 나이 먹었다는 것이 인식이 되지 않는다. 어느 곳이 아파도 짜증을 낸다. 이전에는 안 그랬는데 왜 이렇게 되었느냐고 반문한다.

의식을 전환하여야 한다. 내 나이를 육체적인 노화와 같은 정도로 맞추어 생활해야 한다. 요즘 용어로 업그레이드를 해야 한다. 낮추었으니 "다운그레이드가 아니냐?" 하고 반문할지도 모르는데 성능이 향상되므로 분명히 업그레이드다. 맞추어놓으면 얼마나 편한지 따져보자.

몸과 마음이 일치하면 여유가 생겨 감정이 폭발하지 않는다. 몸이 어디가 불편해지더라도 그다지 조급해지지 않는다. 많은 환자들이 병의 중합보다 마음이 약해지는 것이 더 심각하다는 것을 알지 못한다. 마음이 약해지면 내 몸의 정기가 더욱 고갈되어 병이 심해지는 것이다. 요즘 여성들은 골다공증에 모두들 신경을 곤두세우고 있다. 나이를 먹으면 누구나 뼈를 비롯한 모든 기능이 저하되는 것은 당연한 이치고, 나이 먹으면 죽는다는 것은 다 아는데 이것을 막아보자고 호들갑을 떤다. 불로장생하려고 불로초를 구하려고 했던 진시황은 지금 어디서 살고 있는가?

폐경기 환자들에게 아무 거리낌이 없이 호르몬 투여를 하는 의사나 그저 나이 먹기 싫어 따라가는 환자나 똑같다. 자연적인 변화에 몸을 맞춰가지 못하게 하는 현실이 안타깝다. 몸과 마음이 나이에 따라 익어가고 결실을 보아야 하는데 계속 꽃만 피우려 하니 고부간의 갈등이 해결되겠는가? 어떤 사람들은 섭섭하게 했거나 좀 심한 행동이었던 것들을 지워버리면 해결된다고 하는데 그것이 어디 쉬운 일인가?

모든 갈등은 대적할 상대가 되기 때문에 일어나고, 상대가 허점을 보이면 공격하게 마련이다. 서로 허점을 보이지 않으려고 몹시 날카로운 대립 상태에서는 긴장감이 있다. 그런데 강자가 있고 약자가 있다. 시어머니가 강자고 며느리가 약자다. 강한 군사력을 갖고 있는 나라가 쳐들어올 뜻이 없다는 것을 알면 약자는 불안하겠지만 확인이 되는 순간 편안해한다. 그리고 강자가 약한 부분을 노출한다면 더욱 편안해할 것이며, 그동안 잘 돌보아주었던 강자에게 진심으로 위하는 마음을 갖게 될 것이다.

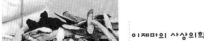

그런데 시어머니가 강자라는 것을 스스로 모르는 사람들이 많다. 강한 사람들이 베풀어야 한다. 약한 자가 약점을 보이더라도 이해해주고 보호해주고 위해주는 마음을 보여주어야 진정한 강자다. 강한 자는 사소한 일에도 감정을 폭발시켜서는 안 된다. 인생의 황혼기에 거두어들인 열매를 보여주면서 나이에 맞는 육체적인 나약함도 스스럼없이 보여주어야 약한 자가 따르게 된다. 그러면 시어머니의 영향으로 임산부의 성정이 편안해지면서 A급의 아이가 태어나게 된다. 물론 같이 노력해야지 일방적인 평화는 존재하지 않는다.

"요즈음은 며느리가 강자라서 어쩔 수 없이 밀려나고 천대받고 산다"고 혹자는 말한다. 그러나 절대 그렇지 않다. 시어머니가 제 역할을 못해서 그렇다. 며느리와 서로 똑같은 마음가짐을 갖고 있으니 힘에서 밀려난 것이다. 같은 충격을 받았을 때 며느리가 심하게 흔들리고 시어머니는 가볍게 흔들린다. 근본을 흔들 만한 힘을 갖고 있지 못한 것이 약자이다. 시대가 그렇게 만든 것이 아니고 강자가 강자다운 역할을 못한 것에 책임이 있다.

항상 상대의 입장에서 서로를 위하는 마음가짐을 갖도록 하며, 혹여 감정이 폭발하게 된다면 상대의 잘못을 찾기보다는 나에게 잘못이 있다고 가정하고, 자신의 결점을 찾기에 노력해야 한다. 옳고 그름의 시비는 주관에 따라 다른 판정이 있게 마련이며, 스스로 최선을 다하고 있다는 착각 때문에 모든 시비가 벌어진다. 감정을 억지로 참는다는 것이 아니고 상대의 뜻을 이해하게 되면 스스로 열을 받지 않게 되는 것이다.

여러 사람이 모여 있는 사회나 가정에는 반드시 스승이 될 만한 분이 있다. 집안에서는 시아버지 시어머니 남편 중에 이끌어줄 수 있는 사람이 있다는 것이다. 내 고민을 같이 나누어 가질 수 있는 사람이 반드시 있다. 혼자서 해결하려고 하지 말고 지혜를 모아야 할 것이다. 스스로 최선을 다하고 있다는 착각 때문에 갈등이 시작된다.

그러나 예외도 있다. 원문에 "정신을 못 차린 자는 음탕한 여자의 배필이 마땅하며, 우매한 자는 질투 잘하는 여자의 배필에 마땅하다"고 한 것처럼 못난 자식은 당연히 못난 여자를 배우자로 맞게 마련이다. 이러면 "가정에 질병이 끊이지 않고, 자손이 우둔하게 되고 자산이 말라가는데 모두 투현질능(妬賢嫉能 : 현명하고 능력 있는 것을 투기하고 질투함)에서 오게 된 것이다"라고 한 것처럼 내 자식의 우둔함을 보지 못하는 어머니라면 며느리를 어떻게 탓할 것인가?

환경의 영향

같은 조건에서 아이를 가졌다면 성격이나 병치레하는 것도 같아야 하는데 아이들의 성격이 제각각이다. 그래도 아이가 부모의 장단점을 치우치게 타고난 것은 이해가 가능한데 전혀 다른 예가 각 가정에 하나씩은 있다.

환경적인 영향이 미친 것이다. 시대가 천성을 펼치면서 살아가는 것을 용납지 않은 탓이 있으니, 잘해보려고 해도 남의 이목 때문에 미친놈이란 소리가 듣기 싫고, 잘못하면 얻어맞을 수도 있으니 포기하고 만다. 점점 A급의 아이가 줄어들고 있는 이유일 것이다. 임신중에 경제적인 충격이나 정신적인 충격도 있을 것이다. 갑작스런 전쟁이나 사고로 집안에 불상사가 있었거나, 사업의 실패로 인한 물질적인 어려움도 이유가 되고, 그밖에 허구한 날 술을 먹고 행패 부리는 이웃집 아저씨, 부부싸움이 그치지 않는 위층 아래층 사람들 그리고 앞서 설명한 고부간의 갈등도 여기에 포함된다.

이러한 조건에서는 B급의 아이가 태어날 확률이 높다. 왜냐하면 이를 극복하고 천성을 잘 펼치며 살아간다는 것이 어렵기 때문이다. 이래서 열을 받고 저래서 스트레스를 받고 살아가면 부모와는 전혀 다른 그릇을 가진 아이가

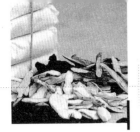

태어나기도 하며 심지어 전혀 다른 체성이 나오기도 한다.

고집이 세기로 유명한 모씨 성을 가진 집안을 따져보자. 집안에 분명히 A급인 며느리가 들어올 수도 있는데 그 고집은 면면히 내려간다. 시아버지의 고집과 아들인 남편의 고집, 그리고 시달림을 받았던 시어머니의 등쌀에 천성을 잘 펼치기는커녕 오히려 정을 폭발시키게 되니 태어날 아이가 고집이 세지 않을 수 있겠는가?

이런 저런 이유로 서로 같지 않은 형제가 생겨나며 그 중에는 악인이 태어날 수도 있다. 어머니 자신의 노력뿐 아니라 주변 사람들의 협조와 환경적인 요소들이 완벽해지면 아주 쉽게 A급 아이를 만들게 되고 또 세상이 밝아지지 않겠는가?

체성과 유형은 유전인가?

부모로부터 물려받았다는 의미에서 유전이라 볼 수 있다. 하지만 유전이라면 우성 열성인자를 따지고 돌연변이를 고려하더라도 너무 안 맞는 것이 많다. A B O식의 혈액형과 같다면 좋겠는데 그렇지도 않다.

태음인 부모 사이에서 시어머니의 체성인 소양인만 태어난다든지, 태음인과 소음인 부모 사이에서 어머니의 체성인 소음인만 태어난다든지, 소음인 아버지와 태음인 어머니 사이에 태음인도 나오고 소음인도 나오는 데는 정신이 없다. 그러나 대부분은 부모를 닮는데 어머니 쪽의 체성이 우성이고, 아버지 쪽의 체성이 열성일 확률이 높다.

그리고 각 체성의 유형에서는 A급 쪽보다는 B급 쪽이 우성이어서 A급을 만들기는 여간 어렵지 않다. 모씨 가문의 A급 며느리 한테서도 B급자식이 나오는 데는 할 말이 없다. 집 안팎을 다 찾아보아도 B급이 없는데 옆집 아저씨의 반복된 술주정 때문에 B급의 아이가 태어나니 유전을 따지기가 곤란하다. 아이의 체성과 유형에는 절대로 돌연변이란 없다. 반드시 원인이 있게 마련이다.

어쨌든 어머니가 진정한 의미의 태교를 할 수 있도록 즉 성과 정을 잘 펼치고 다스릴 수 있도록 주변에서도 많은 노력을 해주어야 A급의 아이가 만들어질 것이다.

예를 들면 임신부가 태양인일 경우에 그 임신부가 지니게 되는 애성(哀性)의 작용에 의하여 자손이 태양인으로 태어날 가능성이 제일 높지만, 임신부가 태양인이 아닐지라도 임신부의 마음가짐에 영향을 줄 수 있는 태양인 남편의 마음가짐을 임신부가 좋거나 나쁘게 생각하는 것에 따라 자손이 태양인으로 태어날 가능성이 두 번째로 높다. 또한 임신부 주변에 있는 사람(부모, 조부모, 외조부모, 혹은 가까이 지내는 이웃 등) 중에 태양인이 있을 때 임신부가 이 사람의 마음가짐을 어떻게 생각하느냐에 따라 임신부의 마음가짐에 좋거나 나쁜 영향을 많이 주어 태아의 장국성형이 폐대간소(肺大肝小)한 태양인으로 태어날 가능성도 있게 된다.

물론 임신부의 마음가짐에 좋은 영향을 주었으면 A급 태양인이 태어날 가능성이 높고, 나쁜 영향을 주었으면 B급 태양인이 태어날 가능성이 높다.

이와 같이 자녀의 체성은 부모를 닮을 확률이 제일 크지만, 어머니의 마음가짐에 의하여 다른 체성을 타고날 확률도 있다.

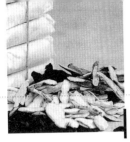

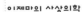

1) 비박탐나인(鄙薄貪懦人)
　　인의예지(仁義禮智)를 버린 사람

비인(鄙人) : 예의바른 마음가짐을 버리고 제멋대로 행동하는 더럽고 추잡한 사람.

박인(薄人) : 지혜로운 마음가짐을 버리고 무식하게 겉치레하는 데만 신경을 쓰는 언행이 경박한 사람.

탐인(貪人) : 어진 마음가짐을 버리고 재물욕이나 권세욕이 가득 채워진 사람.

나인(懦人) : 의로운 마음가짐을 버리고 자신의 인일만을 위하여 기회를 엿보는 사람.

8. 왜 착한 사람만 이 책을 보아야 하는가?

　한의원에는 착하고 B급인 사람들이 주로 내원한다. 그리고 A급 B급으로 구분할 수 있는 사람들의 본성은 착하다. A급과 B급으로 구분이 안 되는 사람들은 착한 사람들을 멍들고 병들게 하는 나쁜 사람들이다. 그러면 착한 사람과 나쁜 사람은 어떻게 구분할 수 있을까?

　옳고 그름의 기준이 분명치 않아 무척 어렵다. 원문에서는 나쁜 사람을 한마디로 비박탐나인[1]이라고 했다. 즉 인의예지를 버린 사람을 말한다. 선천적으로 못 갖춘 인의예지 부분을 노력을 해서 고치려고 하거나 노력할 가능성이 있는 사람은 착한 사람이고, 이렇게 노력할 생각을 꿈에서도 안 하는 사람은 나쁜 사람이다. 물론 착한 사람 중에도 비박탐나인이 있다. 그러나 그들은 기회를 만나면 착한 쪽으로 옮겨온다.

　모든 사람들에게는 체성별로 강하게 타고난 장국, 약하게 타고난 장국, 그리고 완건하게 타고난 장국 등이 있다. 강하게 타고난 장국은 천성(天性)을 잘 펼치면 활력을 갖게 되고 약하게 타고난 장국은 심성(心性)을 갖추게 될 때 활력을 갖게 되고, 완건한 장국은 정명을 갖춤으로써 활력을 갖게 되고 나머지 장국은 신명을 갖추었을 때 더욱 활력을 갖게 될 것이고 이러면 성인(聖人)이 된다. 성인은 노력에 의하여 만들어진다는 것이 이제마 선생의 이론이다. 참고로 완건한 장국은 생명이 끝날 때까지 버티고 있는 중요한 장국이다.

이 중 천성은 이미 타고난 서로를 위하는 마음가짐을 잘 펼치기만 하면 되는 것으로 모두가 착한 것을 좋게 여기는 마음인데, 성인이나 일반인이나 모두 같고, 자신만을 위하는 마음가짐인 사심도 역시 성인이나 일반인이나 똑같이 타고난다. 이것을 극복하여 서로를 위하는 마음가짐인 성력으로 바꾸어 갖게 되는 것이 정명인데, 이러면 완건한 장국이 활력을 갖는다는 것이다. 사람들은 태어나면서부터 악한 것을 싫어한다. 가르쳐주지 않아도, 배우지 않아도, 성인이 아니더라도, 심지어 악인조차도 다른 사람의 악을 안다.

악인(惡人)이란?

한 가지 질문을 해보자. 사치하고 경박하고 게으르고 훔치는 것 등이 나쁘다는 것을 알면서 하는 사람과 느끼지 못하면서 하는 사람이 있다면 누가 더 나쁜 사람일까?

대부분 알면서 하는 사람이라고 대답할 것이다. 그러나 정답은 모르고 하는 사람이 더 나쁜 사람이라는 것이다. 알고 하는 사람은 마음에 꺼림칙한 것이 있어 진짜로 나쁜 짓을 하지는 못하고 때로 뉘우치기도 하고 다른 사람의 권고를 듣게 되는 현명함을 보이기도 하기 때문이다. 물론 하지 않는 것보다는 나쁘지만. 실천을 안 해서 그렇지 안 좋다는 것은 다 안다. 모르고 하는 사람이 바로 악인(惡人)이다.

악인은 자신이 항상 옳다고 생각한다. 다른 사람의 단점은 잘 보는데 스스로는 모르니 자신의 허물을 볼 수 없다. 그리고 병도 걸리지 않는다. 이(理)와 기(氣)로 보면 선한 사람들은 이치에 맞게 사장(四臟)의 기운이 움직이는데 악인은 이치가 없고 오로지 자신만 생각하는 마음이 움직이는 대로 살고 있으니 병에 걸릴 수가 없다. 이 악인에게 선한 사람이 당하고 있다.

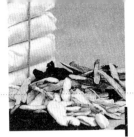

건강하기만 바란다면 악인이 좋을 것이다. 모두 노력하여 악인이 되어볼까? 그런데 아무나 악인이 될 수가 없다. 온통 손가락질을 당하고 욕만 먹고 사는데 낯을 들고 살 수가 있을까? 요즘 유행가 가사처럼 '악인은 아무나 하나?' 누구나 악인이 될 수는 없다. 타고난 그릇이 있는데 이 그릇을 바꿀 수는 없다.

정명을 갖추자

원문에서는 정명을 못 갖추어 완건한 장국의 기능에 활력이 없는 사람을 비박탐나인의 대표로 나타냈다.

예를 들어 소음인이 정의로운 것을 실행할 마음은 있는데 앞서지 않고 쑥스럽고 결단하지 못할 때 나인(懦人)이라고 했다. 이 정의로운 마음을 실천하면 정명을 갖추게 되어 절대로 간암이나 간경화 걱정을 안 해도 된다.

태음인이 어진 마음을 갖고 실천해야 하는데 자신의 물질적 욕망이나 권세에 눈이 어두워 그렇게 하지 못하면 탐인(貪人)이라고 했다. 이 어진 마음을 실천하면 정명을 갖추게 되어 말기에 복수가 찬다거나 신장투석을 해야 하는 일이 없을 것이다.

소양인이 지혜를 갖고 실천해야 하는데 옳은 것은 알지만 하기는 싫고 결국 경박하게 되어 완건한 장국인 폐가 멍든다. 이 지혜로운 마음을 실천하면 정명을 갖추게 되어 폐암에 노출되는 일은 없을 것이다.

태양인은 예의를 갖추어 반듯하게 모든 일을 해야 하는데 사심(노정) 그대로 비굴하게 움직일 때 완건한 장국인 비국이 기능을 못하게 된다.

이제마 선생은 서출이라 인간 대접을 못 받고 살았으니 예의를 갖출 수가 없었다. 결국 열을 받아서 정명을 못 갖추니 열격반위가 온 것이 아닌가? 이

증에는 복통, 설사, 이질과 같은 증상이 없으니 먹을 것 먹어가면서 고생을 하였는데 고칠 수 있는 방법이 없었다. 선생은 유학자로서 모든 원인이 갖출 것을 못 갖춘 자신에게 있음을 알게 되었고, 자신이 부족하여 실천하지 못하였던 것을 비로소 행하게 되어 정명을 갖추니 증상이 소멸된 것이다. 이 병은 암이나 거식증은 아니다. 먹고 스스로 토하는 것으로 자기는 안 토하고 싶은데 저절로 토하는 것이다.

착한 사람들은 남들이 지적하는 것에 쉽게 동감을 하는데 악인은 그렇지 못하다. 틀린 것을 고치기만 하고 실천만 하면 되는데 잘못된 것을 방치하기 때문에 문제가 생기는 것이다. 이렇게 정명을 갖춰 완건한 장국만 활력을 갖고 있으면 절명의 위기는 오지 않는다.

시대의 변화가 미치는 영향

인본주의 사상으로 보면 모두가 제 할 탓인데 시대적 상황도 고려해야 한다. 예를 들어 요순시절과 같은 태평시대라면 악인의 심기를 타고났더라도 발을 붙이고 살 수가 없었을 것이다. 위에서부터 맑은 물이 흐르는데 아무리 심기가 고약한 사람이라도 물을 흐리면 표시가 나니 할 수 없을 것이다.

그러나 난세가 되면 아무리 천성을 잘 타고나도 펼칠 수가 없다. 도와주고 싶어도 보호해주고 싶어도 서로 속이는 것을 막아주고 서로 업신여기지 못하도록 하고는 싶은데 못한다. 하고 나면 미친놈이라 손가락질받고 잘못하면 얻어맞는 것을 각오해야 하니 어떻게 실천하고 살겠는가? 마음만 굴뚝같지 도대체 뭘 해볼 수가 없다. 이러니 희한한 병들이 찾아오지 않는가?

선생은 세 가지 시대적 조건을 제시하고 이것이 선인(善人)과 악인에 어떠한 영향을 줄 수 있는지에 대하여,

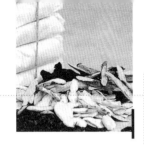

"태평성대에는 선인들은 모두 좋은 마음들을 실천하면서 살 수 있으므로 어질고 덕망이 있게 되고, 악인들도 모자라긴 하여도 지혜로운 능력을 펼칠 수 있고, 중간 정도의 시대라면 선인들은 최소한 고유의 미풍양속을 지킬 수 있으나 악인들은 막혀 있는 세상에서 설치게 되고, 말세라면 세상이 어지러워 선인들도 다 손발이 묶여 아무런 좋은 일도 실천하지 못하게 되고, 악인들은 드디어 승냥이나 이리가 되어 선한 사람들을 해치게 된다"고 밝혀주었다.

노력을 하지 않는 선한 사람들은 스스로 자기를 버린 것이다. 같이 일은 못해도 이야기를 할 수는 있다. 그러나 악한 사람들은 스스로 자기를 해친 자들이다. 따라서 같이 이야기도 하지 말아야 한다. 가르쳐서 고치려고 노력하지 말아야 한다. 오히려 선한 사람이 병에 걸린다. 원래 그런 품종이 따로 있다. 혹시 주변에 그런 사람을 한두 명쯤은 알고 있지는 않은지?

선인과 악인을 구분하는 법

그러면 어떻게 선인과 악인을 구별할 수 있을까? 이제마 선생은 인생을 네 가지 단계로 나누어 설명하였다.

16세까지의 유년기에 선인은 어진 사람들을 공경하는 마음을 갖고 있으나, 지식이나 문자에 유혹될 수 있는 결점을 갖기도 한다. 이때는 어진 어머니의 보살핌으로 금방 개선할 수 있다. 반면 악인은 지식이나 문자를 아는 데는 뛰어난 능력을 발휘하는데, 어진 사람을 공경하지 않으니 표시가 난다. 똑같은 어머니의 심정으로 보살피는데, 또 충분히 알 것도 같은데 행동을 바꾸지 않는 아이들이 있지 않은가?

32세까지의 소년기에 선인은 겸손함을 갖게 되는데, 때로는 속된 풍습에

물들 수 있는 결점을 갖기도 한다. 이때는 지혜로운 아버지나 능력이 있는 선배의 가르침으로 유혹에서 벗어날 수 있다. 반면 악인은 어른을 존중할 줄 모르면서도 스스로 잘났다고 생각하는 마음을 갖고 있어 도대체 겸손할 줄 모른다. 아무리 가르친다 해도 소용이 없는 사람들이다.

48세까지의 장년기에 선인은 착한 친구들을 사귀기를 좋아하는데, 때로는 권위주의에 빠지기도 한다. 이때는 현명한 형제나 어진 친구들이 나서서 도와주면 평상으로 곧 돌아오게 된다. 반면 악인은 방탕한 것을 즐기면서도 세상에 이름 석 자는 남기려고 애쓴다. 주위에서 아무리 타일러도 소용이 없는 사람들이다.

64세까지의 노년기에 선인은 품행이 바른 사람들과 어울려 나라 걱정을 하며 사는데, 악인은 세력을 모아 개인의 힘을 기르는 데 애쓰며 산다.

64세 이후는 덤으로 산다고 생각하자. 이제까지 쌓아왔던 길로 저절로 물 흐르듯이 걸어간다. 절대로 다른 길로 가지는 않는다.

또 쉽게 구분하는 방법이 하나가 있다. 병에 잘 걸리는 사람은 선한 사람이고, 병에 걸리지 않는 사람은 열심히 노력하며 살고 있는 선한 사람이거나 그렇지 않은 악한 사람이다.

악인들이 빠져 있는 함정

어려서부터 속썩이는 종자가 있다. 오죽하면 "어디 가서 죽어버리기라도 하면 속이 시원하겠다"고 하는데, 죽지도 않고 끝까지 괴롭힌다. 좋은 말로 타이르고 때려도 보고 얼르기도 해보는 등 아무리 애써도 소용이 없다. 그동안 부모의 애간장은 다 타들어가고 결국 몸져눕기도 한다. 대개 악인들이 빠져 있는 곳이 주색재권(酒色財權)이다. 주변에 골치 아픈 사람을 생각해보

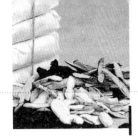

자. 이 네 가지 범주를 벗어나지 않는다.

『동의수세보원』은 악한 사람을 위하여 만든 책이 아니다. 오히려 악한 사람에게 당하거나 스스로 노력하지 않아 병이 생긴 사람들에게 도움을 주기 위하여 만든 책이다. 악한 사람들은 그러한 종자가 있다고 치고 살아가야 한다. 악한 사람은 극히 일부분이고, 대부분은 착한 사람이다. 몇 마리 안 되는 미꾸라지가 흙탕물을 만드는 것이다.

악인들은 주색재권에 한번 빠지면 죽을 때까지 못 벗어난다. 그 몸뚱이가 죽음에 이를 때까지 진실로 후회하는 것을 보지 못한다. 간혹 죽을 때가 되어서 엄청난 충격으로 후회하는 것을 보기는 한다. 선한 사람들은 조금만 힌트를 주어도 금방 알아듣고 고치려는 노력을 한다. 그러나 B급의 최하위인 경우는 어려울 때가 간혹 있기도 하지만 몇 번을 반복하면 할 수 없이 안 그런 척은 한다.

알코올 중독자들은 술을 안 먹었을 때는 정상인들과 구분이 안 된다. 다들 그렇게 생각한다. 그래서 수용소에 보냈다가는 안쓰러워 다시 세상에 내보내는데 며칠이 지나지 않아 다시 술독 속으로 빠져들어가 나올 생각을 하지 않는다. 어진 친구를 좋아한다면 술에서도 밝은 덕을 찾을 수 있을 것인데 게으름의 극치라 하겠다.

여자 좋아하는 사람들은 외모에 무언가 이상한 점이 보인다. 그리고 사치스럽고 교만한 마음을 엿볼 수 있다. 패가망신을 하였는데도 어떻게 얼굴을 들고 다닐 수 있는지 대단하다. 어느새 또 다른 여색을 탐하느라 치장하기에 여념이 없다. 부인을 존경하는 마음을 갖는다면 도를 넘지는 않을 것인데 여자 알기를 우습게 아는 인간 말종이다.

재물 좋아하는 사람들은 참 열심히 살아간다. 누가 보아도 대단하다고 말한다. 오로지 자신의 욕심을 채우기 위해 몸을 바치는 것이다.

항상 일에 최선을 다하고 살던 노동자가 있었다. 어느 날 직장이 없어져 밀린 임금도 못 받고 쫓겨났다. 대기업이 파산되니 연결되었던 중소기업들이 줄줄이 무너져버린다. 노동자들이 아우성쳐보아도, 정부가 아무리 배려하여 나은 방법을 고민해보아도 답이 없으니 도산시킬 수밖에는 없다. 그들 잘못이 아니다. 이미 한 개인의 탐욕에 의하여 수많은 희생자를 만들어낸 일종의 테러로 이미 암으로 전이된 결과와 같아 치료가 불가능하다. 누가 책임져야 하는가? 책임져야 할 일을 하고 있었다면 이런 일이 일어나지도 않았을 것이다. 어려운 사람을 조금이라도 돌아볼 여유가 있다면 재물에 가치가 있을 것인데 진실로 지혜로운 노력이 아니니 한심하기 그지없다.

권세를 쫓는 사람들은 한쪽으로 치우치게 된다. 마음이 자꾸 흔들리며 고정된 목적이 없다. 우선 앞서야 하기 때문에 마음이 항상 산란하다. 바른 권세를 원하면 현명한 사람들을 우러러볼 줄 알아야 하는데 줄 바꿔 서기에 급급하지 않은가?

이들 근저에는 가지도 말고 상대하지도 말고 그들을 고치려 히지도 말아야 한다. 그들을 악인의 심기(心氣)대로 살다가 가도록 내버려두어야 선한 사람들이 고통을 받지 않고 살아갈 수 있는 것이다.

제3장

사상의학은 한의학의 새로운 방법론

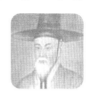

東醫壽世保元卷

性命論

天機有四 一曰地方

○人事有四 一曰居

○耳聽天時 目視世

○天時極蕩也 世會

○驕奢事務脾合

○東務克修也

○頷有籌策臆有

○籌策不可驕也

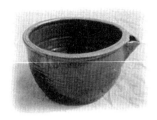

　강의시간에 전문가도 아닌데 너무 학술적인 내용이 많다는 불평을 듣는다. 또한 의사와 환자가 모두 조급하다. 환자는 빨리 병만 낫게 해달라는데, 나을 수 있는 방법에 대하여 이것저것 설명하였을 때 오히려 귀찮다고만 하니 의사가 할 말을 잃게 되어 환자 듣기 좋은 이야기만 간단히 하고 끝내게 된다. 일반인이라도 자신의 몸이 어떻게 하면 활력을 갖게 되고, 어떠한 원인에 의하여 몸이 병들게 되고, 병이 나면 진행하는 순서가 어떻게 되며, 그리고 어떻게 하면 병이 나을 수 있는지 그 과정을 알아야만 한다.

　병이 왜 왔는지를 알지 못하는데 어떤 약으로 치료를 할 수 있겠는가? 이 병의 시작은 어디고 어디를 거쳐 어디까지 가는지를 알아야 스스로 조심을 하게 되지 않겠는가? 이제마 선생은 사상의학의 원리를 모든 사람이 알기를 바라면서 『수세보원』이라는 책을 냈다. 필자도 선생의 뜻에 동감하면서 의사들만이 알아서는 안 되고 모든 사람들이 알아야 세상이 건강해지고 자신의 타고난 천명(天命 : 수명)을 다할 수 있기에 이 책을 쓰는 것이다.

　이제까지의 의학관과는 전혀 다른 장부론(생리), 병증론(병리론) 및 예방과 치료이론을 갖고 있는 사상의학은 처음부터 받아들이기 힘들어서 한의사들로부터도 배척을 받아왔고, 관심을 갖고 공부했던 사람들도 사상의학을 전통적 이론으로 해석하니 많은 오류를 낳기도 하였다. 더욱 일반인들의 혼동은 매우 심하여 여기서는 소음인, 저기서는 태음인, 다른 곳에서는 소양인, 또 다른 곳에서는 태양인이라고 진단을 받는 경우까지도 있었다.

　인체의 소화, 호흡, 순환, 신경, 정신, 골격, 내분비 등에 대하여 서양의학적인 지식을 갖고 있는 현대인들이 전통 한의학을 이해하는 것도 어렵다. 왜냐하면 자기가 알고 있는 의학관을 갖고 다른 의학이론을 듣게 되면 자기 나름대로 해석을 하여 이해하려고 하기 때문이다. 그들의 이해를 돕기 위하여 설명하는 자도 각색을 하여 알아듣기 쉽게 한다. 전공으로 하는 학생들도 고교시절까지 배우고 알고 있는 상식으로 한의학을 이해하려고 하기 때문에 처음부터 갈등에 빠지는 것을 볼 수 있다. 교수들도 이들을 쉽게 이해시키려고 교재를 만들기 때문에 학문의 본질에 도달하기가 더욱 어렵다.

한의학적인 사고에서 한의학이 보이고, 사상의학적인 사고를 갖고 있어야 사상의학이 보이게 된다. 사상의학적인 개념을 완전하게 이해하지 않고서는 사상의학을 안다고 할 수 없다. 이해하기가 어려운 부분이 앞으로 좀더 나오게 된다. 그러나 이 정도는 알아두어야 사상의학적으로 내 몸을 이해하고, 건강하게 살아가는 방법을 알게 될 것이다.

이 장에서는 유형이라는 구체적인 그릇까지 소개한다. 이 그릇의 크기에 의하여 일어나게 되는 병증의 변화를 알게 하고, 각 체성별로 21개의 유형의 구체적인 생리 · 병리적 변화를 소개한다. 읽어보고 스스로 자신의 유형을 결정하여 보자. 상당히 전문적인 부분으로 구분이 어려운 유형들은 스스로 건강하다고 자부하는데, 이들에게 요즘 흔한 성인병이 자주 온다. 이들 유형에 대하여는 반복하여 설명을 하고자 한다.

이렇게 자신의 체성과 유형이 결정된다면 마지막으로 호랑이와 사자의 힘의 비교를 읽을 수 있다. 21개 유형의 폐비간신당의 그릇의 비교가 가능하고, 이것을 기준으로 설문지를 만든다면 누구나 100퍼센트 무슨 체성의 몇 번 유형이라는 것까지 알 수 있게 만든 자료이니 활용해보기 바란다.

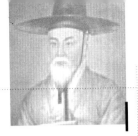

1) 사초(四焦)
　인체를 상·중상·중하·하부
네 곳으로 구분하여 폐비간신
4당의 생리를 설명한 것이며,
해부학적으로 구체적인 장기의
이름이 거론되나 기능상의 같
은 집단으로 해석함이 옳다.

1. 생리론(내 몸은 어떻게 움직이는가?)

　부모로부터 타고난 성과 정에 의하여 각 체성인의 장국 대소가 결정이 되고, 정명(情命)에 의한 폐비간신의 호흡출납작용으로 심성(心性)으로 만들어진 함억제복의 활력은 위완·위·소장·대장에서 진고유액(津膏油液)이라는 활력소를 만들고, 천성(天性)에 의한 이목비구의 활력으로 폐비간신의 활력소인 이막혈정(膩膜血精)을 만들고, 신명(身命)에 의한 두견요둔의 활력으로 내 몸은 움직이게 된다.

　곧 폐비간신의 호흡출납작용으로 음식물[水穀]로부터 만들어진 온열량한의 기운을 갖는 에너지는 위완·위·소장·대장의 활력소인 진고유액(津膏油液)을 만들고, 여러 가지 청(가볍고 맑은 기운), 탁(무겁고 탁한 기운)을 거르고 만드는 과정을 거치면서 폐비간신의 활력소인 이막혈정(膩膜血精)을 만들고, 인체의 상, 중상, 중하, 하부 네 부위[四焦]¹⁾로 나눈 각 당에서 이 활력소를 이용하여 생명체를 영위해나가며 결국 위완·위·소장·대장의 자체 활력소를 보내 수곡(음식물)으로부터 다시 에너지를 만들어내는 것이 사상의학의 생리이다.

　오장육부(五臟六腑)의 생리를 기본으로 했던 한의학과는 전혀 다른 체계를 갖고 있어 그동안 사상의학을 이해하는 데 많은 어려움이 있었다.

이목비구(耳目鼻口)의 활력

1) **천시(天時) :** 인간세상의 지혜로운 기틀

2) **세회(世會) :** 인간세상의 예의 바른 기틀

3) **인륜(人倫) :** 인간세상의 의로운 기틀

4) **지방(地方) :** 인간세상의 어진 기틀

귀가 천시(天時)[1]를 듣는 능력과 눈이 세회(世會)[2]를 보는 능력과 코가 인륜(人倫)[3]을 냄새 맡는 능력과 입이 지방(地方)[4]을 맛보는 능력은 천성으로 타고난 서로를 위하는 마음을 잘 펼칠 때 왕성해질 수 있다.

귀는 진해의 맑은 기운을 끌어내어 상초(上焦)를 충만하게 하여 신(神)을 만들고 머리에서 이해를 이루고,

눈은 고해의 맑은 기운을 끌어내어 중상초(中上焦)를 충만하게 하여 기(氣)를 만들고 어깨에서 막해를 이루고,

코는 유해의 맑은 기운을 끌어내어 중하초(中下焦)를 충만하게 하여 혈(血)을 만들고 허리에서 혈해를 이루고,

입은 액해의 맑은 기운을 끌어내어 하초(下焦)를 충만하게 하여 정(精)을 만들고 엉치에서 정해를 이룬다.

따라서 태양인은 애성(哀性)을 잘 타고나 천시를 잘 살피어 펼칠 수 있음으로써 귀의 능력이 우수하며, 소양인은 노성(怒性)을 잘 타고나 세회를 잘 살피어 펼칠 수 있으므로 눈의 능력이 우수하다. 태음인은 희성(喜性)을 잘 타고나 인륜을 잘 살피어 펼칠 수 있으므로 코의 능력이 우수하며, 소음인은 락성(樂性)을 잘 타고나 지방을 잘 살피어 펼칠 수 있으므로 입의 능력이 우수하다.

반대로 태양인은 노정(怒情)을 타고나 코의 능력이 부족하며, 소양인은 애정(哀情)을 타고나 입의 능력이 부족하다. 태음인은 락정(樂情)을 타고나 귀의 능력이 부족하며, 소음인은 희정(喜情)을 타고나 눈의 능력이 부족하다.

이목비구의 능력은 쉽게 생각해보면 듣거나 보거나 냄새 맡거나 맛보는 방법은 배우지 않더라도 이미 알고 있으니 타고난 것으로 생각하면 좋다. 천시, 세회, 인륜, 지방이라는 용어가 매우 생소할 것인데 무조건 바르게 타고

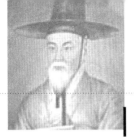

난 천성이라 생각하면 된다.

쉽게 표현하면 어디선가 경보음이 울리면 태양인은 소리를 듣고 이미 상황판단이 끝나 있다. 어떤 일이 일어나고 있는지 이미 알고 있는 능력이 있다는 것이다. 소방차 소리인지, 경찰차 소리인지, 비상 사이렌인지, 경보장치 발생음인지 들으면 알 수 있는 능력을 잘 타고났다는 것이다.

소양인은 눈치가 빠르다고 할까? 상황판단 능력이 뛰어나서 경찰차가 지나가면 범인을 잡으러 가는지, 잡아오는 것인지 아니면 단순한 순찰을 도는 것인지 척 보면 아는 능력이 뛰어나다. 일상적으로 재빠르게 상황에 대처하는 능력이 이 체성이 가장 뛰어나다.

태음인은 눈치는 덜 빠르고 코치가 발달되어 있다. 다소 상황판단이 늦기는 하지만 사냥개처럼 확실하게 냄새를 맡아 확인하는 능력이 강하여 비교적 실수를 하지 않는 편이다. 주변 사람들의 이야기를 조합하여 이해하려는 능력을 갖고 있다.

소음인은 가장 철저하게 확인을 하는 습관이 있어 눈치코치로 때려잡는 식이 아니고 확실하게 맛을 보고 평가를 하니 가장 정확한 사람이다. 판단하는 시간이 오래 걸려 다른 사람들이 평가하기를 정확해서 좋긴 한데 융통성이 없다는 얘기를 듣는 편이다. 하다 못해 신문에 난 기사라도 보여주어야 '맞아 그렇구나' 하는 정도이다.

그밖에 누락된 이목비구의 생리력 비교는 아래 표를 참고하면 이해가 될 것이다.

	태양인	소양인	태음인	소음인
귀	12	10	8	9
눈	10	12	9	8
코	8	9	12	10
입	9	8	10	12

체성별 이목비구의 생리력 비교표

함억제복(頷臆臍腹)의 기능

함(頷)은 턱, 억(臆)은 가슴, 제(臍)는 배꼽 주위, 복(腹)은 아랫배 부위를 지칭하는데 역시 인체를 측면에서 상·중상·중하·하초 네 부위로 나누어본 것이다. 함억제복은 폐비간신의 호흡출납(呼吸出納)의 기능에 의하여 위완·위·소장·대장에서 만들어진 진고유액(津膏油液)이 모이는 곳이다. 수곡(水穀 : 음식물)에는 온열량한(溫熱凉寒)의 네 가지 기운을 갖고 있는데, 위완(胃脘)에서는 온기를 뽑아내서 진(津)을 만들고, 위(胃)에서는 열기를 뽑아내서 고(膏)를 만들고, 소장(小腸)에서는 량기를 뽑아내서 유(油)를 만들고 그리고 대장(大腸)에서는 한기를 뽑아내서 액(液)을 만든다. 이를 조절하는 장기가 바로 폐비간신이다. 이 조절기능에 호흡출납이라는 용어를 붙인 것이다. 폐와 간은 호흡을 주관하고 비와 신은 출납을 주관한다. 이렇게 만들어진 진고유액은 우리 몸의 근본이 되는 재료다.

태양인은 소장의 기능이 약하므로 영양분의 균형을 맞추기 위하여 위완의 기능이 지나치게 활발하게 되어 온기(溫氣)가 항상 과잉 생산이 되며, 소양인은 대장의 기능이 약하므로 영양분의 균형을 맞추기 위하여 위의 기능이 지나치게 활발하게 되어 열기(熱氣)가 과잉 생산이 된다.

태음인은 위완의 기능이 약하므로 영양분의 균형을 맞추기 위하여 소장의 기능이 지나치게 활발하게 되어 량기(凉氣)가 항상 과잉 생산이 되며, 소음인은 위의 기능이 약하므로 영양분의 균형을 맞추기 위하여 대장의 기능이 지나치게 활발하게 되어 한기(寒氣)가 항상 과잉 생산이 된다. 이것은 병리를 설명할 때 독소로 작용하게 되는 것이니 알아두자.

그러나 타고난 마음가짐 중 사심이 무쌍한 본성을 노력하여 심성(心性)[1]을 갖추게 되므로 비록 약하게 타고난 장기라 하더라도 능력을 최대한 발휘할 수 있다.

1) **심성 :** 태아시기에 부모로부터 받은 본성에는 자신만을 생각하는 마음가짐이 있는데 이를 사심(邪心)이라 한다. 이 마음을 책망하여 없애고 선심(善心)을 지녀 이를 길러감으로써 함억제복(頷臆臍腹)에 있게 된 남을 위하면서 올바르게 살아갈 수 있는 지혜를 말한다.

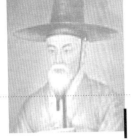

태양인	➡	폐(12)	지	함(頷)	주책(籌策)	➡	폐(8)	대음인
소양인	➡	비(12)	예	억(臆)	경륜(經綸)	➡	비(8)	소음인
태음인	➡	간(12)	의	제(臍)	행검(行檢)	➡	간(8)	태양인
소음인	➡	신(12)	인	복(腹)	도량(度量)	➡	신(8)	소양인

심성을 갖추게 되면 나타나는 능력표

　표를 살펴보면 원래 태양인의 주책, 소양인의 경륜, 태음인의 행검 그리고 소음인의 도량은 타고난 인의예지에 의하여 갖추어진 것을 보여주며 이것은 선천적인 것이라 자연스럽다. 심성을 갖추어 가장 약한 인의예지를 갖게 되면 태음인의 함(頷)에 주책(籌策), 소음인의 억(臆)에 경륜(經綸), 태양인의 제(臍)에 행검(行檢) 그리고 소양인의 복(腹)에 도량(度量)을 갖추게 되어 각기 약하게 타고난 장국이 활력을 갖게 되는 것이다. 이때 보이는 것은 후천적으로 만든 것이라 다소 어색하게 마련이다. 대개는 심성을 갖추지 못하거나 교만한 마음을 갖게 되면 결국 함억제복에 쌓이는 활력이 타고난 것보다 더욱 부족하게 되어 병리적인 상태로 쉽게 넘어갈 것이다.

호흡출납의 개념

　사상의학에서 생리기능은 폐비간신이라는 사령부의 명령을 받아 위완·위·소장·대장이 공장 역할을 하면서 필요한 활력소를 만들어내는 것을 말한다.

사령부	기능		공장	생산기운
폐	호	➡	위완	온
비	납	➡	위	열
간	흡	➡	소장	량
신	출	➡	대장	한

사장(四臟) 사부(四腑)의 역할

　표에서 체성별 타고난 장국(臟局)의 대소(大小)에 따라 호흡출납의 기능에도 차이가 난다.

　소음인은 출(出)하는 기능이 강하고 납(納)하는 기능이 약하다. 내보내는 것은 강하고 받아들이는 것은 약하게 타고났다는 것이다. 쉽게 말하자면 내보내는 정기가 강하기 때문에 변비로 고생하지는 않는다는 것이다. 대개 대변이 무르거나 설사를 잘하거나 혹은 며칠에 한 번 보더라도 쉽게 소통이 된다. 만약 변비[1]가 생기면 중증이 될 것이다. 반대로 받아들이는 것은 영 신통치 않다. 먹는 데는 별로 관심이 없다. 많이 먹으면 탈이 나서 안 먹고, 먹자니 배가 불러서 못 먹고 따라서 체격이 마른 편이 많다.

　소양인은 납(納)하는 기능이 강하고 출(出)하는 기능이 약하다. 받아들이는 것은 강하고 내보내는 것은 약하게 타고났다는 것이다. 쉽게 말하자면 받아들이는 정기가 강하기 때문에 입맛이 없어 고생을 하지는 않는다. 대개 잘 먹으면서 살도 잘 찌지 않는 타입이며 혹시라도 체해서 못 먹게 되면 두통이 심하게 나타나는 것이 특징이다. 위(胃)에서 제일 먼저 수곡의 열기를 만들어내는데 이것이 부족해지면 상초에 있는 위완(胃脘)에 재료를 공급하지 못하게 되어 두통이 심하게 나타나는 것이다. 그리고 이 그릇을 크게 타고나기 때문에 원기가 부족해져 기운이 없다는 얘기는 좀처럼 들을 수 없으며 근육이 제일 잘 발달되어 있는 체성이기도 하다. 따라서 병원에 출입하는 사람이 드물다. 반대로 이 기능이 제일 약한 소음인이 비록 인구 전체의 20퍼센트

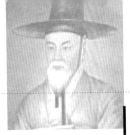

밖에 차지하지 않지만 기운이 부족하니 자주 병원을 찾는다. 그러나 소양인은 내보내는 것이 약하여 변비로 고생하는 경우가 많다. 물론 유형에 따라서는 복통 설사로 고생하는 이들이 있으므로 한 가지로 말하기는 곤란하다.

태양인은 호(呼)하는 기능이 강하고 흡(吸)하는 기능이 약하다. 내뿜는 기운이 강하고 흡수하는 기능은 약하게 타고났다는 것이다. 위로 내뿜는 기운이 강하여 강한 인상을 갖고 있으며 폐당(肺黨)과 관련된 기능들이 발달하여 총명한 두뇌를 갖고 있다. 특히 피부는 희고 흡수하는 기능이 약하여 대체로 마른 편이다. 관련된 병증이 간당(肝黨)과 관련된 근이양증과 폐당과 관련된 열격반위병이 있을 뿐이고 또한 드물어 가장 보기 힘든 체성이다. 얼마전 근무력증 환자의 모습이 TV에 보였는데, 총명하게 보이지도 않고 살이 많이 찌고 피부가 검은 것으로 보아 아마 태양인의 해역병(근이양증)은 아닌 것 같다.

태음인은 흡(吸)하는 기능이 강하고 호(呼)하는 기능이 약하다. 즉 흡수하는 기운이 강하고 내뿜는 기운을 약하게 타고났다는 것이다. 쉽게 말하자면 음식물의 종류와 관계없이 잘 흡수하므로 배가 불러도 먹을 것이 있으면 또 먹어 영양과잉에 있는 경우가 많아, 대체로 체격이 건장하며 살이 찐 편이 많다. 내뿜는 것이 부족하여 폐당(肺黨)에 해당되는 피부가 견고하지 못하여 거칠며 호흡기 질환인 해수 천식 그리고 뇌의 활력이 부족하기 쉬워 중풍에 노출되기 쉬운 체성이다.

생리력이 왜 폐와 간 그리고 비와 신으로 나뉘는가?

태음인과 태양인은 주원기와 보조원기를 폐와 간이 갖고 있으며, 소음인과 소양인은 비와 신이 갖고 있다. 이것은 장국(臟局)의 대소와 관련지어 설명된다. 장국의 대소는 이미 설명한 바와 같이 애노희락의 성과 정의 작용이 폐비간신의 기능을 충족시키거나 삭감시키는 작용으로 이루어진다고 했다.

　태양인은 천성으로 애성(哀性)을 타고나 폐국의 활력소가 풍성해지므로 폐국의 활력소가 들어 있는 그릇이 크고 반대로 노정(怒情)이 잘 폭발하기 때문에 간국의 활력소가 삭감되므로 간국의 활력소가 들어 있는 그릇이 작다.

　소양인은 천성으로 노성(怒性)을 타고나 비국의 활력소가 풍성해지므로 비국의 활력소가 들어 있는 그릇이 크며 반대로 애정(哀情)이 잘 폭발하기 때문에 신국의 활력소가 삭감되므로 신국의 활력소가 들어 있는 그릇이 작다.

　태음인은 천성으로 희성(喜性)을 타고나 간국의 활력소가 풍성해지므로 간국의 활력소가 들어 있는 그릇이 크고 반대로 락정(樂情)이 잘 폭발하기 때문에 폐국의 활력소가 삭감되므로 폐국의 활력소가 들어 있는 그릇이 작다.

　소음인은 천성으로 락성(樂性)을 타고나 신국의 활력소가 풍성해지므로 신국의 활력소가 들어 있는 그릇이 크고 반대로 희정(喜情)이 잘 폭발하기 때문에 비국의 활력소가 삭감되므로 비국의 활력소가 들어 있는 그릇이 작다.

　따라서 일반적으로 태양인은 폐대간소(肺大肝小), 소양인은 비대신소(脾大腎小), 태음인은 간대폐소(肝大肺小), 소음인은 신대비소(腎大脾小)라고 말한다.

　애노희락의 성에서 애와 노는 양인(陽人)인 태양인과 소양인의 성정이 되고, 희와 락은 음인(陰人)인 태음인과 소음인의 성정이 된다.

　애노의 성과 희락의 성은 다음 쪽의 그림에서와 같이 서로 서로 하나의 그릇을 갖고 있어 애성이 크면 노성이 자리할 부분이 적어 노정이 폭발하기 쉬우며, 노성이 크면 애성이 자리할 부분이 적어 애정이 폭발하기 쉽다. 희락의 성정작용도 이와 같다.

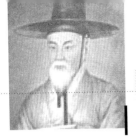
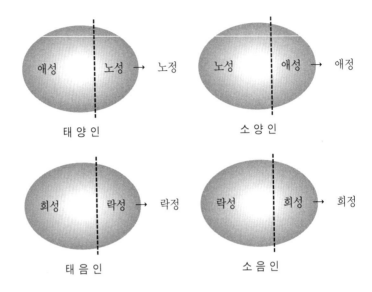

애노희락의 성정작용

애노희락의 성정작용에 의하여 장국 생리력의 활력소가 들어 있는 그릇의
대소가 결정되는데 단순히 크기 및 기능상에서의 대소가 아니라 각 당에 소
속된 장기의 모든 기능의 대소까지 포함한다. 또한 대소의 장기가 서로 대립
하는 것이 아니고 둘이서 보완 역할을 한다.

폐와 간은 수곡의 서늘한 기운과 따뜻한 기운을 얻는 호흡을 주관하고 비
와 신은 수곡의 뜨거운 기운과 차가운 기운을 얻는 출납을 주관한다. 사상의
학에서 한열(寒熱)과 온량(溫凉)은 정기와 독소로 분리되어 작용하는데 모든
기능은 성정의 다스림으로 왕성하게 움직이게 되거나 잘못 다스림으로 병
적인 상태에 이르게 된다.

오장에서 심장이 빠졌는데··

사상의학의 학문적 배경이 유학이라 했고, 유학의 중심 이념은 천명(天命) 사상이다. 곧 인간은 어쩌다 태어난 것이 아니고 하늘이 명해서 태어났다는 것이다. 천명을 받고 태어난 인간은 받은 명을 숭고하게 실천해야 하는데 그 방법론 중에 대표적인 이론이 성정이기론(性情理氣論)이다. 성정에 관하여는 이미 설명하였고 이기론(理氣論)에 대하여는 수많은 논쟁들이 있어왔으나 맹자의 호연지기(浩然之氣)[1]를 벗어나지는 않는 것으로 보면 된다.

곧 이(理)는 형이상학적인 도를 말하는 것이고 기(氣)는 형이하학적인 구체적인 것을 의미한다. 폐비간신 4장은 호연의 기운이 나오는 곳이고, 심장은 선(善)을 행동하며 분별심을 가려내는 행위인 호연의 이치가 나오는 곳으로 4장과는 격이 다르다.

측은해하는 마음은 인(仁)의 단서이고, 부끄러워하는 마음은 의(義)의 단서이며, 사양하는 마음은 예(禮)의 단서이고, 시비를 가리는 마음은 지(智)의 단서다. 이 인의예지를 스스로 마음을 잘 다스림에 의하여 갖추어야 한다는 것이 이제마 선생의 이론이다.

심장은 이기론에서의 상위급인 이(理)에 해당되므로 폐비간신 4장보다 상위 계급으로서 조절기능을 갖고 있으며 또 모든 성정이 마음(심장)에서 출발되어 움직이고 4장의 기운이 심장에 전달되므로 굳이 심장을 하급장기와 같이 두기는 어렵지 않겠는가?

사단론을 좀더 살펴보면 5장 중의 심장은 중앙에 해당되는 태극이고, 나머지 4장인 폐비간신은 심장을 받들고 있다고 하여 급수가 다름을 설명했으며, 태소음양인의 장국의 크고 작음은 하늘의 이치이니 성인이나 일반인이나 같다고 한 것으로 기존 한의학에서 음양화평지인(陰陽和平之人 : 음과 양이 서로 넘치거나 기울어지지 않은 사람)은 사상의학과는 전혀 관계가 없음을 밝혀

1) 호연지기(浩然之氣)
맹자(孟子)의 가르침인 인격(人格)의 이상적 기상(氣象). 당시의 사고방식으로는, 사람의 몸에는 물적 생명원소(物的生命元素)인 '기(氣)'가 갖추어져 활동한다고 하였고 또, 그것을 수련하는 여러 가지 세속적인 술(術)이 성행하였다. 맹자가 비로소 그 '기'를 통일적 의지와 상호 보충되는 도덕적 실천력의 문제로 다루고, '기'는 도의(道義)와 조화됨으로써 의기 당당한 활동이 가능하다 하였다.

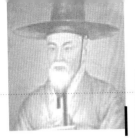

주었다. 곧 성인이라도 성정의 차이에 의하여 태소음양인이 결정되어 있다는 것이다. 옛 성현들의 얘기 중에는 괴팍한 성격, 안하무인적인 성격, 인자한 성격, 의로운 성격, 예의바른 성격, 지혜로운 성격 등 다양한 특성들이 전해오고 있지 않은가?

그러나 비박탐나(鄙薄貪懦)의 마음은 사람의 욕심이 많고 적음의 차이니 천차만별이다. 여기에서 성인과 일반인의 차이가 크게 난다. 성인은 절대로 사사로운 욕심을 갖지 않는다.

장국의 대소는 성인들이 하늘의 이치를 갈구하는 것이고, 비박탐나의 마음이 있으므로 일반인들이 성인을 갈구하는 것이다. 성인의 마음에는 욕심이 없으며 일반인의 마음에는 욕심이 있다. 이 욕심만 버리면 성인이 되는데 이것을 못 한다. 굳이 성인이 되라고 하는 것은 아니다. 비박탐나인만 되지 않으면 몸은 건강하게 될 것이니 인의예지만 버리지 말자.

일반인이나 성인이나 모두 인간으로서 선을 좋아하는 마음이나 악을 싫어하는 마음은 똑같이 갖고 있고, 나에게 그 마음이 없는 것이 아닌데 다만 그 마음에 욕심이 들어 있다는 것이 죄다.

호연의 기운은 사장(四臟)에서 나오고 그 이치는 마음[心]에서 나오는 것이다. 인의예지를 갖추게 되면 호연의 기운이 나오게 되고, 비박탐나의 욕심을 분별하면 호연의 이치를 알게 되는 것이다.

성인의 마음에 욕심이 없다는 것은 도교나 불교에서의 무욕(無慾)이 아니고, 천하가 잘 다스려지지 못하는 것을 걱정하느라 자신의 욕심에는 미칠 여가가 없다는 말이다. 반드시 배우는 것을 싫증내지 말고 또 가르치는데 권태롭지 말아야 한다[必學不厭而敎不倦也]. 이것이 성인의 마음이니 추호라도 자신을 위한 욕심이 있다면 요순(堯舜)의 마음이 아니고, 잠시라도 천하를 걱정하지 않는다면 공맹(孔孟)의 마음이 아니다.

폐비간신의 기능

호흡과 출납에서 대략 폐비간신의 기능을 알았고 이미 사장(四臟)의 생리에 대해서는 어느 정도 알 것이다. 사상의학에서 폐비간신은 주로 넓은 의미에서 사용한다. 앞에서 설명한 대로 당을 붙여 폐당(肺黨), 비당(脾黨), 간당(肝黨), 신당(腎黨)으로 각각 온열량한의 기운을 정기로 하는 무리들을 통틀어 지칭하고 있다.

그리고 각 당의 활력소를 이막혈정(膩膜血精)이라 하고 이것이 담겨져 있는 그릇은 해(海)를 붙여 각각 이해(膩海), 막해(膜海), 혈해(血海), 정해(精海)라고 한다.

또한 공장 역할을 하는 사부(四腑)의 활력소는 진고유액(津膏油液)이라 하였고 이것이 담겨져 있는 그릇은 해(海)를 붙여 진해(津海), 고해(膏海), 유해(油海), 액해(液海)라고 한다. 표로 만들면 다음과 같다.

사장	그릇 명	사부	그릇 명
폐	이해(膩海)	위완	진해(津海)
비	막해(膜海)	위	고해(膏海)
간	혈해(血海)	소장	유해(油海)
신	정해(精海)	대장	액해(液海)

사장(四臟) 사부(四腑)와 그릇의 명칭

사장과 사부에서 일어나는 생리적 움직임과 활성화할 수 있는 방법을 알아보자.

위완에서 만들어져 모인 진해의 활력소는 상초(上焦)를 충만하게 하고 이해라는 그릇에 모이는데 소양인이 정명(情命)을 갖추면 맑은 기운으로 폐의 능력이 충만해진다.

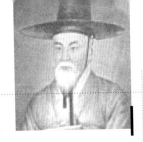

위에서 만들어져 모인 고해의 활력소는 중상초(中上焦)를 충만하게 하고 막해라는 그릇에 모이는데 태양인이 정명을 갖추면 맑은 기운으로 비의 능력이 충만해진다.

소장에서 만들어져 모인 유해의 활력소는 중하초(中下焦)를 충만하게 하고 혈해라는 그릇에 모이는데 소음인이 정명을 갖추면 맑은 기운으로 간의 능력이 충만해진다.

대장에서 만들어져 모인 액해의 활력소는 하초(下焦)를 충만하게 하고 정해라는 그릇에 모이는데 태음인이 정명을 갖추면 맑은 기운으로 신의 능력이 충만해진다.

타고난 마음가짐 중 서로를 생각하는 본성(천성)에 따라 애노희락의 성이 발달하였으니 태양인은 폐당, 소양인은 비당, 태음인은 간당, 소음인은 신당을 크게 타고났다. 따라서 해당되는 그릇인 각 해(海)가 발달되었다. 타고난 마음가짐 중 나만 생각하는 본성(사심)에 따라 애노희락의 정이 쉽게 열을 받으니 태양인은 간당, 소양인은 신당, 태음인은 폐당, 소음인은 비당을 작게 타고났다. 당연히 해당되는 그릇인 각 해(海)가 작을 수밖에 없다.

정명(情命)은 선천적으로 약하게 타고난 애노희락의 정(情)을 후천적으로 극복하여 남을 위하여 살아갈 수 있는 힘[性力]으로 말미암아 폐비간신(肺脾肝腎)에 갖추게 된 세상 사람들이 서로를 위하면서 올바르게 살아가게 할 수 있는 능력을 말한다. 체성별로 이 정명을 갖추면 완건한 장국이 활력을 갖게 된다.

예를 들어 애노희락의 성력은 천성과 같이 폐비간신의 활력을 돕는다.

소양인이 약하게 타고난 애정을 극복하여 애력(哀力 : 哀性의 힘)을 만들면 폐국의 생리력이 완건하게 된다.

태양인이 약하게 타고난 노정을 극복하여 노력(怒力 : 怒性의 힘)을 만들면 비국의 생리력이 완건하게 된다.

소음인의 약하게 타고난 희정을 극복하여 희력(喜力 : 喜性의 힘)을 만들면 간국의 생리력이 완건하게 된다.

태음인이 약하게 타고난 락정을 극복하여 락력(樂力 : 樂性의 힘)을 만들면 신국의 생리력이 완건하게 된다.

완건한 장국이란 태양인의 비국, 소양인의 폐국, 태음인의 신국 그리고 소음인의 간국을 말한다. 다음 장에 나오는 병리론에서 완건한 장국에 대한 설명이 이어진다.

신명이란 정명을 부지런히 실천함으로써 천명을 올바르게 수립하고 천성의 능력을 널리 펼치는 선인(善人)과 더불어 하게 됨으로써 두견요둔(頭肩腰臀)에 지니게 된, 남을 위하면서 올바르게 살아갈 수 있는 실천능력을 말한다. 이 신명을 갖추게 되면 소음인의 폐당, 태음인의 비당, 소양인의 간당, 태양인의 신당이 활력을 갖게 된다.

천성, 심성, 정명, 신명을 갖추게 되었을 때 태소음양인의 각 당의 활력을 도표로 그려보자.

	천성(장국, 생리력)			심성(장국, 생리력)			정명(장국, 생리력)			신명(장국, 생리력)		
태양인	지예의인	폐	12	의인지예	간	8	예지인의	비	10	인의예지	신	9
소양인	지예의인	비	12	의인지예	신	8	예지인의	폐	10	인의예지	간	9
태음인	지예의인	간	12	의인지예	폐	8	예지인의	신	10	인의예지	비	9
소음인	지예의인	신	12	의인지예	비	8	예지인의	간	10	인의예지	폐	9

체성별 갖춘 마음과 생리력 비교표

표에서 인의예지를 진하게 나타냈는데 천성으로 타고난 것과 심성, 정명, 신명이 갖추어질 때 보여지는 인의예지를 모두 갖게 되면 도덕적으로도 완전하게 된다.

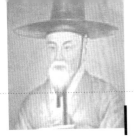

내 몸에도 집권당이 있다

태양인과 태음인은 수곡(水穀 : 음식물)의 서늘한 기운과 따뜻한 기운의 호흡과 관련된 장국의 기능이 내 몸의 생리적 · 병리적 변화에 앞장서고 있으며, 소양인과 소음인은 수곡의 차가운 기운과 뜨거운 기운의 출납과 관련된 장국의 기능이 내 몸의 생리적 · 병리적 변화를 주도하는 역할을 한다.

즉 태양인은 폐국(肺局)의 서늘한 기운이 주도권을 갖는 주정기이며 간국에는 보조정기를 갖고 있으며, 소양인은 비국(脾局)의 차가운 기운이 주도권을 갖는 주정기이며 신국에는 보조정기를 갖고 있다.

태음인은 간국(肝局)의 따뜻한 기운이 주도권을 갖는 주정기이며 폐국에는 보조정기를 갖고 있으며 소음인은 신국(腎局)의 뜨거운 기운이 주도권을 갖는 주정기이며 비국에는 보조정기를 갖고 있다.

	사성	주정기 기능		보조정기 기능	
태양인	량(凉)	폐국	호(呼)	간국	흡(吸)
소양인	한(寒)	비국	납(納)	신국	출(出)
태음인	온(溫)	간국	흡(吸)	폐국	호(呼)
소음인	열(熱)	신국	출(出)	비국	납(納)

체성별 정기와 기능 비교표

일반적으로 주정기와 보조정기의 성을 반대로 알고 있는 사람들이 있다. 주정기와 보조정기라는 의미에서 보이듯 정기는 하나이다. 다만 주정기는 그릇의 크기가 커서 왕성하게 활동한다는 것이고, 보조정기는 그릇의 크기가 작아 활동이 미약하다는 것이다. 그릇의 대소가 다를 뿐 모두 여당에 해당되며 그릇이 큰 것이 집권당이 된다.

타고난 애노희락의 성(性)작용을 잘 펼치면 큰 그릇에 항상 활력이 넘치게 되고, 타고난 애노희락의 정(情)작용을 다스리지 못하면 작은 그릇에는 항상 활력이 부족하게 되는 것이다. 폐비간신의 호흡출납을 조절하는 기능에 의하여 위완·위·소장·대장이라는 공장이 가동되는 것이다. 조절기능이 우수하면 공장의 생산품이 우수하고 작은 정기를 갖고 있는 장국의 조절기능이 열악하기 때문에 해당 공장의 생산품이 부실하게 된다.

호흡과 출납기능을 각기 다른 그릇으로 표시하면 이해하기 쉽다. 그림에서 태양인과 태음인은 호흡의 그릇을 나누어갖고, 소양인과 소음인은 출납의 그릇을 나누어갖는다.

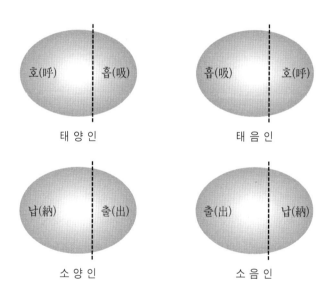

태소음양인별 호흡과 출납기능

주정기는 여당 중에 집권당이라 했는데 정치를 아주 잘하여 종신 집권제로 죽을 때까지 바뀌지 않는다. 항상 앞장서서 몸의 상태를 점검하여 부족하

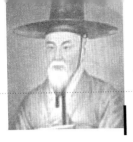

게 된 부분이 있다면 자신이 갖고 있는 정기를 최대한 소모하면서 대처한다. 따라서 내 몸이 힘들어지면 제일 먼저 예민하게 반응하는 것이 집권당이다.

그리고 제일 부족하기 쉬운 것도 집권당의 당비(黨費)다. 평소 자신의 집권당이 어느 곳인가 알게 된다면 집권당을 도울 수 있는 마음 다스림이나 식생활도 개선할 필요가 있게 된다. 자신의 집권당이 아닌 부분을 도와준다는 것은 오히려 야당을 도와주는 것으로 이득보다는 손실이 많다.

정기의 흐름

사상의학의 또 다른 특징은 인체생리에서도 발견된다. 생리의 기초는 인체를 측면으로 관찰하여 복부(腹部)의 위완·위·소장·대장 4부와 배부(背部)의 폐·비·간·신 4장의 활력이 모여 있는 복부의 4해(海)[1]와 배부의 4해이다.

복부의 4해(진고유액)와 배부의 4해(이막혈정)가 풍족하면 정기는 독소(정기와 반대되는 기운으로 4부에 항상 존재하고 있다)의 방해를 이기고 정상적인 생리 흐름을 유지할 수 있다. 큰 장국의 정기는 천성(성)을 잘 펼치고 있을 때 풍부해지고, 작은 장국의 정기는 사심(정)을 폭발하지 않을 때 삭감되지 않는다. 크고 작은 두 정기가 힘을 합할 때 더욱 큰 힘을 갖게 되는데, 특히 작은 정기가 감옥[2]에 갇히는 일이 없어야 큰 정기가 부담이 없이 흐름을 유지할 수 있다.

태소음양인의 정기는 각각 온열량한의 기운으로 표시되니 태양인은 서늘한 기운[凉], 소양인은 차가운 기운[寒], 태음인은 따뜻한 기운[溫], 소음인은 뜨거운 기운[熱]이다. 이 기운은 폐비간신 장국의 대소를 기준으로 등 쪽에서는 위에서 아래로 배 쪽에서는 아래에서 위로 올라간다.

---

1) **해(海)** : 각 장부의 활력소가 담긴 그릇(倉庫)을 말하며 이 그릇에 담긴 활력소는 각 장국의 기능을 원활하게 한다. 따라서 해에 들어 있는 활력소가 부족하면 병적인 증상이 오게 된다.

2) **감옥** : 체성별로 작은 정기가 과잉으로 생산된 기운(독소)에 밀려 갇히는 현상을 말하는데 원문에 태음인은 포위되었다는 의미, 소양인은 함정에 빠졌다는 의미 그리고 소음인은 억압받았다는 의미로 씌어 있으나 편의상 모두 감옥에 갇혀 있다고 표현한다.

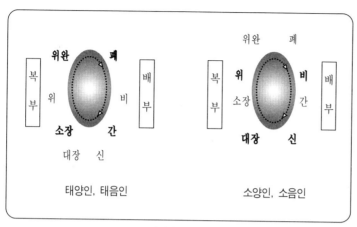

정기의 흐름

태양인, 태음인

소양인, 소음인

  태양인은 보조원기가 되는 간국의 정기가 복부를 통과하여 위완부를 거쳐 폐국으로 올라가며 주원기인 폐국의 정기는 등을 따라 위에서 아래 간국으로 내려간다.

  태음인은 태양인과 같은 흐름을 갖는데 보조원기와 주원기의 위치만 바꾸어보면 된다.

  소양인은 보조원기가 되는 신국의 정기가 하복부를 통과하여 위부를 거쳐 비국으로 올라가며 주원기인 비국의 정기는 등을 따라 위에서 아래 신국으로 내려간다.

  소음인은 소양인과 같은 흐름을 갖는데 역시 보조원기와 주원기의 위치만 바뀌는 것이다.

  이 정기의 흐름에서 주로 사용되는 활력소가 진고유액(津膏油液)과 이막혈정(膩膜血精)이다. 내 몸의 정기가 잘 흘러가는 것은 건강하다는 것을 의미하며 또한 성정(性情)을 잘 펼치거나 다스리고 있다고 보면 된다. 순환하는 정기는 사장(四臟)에만 있으며 사부(四腑)는 진고유액의 생성에만 관여할

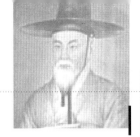

뿐 운용을 하지는 못한다. 운용은 천성[耳目鼻口]과 정명[肺脾肝腎]에서 담당한다. 천성을 잘 발휘하여야 이목비구의 능력으로 위완·위·소장·대장의 활력소(진고유액) 중 청즙을 상, 중상, 중하, 하초로 충만시켜 이막혈정을 모을 수 있다.

정기의 흐름에서 태양인과 태음인은 폐국과 간국의 주정기와 보조정기만을 다루고 있고, 소양인과 소음인은 비국와 신국의 주정기와 보조정기만을 다루고 있다. 이것은 호흡과 출납의 의미를 생각하면 알 수 있다. 가장 강한 생리력과 가장 약한 생리력을 갖고 있는 장국들이 정기를 갖고 있고 집권당으로서 인체의 생리를 주도한다는 것이다. 제외된 나머지 장국들은 정명과 신명의 갖춤에 의해서 활력을 갖게 되는 것이고 절대로 집권당의 권력을 넘보지는 않는다.

2. 병리론(병은 왜 걸리는가?)

병은 왜 걸릴까? 일반적인 병들은 모두 세균이나 바이러스에 의한 감염, 세포의 비정상적인 변이, 면역의 결핍, 각종 생리(소화, 호흡, 순환, 배설, 신경, 운동, 내분비)기능의 이상, 외상에서 오고 그밖에 알 수 없는 것은 신경성에서 온다고 한다.

그러면 왜 이러한 이상들이 생기게 될까?

사상의학적인 병리를 살펴보자. 성과 정을 잘 다스리지 못하면 정기의 흐름이 방해를 받게 되고, 결국 과잉으로 생산된 기운(사기)을 조절하지 못하고 열을 받은 주정기가 유형에 따라 다르게 복부의 진고유액해와 배부의 이막혈정해를 고갈시키는 것이 병리이다. 병증은 각 해(海)가 고갈되어 그 영향력에 의지하는 당원들이 아우성치는 것을 말한다.

병의 원인

한의학에서는 병의 원인을 내인(內因) 외인(外因) 불내외인(不內外因)으로 구분한다고 했고, 사상의학에서는 정기의 활력소가 고갈되는 것으로 보았다.

그리고 정기의 활력소가 고갈되는 것은 성(性 :서로를 위하는 마음)과 정(情 :

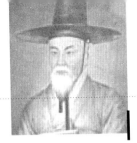

자신만을 위한 마음가짐)을 다스리지 못하여 온다고 하였다.

내인이라고 하는 칠정(七情)에 의한 병증이나 외인이라고 하는 육음(六淫)에 의한 병도 결국 내 몸의 정기가 사기(邪氣)를 이겨내지 못한 것이며, 다치거나 음식의 부절제나 과로로 인한 불내외인이라고 하는 병증도 따지고 보면 모두 근본적인 원인이 성정(性情)을 다스리지 못하여 오는 것이다.

각 체성의 A급인 사람들은 성을 잘 펼치지 못하면 반대의 정이 문제를 일으켜 병이 생기고, B급의 사람들은 정을 폭발시키기 때문에 병이 온다.

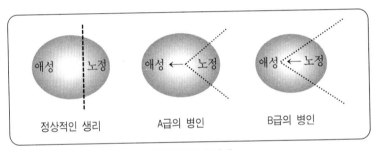

태양인의 병의 발생

태양인의 예를 들면 그림에서 정상적인 생리가 유지될 때는 애성과 노성이 찌그러짐이 없이 완성된 모양을 보인다. A급의 경우 애성(서로 속이지 않으면서 살아가려는 천성)을 충분히 펼치지 못했을 때 노정(나만 업신여김을 받지 않으면 된다는 사심)이 폭발하게 되어 약간 찌그러진 모양을 보여준다. B급의 경우 그릇도 작고 천성을 펼치기는커녕 오히려 직접 정이 폭발하는 모양을 갖는다. 나머지 태음인, 소양인, 소음인도 같은 그림을 상상해두자.

결국 성과 정을 잘 다스려서 내 몸의 정기가 왕성하다면 내인 외인에 저촉되지 않으며, 반대로 자신만을 위한 마음으로 또는 욕심을 가진 상태에서 정기가 손상이 되면 병이 오거나 다치거나 하는 것이다.

아이들은 왜 병에 걸리는가?

어른들은 성과 정을 다스리지 못하여 병이 오는 것을 이해하겠는데 아이들 특히 어린아이들이 어려운 병으로 고생하는 것은 왜 그럴까? 타고났기 때문이다. 천명(天命)으로 부모로부터 이미 성정의 그릇을 작게 타고났을 뿐 아니라, 그릇조차 찌그러진 것을 받은 것이다. 결국 부모 탓이라 하겠다. 그래서 유전이라고 하지 않는가? 그리고 어른들은 성을 잘 펼치고 정을 폭발시키지 않으면 못 고치는 병이 없다는데 아이들은 스스로 이를 행하지 못하니 더욱 안타깝다.

이제마 선생은 남녀 구분을 하지 않고 16세까지 유(幼), 32세까지 소(少), 48세까지 장(長), 64세까지 노(老)로 구분하고 그 이상은 덤으로 보았다. 자신도 꼭 64까지만 채우고 갔다. 덤은 필요하지 않다는 듯이. 천명은 64세로 송결되니 이후는 노력하지 않아도 저절로 가야 할 길로 가게 되니 다른 길로 유도하여도 변화하지 않는다. 그래서 덤이라 했는가보다. 후천적으로 극복할 수 있는 힘은 주로 16세 이후에나 가능하고 그 전에는 선천적으로 타고난 성정의 지배를 받게 되므로 어진 어머니의 도움이 필요하다.

갓난아이에게도 성정(性情)의 크기를 잴 수 있다. 배가 고픈지 아닌지 입가에 손가락을 대보면 누가 가르쳐준 것도 아닌데 금방 입이 따라온다. 옮겨서 다른 쪽을 대보면 역시 따라온다. 한두 번 반복을 더 해도 짜증내지 않고 열심히 쫓아오는 아이는 성이 더 발달한 아이고 한두 번 반복하다가 금방 울고 짜증내는 아이는 정이 잘 폭발하는 아이다. 갓난아이는 조용하고 어두운 것이 정을 폭발시키지 않게 하는 것이고, 시끄럽고 밝은 것은 정을 쉽게 폭발시키게 하는 것이다. 어르고 달래고 흔들어주는 것을 좋아하는 아이가 있고 반대로 가만두는 것을 더 좋아하는 아이도 있다. 여러 가지 기준으로 아이들의 체성을 구분하는데 그 중 확실한 것이 어른들과 마찬가지로 병증을 보는

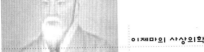

것이다.

B급의 아이들이 역시 병증이 험하게 마련이다. 결국 어린아이의 병은 타고난 성정에 의한 것이 대부분이고 또 후천적으로 부모의 영향을 받는 것도 있다. 부모가 정을 폭발시키고 살아가는데 A급의 아이인들 어찌 견딜 수 있겠는가? 『동의수세보원』에서 병의 예문에 유난히 어린아이들에 관한 것이 많은데 특히 성정을 잘 다스리지 못하는 아이들에게 부모의 역할이 얼마나 중요한 것인가를 강조한 것이 아니겠는가?

독 소

사상의학에서 특이한 것 중 하나가 독소에 대한 개념이다. 원래 독소란 없는 것이다. 이론을 설명하자니 편의상 명칭을 사용한 것일 뿐이다. 폐비간신의 호흡출납 기능에 의하여 수곡의 정기 중에서 위완국(胃脘局)에서는 온기를, 위국(胃局)에서는 열기를, 소장국(小腸局)에서는 량기를, 대장국(大腸局)에서는 한기를 만들어 갖는다. 사상인의 장국 대소에 의하여 태양인은 온기를, 소양인은 열기를, 태음인은 량기를, 소음인은 한기를 많이 만들어낸다.

일반적으로 소양인은 열이 많고, 소음인은 차고, 태음인은 서늘하고, 태양인은 따뜻하다고들 하는데 이것은 정기를 말하는 것이 아니고 과잉으로 생산되는 기운(편의상의 독소. 이하 독소)을 말하는 것이다. 정기는 반대이기 때문에 소양인은 차가운 기운(정기)이 부족해지기 쉽고, 소음인은 뜨거운 기운이 부족해지기 쉽고, 태음인은 따뜻한 기운이 부족해지기 쉬우며 태양인은 서늘한 기운이 부족해지기 쉬운 것이다. 그리고 태소음양인을 막론하고 성과 정을 잘 다스리는 사람은 차다거나 덥다거나 하지 않는다. 몸에 이상이 올 때 즉 정기가 손상이 되면 차다거나 덥다거나 하는 호소를 하게 된다.

폐비간신은 호흡출납을 조절하는 기능이 있고, 호흡출납이란 수곡에서 온열량한의 기운을 받아들이는 작용을 의미한다고 했다. 태소음양인은 타고난 성정의 차이로 호흡출납하는 기능에 차이가 생겨 온열량한의 과부족이 생겨 불균형을 갖게 된다. 이 기능의 차이는 장국의 대소에 의하여 만들어진다.

태양인은 소장에서 수곡의 서늘한 기운을 부족하게 받아들이기 때문에 위완에서 온기를 받아들이는 작용이 강하게 되어 이 과잉된 온기가 독소로 작용한다.

소양인은 대장에서 수곡의 차가운 기운을 부족하게 받아들이기 때문에 위에서 열기를 받아들이는 작용이 강하게 되어 이 과잉된 열기가 독소로 작용한다.

태음인은 위완에서 수곡의 따뜻한 기운을 부족하게 받아들이기 때문에 소장에서 량기를 받아들이는 작용이 강하게 되어 이 과잉된 량기가 독소로 작용힌디.

소음인은 위에서 수곡의 뜨거운 기운을 부족하게 받아들이기 때문에 대장에서 한기를 받아들이는 작용이 강하게 되어 이 과잉된 한기가 독소로 작용한다.

이 과잉된 기운은 정기의 흐름을 방해하는 요소로 작용하니 독소라 칭해도 무방하다. B급의 생리기능을 갖는 체성에서는 과잉된 기운을 만들어내는 사부(四腑)에 그대로 독소로 작용하게 되나 A급의 생리기능을 갖는 체성에서는 강한 장국의 사부(四腑)에는 이 독소가 자리잡지 못하고 오히려 밀려나 약한 장국의 사부에 자리잡게 된다. 왜냐하면 A급에서의 강한 장국은 B급보다 생리력(정기)이 강한 만큼 부속 사부도 생리력이 강하여 과잉으로 생산된 기운을 능히 조절할 수 있는 능력이 있어 과잉생산된 기운(독소)은 가장 약한 장국의 부속 사부로 밀려나기 때문이다. 이 내용은 원문의 내용을 유추하여 해석한 것으로 다른 의견을 갖는 전문가들도 있으나 현재까지는 가장 유력

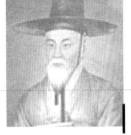

1) 천성을 발휘하지 않으면…?

나만을 생각하는 마음을 지님으로 말미암아 선천적으로 잘 타고난 서로를 위하면서 올바르게 살아가고자 하는 마음가짐(善心)을 잘 펼치지 못하면 정(나만을 위한 마음가짐으로 말미암아 생긴 감정)으로 변하는 것을 말한다.

즉 **태양인**은 나만 업신여김을 받지 않으면 된다는 마음을 지님으로 말미암아 애성(서로 속이지 않으면서 살아가려는 천성)을 충분히 펼치지 못했을 때 노정(나만 업신여김을 받지 않으면 된다는 사심으로 말미암아 생긴 감정)이 폭발하게 되며

소양인은 나만 속임을 받지 않으면 된다는 마음을 지님으로 말미암아 노성(서로 업신여기지 않으면서 살아가려는 천성)을 충분히 펼치지 못했을 때 애정(나만 속임을 받지 않으면 된다는 사심으로 말미암아 생긴 감정)이 폭발하게 되며

태음인은 나만 보호를 받으면 된다는 마음을 지님으로 말미암아 희성(서로 도와주면서 살아가려는 천성)을 충분히 펼치지 못했을 때 락정(나만 보호받으면 된다는 사심으로 말미암아 생긴 감정)이 폭발하게 되며

소음인은 나만 도움을 받으면 된다는 마음을 지님으로 말미암아 락성(서로 보호해주면서 살아가려는 천성)을 충분히 펼치지 못했을 때 희정(나만 도움을 받으면 된다는 사심으로 말미암아 생긴 감정)이 폭발하게 되는 것을 말한다.

한 것이다.

독소는 타고나는 것으로 줄거나 늘지 않고 고정불변이며, 정기의 활력이 부족하게 되면 비로소 생리적 순환을 방해하여 병증을 일으키게 되는 것이다.

정기는 과잉된 독소의 기운과는 반대의 기운으로 태양인은 서늘한 기운, 소양인은 차가운 기운, 태음인은 따뜻한 기운, 소음인은 뜨거운 기운이 정기가 된다.

정기	정기	독소	독소의 위치	
			A급	B급
태양인	량기	온기	소장국	위완국
소양인	한기	열기	대장국	위국
태음인	온기	량기	위완국	소장국
소음인	열기	한기	위국	대장국

체성별 정기와 독소 및 위치표

병이 발생되는 기전

각 체성의 정기와 독소에 대하여 알게 되었고 그러면 왜 정기의 흐름에 문제가 생기는지에 대하여 알아보자. 장국의 대소에 따라 강한 장국은 주원기를 담당하고 약한 장국은 보조원기를 담당한다. 두 원기가 모두 활력을 가져야 독소의 저항을 이겨나가며 정상적인 생리활동을 영위할 수 있다.

A급 체성을 가진 사람들은 천성(서로를 위하는 마음가짐을 펼치면서 살아가는 것)을 잘 타고나서 강한 장국에 풍부한 생리력을 갖고 있으며, 정(邪心 : 나만을 위한 마음가짐을 갖고 살아가는 것)은 거의 일어나지 않으니 약한 장국의 생리력도 그다지 작지 않아 마음과 몸이 건강하다. 그러나 천성을 발휘하지 않

으면 강한 장국의 생리력이 떨어지고, 사심(정)도 일어나" 약한 장국의 생리력이 울체되어 제 기능을 못하게 된다. 부족하게 된 강한 장국의 생리력이 독소(약한 장국의 부속 사부로 이전된 과잉생산된 정기와 반대되는 기운)와 싸우게 된다. 타고난 유형(강한 장국의 생리력 크기에 의해 결정)에 따라 싸우는 과정에는 여러 가지 틀이 있다. 타고난 생리력이 큰 유형이면 독소와 싸우는 과정이 오래 걸리고, 작으면 쉽게 지고 만다. 독소에 지게 되면 강한 장국의 정기는 열을 받아 사기(邪氣)로 변하여 각 장국의 정기를 고갈시킨다. 사장 사부의 정기가 고갈되는 것이 병증(病證)인데 타고난 생리력의 차이로 만들어진 유형에 따라 모두 다르다.

각 체성의 여러 가지 유형별로 나타나는 병증의 변화(초증·중증·말증 등)는 일정한 틀을 갖고 있는데 이것은 구체적인 체성이나 유형을 판단하는 중요한 지표가 된다.

예를 들어 소양인 1번 유형을 보자. 성격이 빈틈없고 정확하여 서로 업신여기면서 살아가지 않도록 하며(천성) 나를 속이거나 한다면 참지 못한다(사심). 그런데 주변에 당하고 사는 사람을 도와주지 못하고 상황을 두고만 본다면 천성을 펼치지 못하는 것이니 비국의 생리력이 떨어지게 되고 나만 속임을 당하지 않으면 된다는 사심인 애정(哀情)이 촉급하게 되니 신국의 생리력이 울체가 되어 제 기능을 발휘하지 못하게 된다. 그러나 비국의 생리력은 약해졌지만 천성을 크게 타고났기 때문에 대장국의 열성독소와는 대등하게 싸울 수 있는 힘이 있어 독소에게 지기 전까지 오랜 시간을 버틸 수 있다. 버티는 동안 보이는 병증에는 골치가 아프고 땀(손바닥 발바닥에도)이 나지 않고 오한발열이 있다 없다 하며 몸 전체가 아프고 건구역질 등이 난다. 독소에 지게 되면 비국의 정기가 열을 받아 사기(邪氣)로 변하여 먼저 고해를 고갈시키니 입이 쓰고 목 안과 혀가 마르며 눈앞이 아른거린다. 또한 귀가 멍하며 오한은 없고 가슴과 옆구리가 그득하여 답답하고 소변은 맑으나 대변

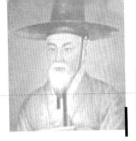

은 굳어져 보기 힘들게 된다. 그래서 이름을 결흉병(結胸病)이라 붙였다. 증상이 더욱 악화되면 격렬한 두통이 오고 물도 못 넘기고 대변이 막히고 미친 듯이 날뛰고 헛소리까지 하게 된다. 이후에 액해를 고갈시켜 이질이 올 수도 있고, 정해를 고갈시켜 부종이 나타나기도 한다.

이러한 과정을 겪는 유형은 오로지 소양인 1번 유형에서만 볼 수 있으니 체성과 그 유형을 판단하는 데 중요한 길잡이가 된다.

B급 체성을 가진 사람들은 천성(서로를 위하는 마음가짐을 펼치면서 살아가는 것)이 부족하여 강한 장국의 생리력이 약한 상태에서 정(사심 : 나만을 위한 마음가짐을 갖고 살아가는 것)이 폭발하면 약한 장국의 활력을 급격히 감소시켜 강한 장국으로의 생리 흐름을 방해받게 된다. 이것을 선생은 감옥에 갇힌 상태로 표시했다. 두 장국의 정기가 힘을 합하여 움직여야 무난하게 독소를 이겨나가 정상적인 생리를 이루게 될 것인데 강한 장국의 정기가 혼자 독소에 이기기는 버거울 수밖에 없지 않은가? 거기에 강한 장국의 생리력도 A급에 비해 약하니 싸움에 지는 것은 당연하다. 싸움에 지게 되면 결국 강한 장국의 정기가 열을 받아 사기(邪氣)로 변하여 내 몸의 정기들을 고갈시킨다.

사장 사부의 정기가 고갈되는 것이 병증(病證)인데 타고난 생리력의 차이로 만들어진 유형에 따라 모두 다르다. 각 체성의 여러 가지 유형별로 나타나는 병증의 변화(초증 · 중증 · 말증 등)는 일정한 틀을 갖고 있는데 이것은 구체적인 체성이나 유형을 판단하는 중요한 지표가 된다.

예를 들어 소음인 6번 유형을 보자. 성격이 세밀하고 완벽하여 매사에 조바심을 갖고 있다. 구체적인 일에 대한 결과에 만족하지 못하는 경우 사심(邪心)인 희정(喜情)이 폭발하여 비국의 생리력(정기)이 하강하지 못하고 감옥에 갇히게 되고, 천성(天性)으로 크게 타고나지 못한 신국의 생리력은 대장국의 한성독소를 이기지 못하고 열을 받아 사기(邪氣)로 변하여 각 장국의 정기를 고갈시킨다. 사기가 제일 먼저 위국의 정기를 고갈시키니 갈증을 느끼나 물은 찬물을 마시기는 힘들고 따뜻한 물을 조금 마시는 정도다. 다음으로 대장국의 정기를 고갈시켜 평소에도 대변이 무른 편인데 복통이나 설사까지 나타나며, 그 다음으로 신국의 정기가 고갈되어 붓거나 소변이 시원치 않으며 관절에 통증을 호소하기도 하고 땀이 맥없이 흐르기도 한다. 더욱 힘들어지면 비국의 생리력이 고갈되면서 무기력과 추위를 호소하는데 평소에도 아랫배가 차다는 것을 잘 느낀다. 평소 비국의 생리력이 약하여 식사량도 많지 않으며 음식을 조금만 주의하지 않아도 복통 설사가 오기 때문에 음식에 무척 신경을 쓰는 사람이다.

이러한 과정을 겪는 유형은 오로지 소음인 6번 유형에서만 볼 수 있으니 체성과 그 유형을 판단하는 데 중요한 길잡이가 된다.

강한 장국의 병변

일반적으로 사상인들의 장국의 대소에 따라 큰 장기는 병변(病變)이 없고 작게 타고난 장기는 병변이 많이 나타나는 것으로 알고 있으나 이는 잘못된 상식이다. 물론 약하게 타고난 장기의 병변은 쉽게 볼 수 있다. 소음인의 약한 장국인 비국은 그릇이 작아 소화기와 관련된 증상을 많이 갖고 있고, 소양인은 약한 장국인 신국의 병변을 생리력을 제일 크게 타고난 1번 유형에서 벌써 부종이 올 수 있음을 보여주듯 쉽게 찾을 수 있다. 태음인은 약한 장국인 폐국의 병변을 생리력을 크게 타고난 A급 1번 유형에서 효천병(哮喘病 : 숨이 가빠서 누워 있지도 못하는 병)이 오는 것을 보면 알 수 있으며 그리고 태양인의 1번 유형의 해역병(解㑊病)은 제일 약한 장국인 간국의 병변을 보여주는 것으로써 그렇게 생각해왔던 것이다.

그러나 우리가 크게 타고난 천성을 넓게 펼치지 않거나(A급의 경우), 작게

타고난 정을 폭발시킬 때(B급의 경우) 내 몸의 강한 장국의 정기가 과잉으로 생성된 기운(독소)을 조절하지 못하고 지게 되어 열을 받아 사기(邪氣)로 변하여 각 해(海)의 생리력을 고갈시킨다고 했다. 결국 몸이 힘들어할 때 강한 장국이 먼저 열을 받아 증상을 일으키게 되고, 이때 보이는 병증들은 내 몸의 주정기(主正氣)가 고갈되어가는 과정을 표현하는 것이다. 감기에 걸려 몸살이 있고, 열이 나고, 두통이 있거나, 목이 붓고, 피로하고, 땀이 나거나, 변비에 걸리거나 모두가 내 몸의 주정기가 고갈되었을 때 나타나는 증상들이다.

그런데 자신의 강한 장국이 어디인가를 알 수 있는 방법 중에 주정기의 고갈과 관련된 병증에서 특징을 발견해 판단하는 것도 있다. 허리가 아플 경우 소음인은 엉치 부분(소음인의 강한 당인 臀部)이 주로 아프게 되고, 태음인은 허리 부분(태음인의 강한 당인 腰部)이 주로 아프게 된다. 비염(이목비구 중에 태음인의 강한 당인 鼻)은 태음인이 잘 걸리는 증상이기는 하나 잘 나으며, 구내염(이목비구 중에 소음인의 강한 당인 口)은 소음인에게 잘 오는 증상인데 이것으로 크게 고생하지는 않는다. 반면 눈의 피로는 태음인과 소음인에 많이 오는데, 소양인은 워낙 비국의 기운이 많아서 그런지 쉽게 오지는 않는다.

각 체성에서 강하지 않은 당의 무리와 관련하여 요통, 비염, 구내염, 눈의 피로와 같은 병변이 나타나면 잘 고쳐지지 않는 완고한 증상이 되는 것을 갖고 오히려 그 곳이 강한 장국이 아니라는 판단을 할 수도 있으니 참고하자.

생리적으로 장국의 정기(활력소)를 그릇에 담겨 있는 것으로 비유하면 그림처럼 표시할 수 있다. 그릇의 아래쪽으로 갈수록 탁하고 무거운 활력소가 채워져 있고, 위쪽으로 갈수록 맑고 가벼운 활력소가 채워져 있다. 장국의 활력소가 고갈될 때는 먼저 위쪽부터 소모되기 시작하여 점점 아래쪽까지 말라가게 된다.

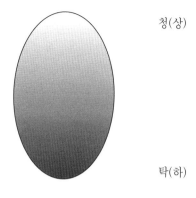

청(상)

탁(하)

그릇에 담겨 있는 활력소의 개념

특히 태소음양인별로 강한 장국의 아래쪽 활력소는 즉 태양인은 피부, 소양인은 근육, 태음인은 육질, 소음인은 골격을 담당하고 있기 때문에 몸이 아주 망가지기 전까지는 관련된 부위의 손상이 잘 나타나지 않는다.

곧 소음인이 골다공증이 오거나, 태음인이 살이 빠지거나, 소양인이 근육이 말라들어가거나 그리고 태양인이 피부가 망가지는 증상이 오게 된다면 내 몸의 강한 장국의 활력소가 거의 고갈된 것으로서 중증이다.

완건한 장국의 병변

병리적인 변화가 체성의 타고난 생리력의 차이에 따른 각 유형마다 고유한 순서에 의하여 고갈되는 특징을 갖고 있으며, 또한 장국의 대소, 독소의 위치 등에 따라 각 장국의 활력소가 삭감된다. 대개 완건한 장국은 병변을 찾을 수 없다. 왜냐하면 사심(邪心)을 극복하여 천성에는 못 미치지만 악(惡)을 싫어하는 마음이 성인이나 일반인이 같다고 하는 것처럼 성력의 힘으로 만들어내는 정명은 태양인이 교우(交遇), 소양인이 사무(事務), 태음인이 거처(居處) 그리고 소음인이 당여(黨與)를 쉽게 갖추게 됨이다. 물론 A급이 훨씬 유리하지만 B급도 욕심(慾心)이 있어서 차이가 있을 뿐 갖추기 쉽다.

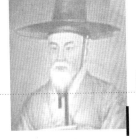

이 정명으로 체성을 진단하는데 이용하는 데 그것을 판단하기란 쉽지 않다. 지인(知人 : 그 사람의 됨됨이를 알아보는 것)을 옛 성현들도 무척이나 어려워했다. 요즈음도 지인을 잘못하여 정치를 그르치는 것을 자주 보지 않는가? 특히 의사 앞에 앉아 있는 환자는 가면을 쓰고 있으니 더욱 그렇고 누가 탓하는 것도 아닌데, 설문지를 쓰라면 되도록 유리하도록 작성을 하니 무엇을 근거로 지인을 할 수 있을까?

사무란 주로 문서를 맡아 다루는 업무를 말하는데 소양인이 일의 뒤처리나 진행되는 것을 판단하는 데 매우 철저함을 이르는 것이다. 일이 잘못되었을 때 원인을 파악하거나 대처하는 것이 단호한데 사심(나를 속이는 것에 열을 잘 받음)이 폭발하지 않기 위해서 사전에 충분한 힘을 갖고 노력한다.

교우란 태양인이 아무나 쉽게 어울리는 특징을 이르는 말이다. 쉽게 표현하면 정치가들이 처음 보는 사람에게도 악수를 청하고 반갑게 대하고 친분이 있는 것처럼 하는 데 익숙한 것으로 보면 된다. 그러나 태양인은 속마음이 그런 것이고 다른 체성은 속과 겉이 다르고 억지로 하는 것이기 때문에 어색한 면을 볼 수 있다.

당여란 동질감을 갖는다는 의미인데 소음인들은 적이 없다. 이 말은 정확하고 철저하여 한번 믿음을 갖게 되면 영원히 지속된다는 의미다. 원래 당(黨)이란 단순한 무리가 아니고 영원하다는 의미를 갖고 있다. 일신의 영달을 위하여 당적이 바뀐다면 이미 당이란 이름을 사용하는 것조차 무너져버리는 것이다. 소음인은 적도 없으나 진짜 친구도 없다. 믿음을 갖기란 어려우니까.

거처란 안정된 곳에 머무른다는 의미로 이해하자. 태음인들은 모험을 잘하지 않는다. 한번 자리를 잡으면 떠나지 않는다. 절대로 모험을 즐기는 타입이 아니다. 그러나 내 자리는 절대로 빼앗기지 않으려는 노력은 한다. 내 몸이 편안하고 여유가 있기만 하면 절대로 급하게 움직이거나 싸움을 자초

하지는 않는다. 결국 내 주변의 모든 사람들이 안정되기를 바라는 마음이 넓은 체성이다.

이러한 정명으로 갖추어진 장국이니 병이 오기는 어려운 것임에 틀림없다. 그러나 내 몸의 모든 정기가 다 고갈이 되고 나면 마지막에는 완건한 장국의 활력소에도 고갈되는 병증이 나타나게 된다. 태양인은 비국, 소양인은 폐국, 태음인은 신국, 소음인은 간국의 생리력을 완건하게 타고났다. 그런데 각 체성이 완건한 장국에 병변을 보인다면 이미 병증이 중해져 치료가 어렵다.

태양인의 비국에 문제(열격반위병)가 생긴다거나, 소양인의 폐국에 관련된 중한 병증(두통, 건망증, 중풍, 폐병)이 나타나거나, 태음인의 신국에 문제(하지무력이나 전신부종이라든가 복수가 차서 신장투석까지 한다면)가 생긴다거나 그리고 소음인의 간국에 심각한 문제(축농증, 황달, 간경화)가 생긴다면 이미 넘어올 수 없는 강을 건너간 것으로 알면 된다. 그러므로 이러한 병증에 있는 사람은 특히 그 마음가짐을 바꾸어야만 한다.

	정명(情命)		완건한 장국
소양인	사무(事務)		폐국
태양인	교우(交遇)	➡	비국
소음인	당여(黨與)		간국
태음인	거처(居處)		신국

정명과 완건한 장국의 활력

체성별로 가장 약한 장국을 좋게 하려면 선천적으로 사심(邪心)이 많은 본성을 존기심 양기성 하여 남을 위하면서 올바르게 살아나갈 수 있는 절세(絶世)의 주책 · 경륜 · 행검 · 도량(心性)의 지혜를 갖추어야 한다.

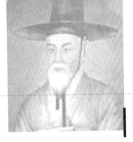

즉 태음인이 폐국[膩海]의 활력이 좋아지려면 함(頷)에 주책이라는 지혜를
갖도록 하여야 하고, 소음인이 비국[膜海]의 활력이 좋아지려면 억(臆)에 경
륜이라는 지혜를 갖도록 해야 한다. 태양인이 간국[血海]의 활력이 좋아지
려면 제(臍)에 행검이라는 지혜를 갖도록 하여야 하고 소양인이 신국[精海]
의 활력이 좋아지려면 복(腹)에 도량이라는 지혜를 갖도록 해야 한다.

	부위	심성		약한 장국
태음인	함	주책(籌策)		폐국
소음인	억	경륜(經綸)	➡	비국
태양인	제	행검(行檢)		간국
소양인	복	도량(度量)		신국

심성과 약한 장국의 활력

극복하여 갖추어진 정명을 선인(善人)들과 더불어 남을 위하면서 살아갈
수 있는 대인의 식견 위의 재간, 방략의 실천능력(身命)을 갖게 되면 체성별
로 두 번째 약한 장국이 좋아지게 된다.

즉 소음인이 폐국[膩海]의 활력이 좋아지려면 두(頭)에 식견이라는 실천능
력을 갖도록 하여야 하며, 태음인이 비국[膜海]의 활력이 좋아지려면 견(肩)
에 위의라는 실천능력을 갖도록 해야 한다. 소양인이 간국[血海]의 활력이
좋아지려면 요(腰)에 재간이라는 실천능력을 갖도록 하여야 하며 그리고 태
양인이 신국[精海]의 활력이 좋아지려면 둔(臀)에 방략이라는 실천능력을
갖도록 하여야 한다.

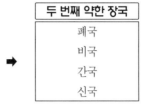

	부위	신 명		두 번째 약한 장국
소음인	두	식견(識見)		폐국
태음인	견	위의(威儀)		비국
소양인	요	재간(材幹)		간국
태양인	둔	방략(方略)		신국

신명과 두 번째 약한 장국의 활력

A급과 B급의 병증의 차이

A급은 타고난 천성을 잘 펼치지 못하여 정기가 약해져 독소(과잉으로 생성되는 정기의 반대되는 기운)를 이기지 못하게 되면 병이 온다고 하였다. 그러나 B급에 비하여 생리력이 크기 때문에 정기가 약해지는 데 시간이 많이 걸리며 정기가 비록 약해지더라도 독소와 대등하거나 큰 힘을 갖고 있기 때문에 사기가 발생되기 전까지 전투과정을 갖고 있어 장국이 사기에 의해 고갈당하는 병증이 천천히 나타나게 된다. 그리고 그전에 정기가 회복되면 본래의 생리상태를 유지하니 쉽게 말하면 병이 잘 걸리지 않는다.

이제마 선생은 태양인이고 또 무인(武人)이라 병증을 전쟁에 비유하여 설명하였다. 전쟁이란 서로 만만히 보아야 일어나는 것이고 상대가 강할 때는 먼저 싸움을 걸지는 못한다. 그러나 A급도 오랫동안 정기가 소모되어 드디어 독소에 힘이 부치게 되면 싸움이 일어나고 정기가 지면 병증이 나타난다. 이때 일어나는 병증은 중한 병임에 틀림이 없고 이 병으로 사망하게 된다. A급은 병에 걸리지 않고 죽지도 않는 것이 아니고 나름대로 일어나는 병증에 차이가 있을 뿐이다.

그러나 B급은 생리력도 약하고 독소도 만만치 않아 조금만 방심하여도 곧

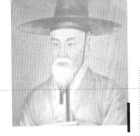

전쟁이 나고 쉽게 악화되는 경향을 갖는다. 그래도 B급 중에서 나은 생리력을 갖고 있는 유형들은 미리 병증들을 제시하여 고달프게 함으로써 항상 전쟁이 일어날 것을 걱정하고 조심을 하게 된다. 그러나 B급 중에서도 제일 적은 생리력을 가진 유형들은 전쟁은 둘째이고 항상 몸의 생리가 잘 돌아가지 않을 것을 두려워하여 그것만을 유지하려고 아둥바둥한다. 그래서 몸은 건강한 것처럼 느끼고 있다.

그런데 이 마지막 유형들이 거의 못된 병들은 다 거느리게 된다. 당뇨, 고혈압, 심장질환, 신부전, 간경화 그리고 암까지 다 올 수 있는 유형이다. 예방할 겨를도 없이 당하는 것이 이 유형들이다. 병원을 찾는 이들이 주로 B급이며 그중 어려운 병은 모두 각 체성의 마지막 유형들이다. 그래도 생리력이 있는 사람은 미리 전쟁이 날 거라는 신호가 있게 되고 그것을 느끼고 조심을 하게 되는데 생리력이 아주 약하면 경보조차 울리지 않고 또 느끼지도 못하는 것이다.

3. 21개 유형의 도입

　유형은 타고난 생리력이 담겨져 있는 그릇의 크기에 따라 결정된다. 유형이란『동의수세보원』의 병증들을 이해하기 위하여 세웠던 가설인데 이후 임상가의 많은 사람들에게 인정을 받고 있으며 현재까지 이것을 대신할 수 있는 더 나은 방법론은 제시되지 않고 있다. 체성과 유형을 결정하는데 천성과 심성 그리고 정명과 신명을 통하여 음양과 태소(太少)를 알게 되었고, 형태학적으로 장국의 대소에 의하여 자신의 체성을 확인까지 하였으나, 유형이 결정되지 않으면 여전히 사상의학에 대한 확실한 믿음을 갖기 어렵다. 유형에 따라 내 몸이 생리적일 때 병리적일 때 각각 고유한 특징을 발휘한다는 사실을 알게 되고, 장국의 활력이 얼마나 채워져 있느냐를 알아야 천성과 사심을 올바르게 실천하는 기회를 갖게 되고 또 노력을 게을리하지 않게 된다. 우선 개략적으로 21개 유형을 설명하고 각론에서 세분하여 설명한다.

　소음인은 모두 7개의 유형으로 구분한다. 대개 소음인은 소화기능이 약하다는 편견을 갖고 있는데 1, 2, 3번 유형에서 이미 깨져버린다. 소화기능이 좋은 1, 2번 유형은 복통이나 설사라는 증상을 모르고 갈증도 느끼면서 찬물도 잘 마신다. 차이점은 2번 유형에서 땀을 많이 흘리는 특징이 있다. 2, 3번 유형이 몸이 나빠지면 모두 땀을 많이 흘려 망양병(亡陽病 : 땀을 많이 흘려 양기가 부족해지는 병)이라는 병명을 갖는다. 그 중 3번 유형은 자주 속이 그득

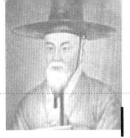

하거나 대변을 무르게 보며 몸이 나빠지면 변비로 진행되는데 갈증은 없다. 이들이 A급에 속하는 유형들이니 음식도 가리는 것이 없으며 서로를 위하는 마음이 많아 손해를 보고 살 것도 같은데 조바심이 없이 별 문제없이 살고 있다.

4, 5, 6번은 소화가 잘 안 되고 설사를 잘 하니 이들 유형이 이제까지 소음인을 대표하였다. 4, 5번은 갈증을 거의 느끼지 않고 가슴이 답답함도 없으며 찬물도 먹을 수 있다. 4번의 경우 심한 설사로 고생하지는 않는다. 5, 6번이 복통 설사로 자주 고생하는 편이어서 음식을 심하게 가리게 되고 특히 6번 유형은 냉장고 음식조차 함부로 먹기 힘든 정도다. 복통이 있고 속쓰림 때문에 약을 먹어야 할 정도의 병증을 가졌던 사람이라면 이 유형에서 찾아야 한다. 6, 7번에서 가슴이 답답하거나 심한 갈증을 호소하기도 하는데 6번은 따뜻한 물을 조금 마시는 정도다. 7번 유형은 설사병이 없다. 오히려 대변을 보는데 2~3일 혹은 그 이상 걸리지만 변비도 아니다. 7번 유형은 나중에 다시 설명한다.

소양인도 모두 7개의 유형으로 구분한다. 1번 유형은 소양인의 전형적인 틀을 갖고 있다. 병증이 진행되는 데 시간이 많이 걸려 치료가 잘못되어 결흉병(結胸病 : 가슴이 답답하고 결려서 꼼짝 못하는 병)이라는 좋지 않은 병증이 오게 되어 대변이 통하지 않게 되면 협심증이나 기관지 천식으로 오인할 수 있다. 입이 마르고 찬물도 많이 마시고 잘못 설사약을 복용하였다가 이질이나 부종이 오기도 한다. 1번 유형부터 쉽게 부종이 오는 것으로 보아 소양인의 신국의 활력이 약한 것은 틀림없다.

2, 3번 유형에서는 몸이 차고 복통 설사가 자주 오는데 길면 5~6개월도 끌게 된다. 소음인 5, 6번 유형과 비슷하나 속쓰림은 없고 꼬이는 통증이 오고 여전히 먹기는 그럭저럭 잘 먹고 그렇게 힘이 빠진다는 소리는 없다. 3번 유형은 이 증상이 2번보다는 심하지 않는데 소변의 이상이나 부종이 생긴다

는 것이 특징이다. 이 2, 3번 유형을 특별히 망음병(亡陰病:설사를 많이 하여 음기가 부족해지는 병)이라고 하는데 부자나 뜨거운 약으로 잘못 치료하는 경우가 많다.

4, 5번 유형도 설사를 잘 한다 하여 망음병(亡陰病)으로 분류하기도 하는데 몸에 열이 나고 두통이 심하면서 설사를 하고 속쓰림도 있으니 2, 3번 유형과는 근본 증상이 다르다. 4, 5, 6번 유형이 소양인을 대표한다. 열이 많고 찬물도 많이 먹으며 근육이 발달하였다. 4, 5번 유형이 감기에 목이 잘 부어 열도 많고 머리도 잘 아프며 피부에 발진도 잘 생기는데 4번의 피부가 더 희다는 것이 특징이고 5번은 소변의 이상이나 부종이 잘 오는 것이 다르다. 설사를 하게 되면 증상이 심각하여 수를 셀 수 없을 정도이나 찬물도 잘 마시며 힘이 빠진다는 말은 하지 않는다.

6번 유형은 잠을 자면서도 땀을 흘리고 몽설(夢泄 : 몽정), 당뇨가 발견되는 유형이며, 피부색은 검은 편이고 그래도 타고난 기운이 많아 당뇨를 중기 이상이 지나서야 발견하기도 한다.

7번 유형은 음허병(陰虛病 : 몸의 재료가 되는 음기가 부족하여 생기는 병)이라고 특별히 명칭을 붙였는데 몸이 안 좋으면 부종이 오고 대변보기가 어려워진다. 요통이 있고 먹는 양도 적지 않은데 두통이 오면 체한 것을 느낀다. 그러면 이미 중증에 이른 것이다. 7번 유형은 나중에 다시 설명한다.

태음인은 모두 다섯 가지 유형으로 구분한다. 1번 유형은 추위를 많이 타고 잘 먹기는 하는데 대변이 묽거나 설사를 잘하니 소음인 4번 유형과 비슷하다. 땀을 잘 흘리지 않는 것과 감기로 인한 병증이 심각하여 장감병(長感病 : 감기가 낫지 않고 오래 가는 병)증을 타고났다고 특별히 명칭을 붙였다. 한기가 심하여 잘 가시지 않고 정기가 회복되면 오히려 열이 심하고 땀이 나게 되니 잘못 치료하여 해열제를 사용하여 병증을 원위치로 보내는 우를 범하여 사망에 이르게 하는 유형이니 주의를 요한다. 심해지면 가래가 없는 천식

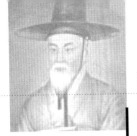

까지 이르는데 태음인의 1번 유형에서도 이와 같은 병증이 오니 폐국의 활력이 약한 것이 틀림없다.

2번 유형은 가스가 잘 차서 더부룩하고 설사도 가끔 보이는데 여전히 먹는 것은 잘 먹으니 소양인 4번과 혼동이 가능하다. 그러나 몸이 나빠지면 변비가 생기고 찬물도 많이 먹고 땀도 많이 흘린다. 피부에 알러지 반응도 잦은 편이며 감기 역시 목이 부어 열이 많이 나고 알러지 비염도 잘 오며 피부색은 붉은 편이다.

3번 유형은 대변을 묽게 보면 좋은 것이고 피부는 2번보다 훨씬 검은 편이다. 변비도 잘 생기고 피부도 거칠고 찬물도 많이 먹으나 2번과는 달리 피부병뿐이 아니고 종창도 생기고 축농증도 보이는 것이 다르며 당뇨가 올 수 있는 유형이다. 2, 3번 유형에서 모두 속쓰림으로 약을 먹어야 될 정도의 과거력을 갖고 있으며, 심장이 두근거린다는 4, 5번 유형과는 구분이 가능하다.

4번 5번 유형이 태음인을 대표한다. 잘 먹고 뚱뚱한 4번 유형은 가슴이 답답하거나 대변을 자주 보게 되기도 하나 배가 아프다거나 설사 때문에 고생을 하지는 않는다. 그저 더부룩할 뿐이다. 몸이 나빠지면 5번 유형의 초기 증상처럼 변비나 눈이 충혈이 되고 통증이 오고 뒷목이 뻣뻣해지고 가슴이 뛰거나 심한 어지럼증을 호소하기도 한다. 감기에 걸리면 즉각 가래가 끓고 기침이 심해지는 특징을 갖고 있다. 5번 유형은 나중에 다시 설명한다.

태양인은 해역병(解㑊病)과 열격반위병(噎膈反胃病)을 타고난 두 가지 유형이 있는데 이미 설명한 바 있으니 생략한다.

4. 체성별 21개 유형의 병리적 특징

　병리론에서 왜 병에 걸리는지, 독소의 의미, 병의 발생하는 기전, A급 B급의 병리적 특징 등을 설명했다. 그 과정에서 몇 개의 체성에서의 유형별 특징을 소개하였다. 결국 체성의 판단은 기본적인 것에 불과하고 유형까지 알아야 사상의학에 대해 말할 수 있는 자격이 있다고 하겠다. 이 유형이 분류되지 않으면 체성을 진단하는 데 오류가 나올 수밖에 없고, 잘못된 체성의 진단은 몸에 오히려 피해를 주게 된다.

　생리력의 차이에 의하여 사기(열 받은 강한 장국의 정기)가 각기 다른 순서로 장국의 정기들을 고갈시키는 순서를 갖게 되므로 이 특징을 기초로 하여 각 체성마다 다시 몇 개의 유형들로 나누어진다. 크게는 독소의 위치에 따른 A급과 B급의 구분이 있고, 생리력의 크기에 따라 다르게 나타나는 병증에 근거하여 소음인 7개 유형, 소양인 7개 유형, 태음인 5개 유형 그리고 태양인 2개 유형으로 세분된다.

　사상의학 전문가들은 병증이 진행되는 과정만 보아도 어떤 체성의 몇 번 유형이며, 사기가 정기를 고갈시키는데 어디에서 시작하여 현재 어디까지 진행하였는가를 알 수 있다. 다소 전문적인 감이 없지 않지만 본인이 알게 된 체성이 틀림없음을 확인해보는 자료가 되므로 참고로 소개한다. 병증의 일반적인 진행만을 소개하였으니 약간의 오차가 있음을 이해하기 바란다.

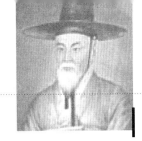

그러나 오차는 모든 병증이 초기 · 중기 · 말기로 딱 잘라 구분이 안 되기 때문에 생기는 것이다. 예를 들어 초기와 중기가 겹쳐 있는 상태에서는 양쪽 증상이 혼합되어 나타나게 되니 일반인들이 판단하기는 매우 어렵다.

어설픈 체성의 판단은 오히려 모르는 것보다 못하다. 만약 본인의 체성과 유형이 확실하게 판단되지 않는다면 사상의학 전문가를 찾아 자문을 구할 것을 권한다.

체성의 확인

이제까지 이 글을 읽어오면서 스스로 체성을 판단해볼 수 있는 기회를 여러 번 경험하였을 것이고 대개는 아마 ○○○인 것 같다고 짐작을 할 것이다. 만약 그렇지 못하다면 아직도 선입관을 버리지 못하여 새로운 신발을 신고자 하는 아쉬움이 없거나, 앞으로 소개할 각 체성의 B급의 마지막 유형일 가능성이 있다.

태소음양인의 구분은 여러 가지 방법으로 가능하다고 했고 대개의 경우 예외가 많아 오류를 범하기 쉽다고 했다. 체성의 판단은 여러 가지 방법을 종합하여야 근접된 정확성을 확보할 수 있을 것이다. 어느 체성일 가능성이 각각 몇 퍼센트, 몇 퍼센트라는 진단은 가치가 없다.

여기에 소개하는 각 체성별 유형의 특징은 이미 여러 가지 진단방법을 통하여 얻은 체성을 변증(증을 구분하는 진찰방법)을 통하여 확인할 수 있는 지표가 되는 내용이다.

소음인 7개 유형

소음인은 천성을 인(仁)을 타고나 매우 어질고 사심인 정은 예(禮)를 부족하게 타고났다. 그리하여 락성(樂性)이 발달하여 서로를 보호해주면서 살아가는 마음가짐이 뛰어나서 신국(腎局)은 매우 발달되어 있다.그러나 희정(喜情)을 타고나서 남들이 자기만을 도와주기를 바라는 마음이 있어 비국(脾局)이 가장 작게 발달되어 있다.

소음인은 모두 7가지 유형으로 구분되는데 천성을 잘 타고난 사람일수록 첫번째 유형 쪽에 가까우며 희정을 강하게 타고난 사람일수록 일곱 번째 유형에 가깝다. 1번에서 3번 유형까지를 A급이라 하고 4번부터 7번까지를 B급이라 하자. 락성을 타고났기 때문에 신국의 출(出)기능이 발달하여 대장국에서 수곡의 한성기운을 과잉으로 만들어낸다. 이 기운이 독소로 작용하는데 A급은 위(胃) 부위에 전이된 차가운 독소를 갖고 있으며 B급은 대장 부위에 차가운 독소를 갖고 있는 것이 다르다. 천성을 잘 펼치지 못하거나(A급의 경우), 정이 폭발하게 되면(B급의 경우) 주정기가 독소를 제압하지 못하고 병증을 일으키게 된다.

A급에서 1번 유형과 2번 유형을 울광병(鬱狂病 : 마음이 답답하여 미칠 것 같은 병)을 타고난 소음인이라고 하는데, 차이점은 땀을 많이 흘리는가 아닌가로 구분한다. 3번 유형은 망양병(亡陽病)을 타고난 소음인이라고 하는데, 2번 유형을 넓은 의미로 망양병으로 보기도 한다. 소화기능은 3번이 약하고 2번은 가슴이 답답하고 갈증을 느끼는 울광병증이 있는 것이 차이점이다.

1번 유형

건강할 때 : 소화력이 다른 소음인보다 뛰어나 거의 체하거나 설사가 없으며 변을 1~2일에 한 번씩 보며, 피로를 잘 느끼지 않으며 물도 찬물을 잘

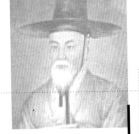

마시는 편이고 거의 땀도 나지 않는다.

건강하지 못할 때 : 가슴이 답답해지고 입이 마른 듯하며 찬물도 잘 마신다. 코피가 나거나 여성이면 생리불순이 가볍게 나타나며 좀더 악화하면 대변이 굳어져 보기가 힘들어지고 소변이 붉어지기도 하니 울광병(鬱狂病)을 타고난 유형이다.

2번 유형

건강할 때 : 1번 유형과 비슷하나 약간 땀이 나는 것이 특징이다.

건강하지 못할 때 : 1번 유형과 비슷하나 땀이 잘 나는 것이 특징이다. 손바닥 발바닥에도 심하게 땀이 나는데 차갑다. 울광병(鬱狂病) 중 넓은 의미의 망양병(亡陽病)을 타고난 유형이다.

3번 유형

건강할 때 : 소음인 중에서 소화력이 1번 2번 유형보다는 못하나 뛰어난 편이다. 간혹 아랫배가 더부룩하거나 약간 변을 무르게 볼 때가 있으나 설사가 나는 경우는 없으며 갈증이 없으니 물도 거의 먹지 않고 땀은 잘 흘리는 편이다.

건강하지 못할 때 : 여전히 입은 마르지 않고 간혹 코피가 나거나 생리불순이 있으며 등 쪽에 더운 기운이 있으며 대변이 굳어져 보기 힘들어지며 땀이 많이 나는데 손바닥 발바닥에는 차가운 땀이 나는 것이 특징이다. 소변이 잦고 심하면 붉어지기도 하니 망양병(亡陽病)을 타고난 유형이다.

B급인 4번 유형부터는 소화력이 약한 소음인의 특징이 잘 나타난다. 7번 유형을 제외하고는 자주 복통 설사 등을 호소한다. 육경(六經)병증으로 구분하면 태음병증(太陰病證 : 상한론에서 거론된 병증의 하나)에 4번 5번 유형이 해

당되고 6번은 소음병증(少陰病證 : 상한론에서 거론된 병증의 하나)에 해당된다. 7번 유형은 장결병(藏結病 : 장국의 기능이 말라 활동하지 못하는 병)을 타고난 소음인으로 생리력을 가장 작게 타고났으나 병증이 심해지기 전까지는 불편한 것을 느끼지 않아 스스로 건강을 자부하는 유형인데, 이 유형은 소음인의 어려운 병이 잘 오게 되므로 주의가 필요하다.

4번 유형

건강할 때 : 소화력이 약해 아랫배는 자주 더부룩할 때가 많으며 가스가 잘 차며 변은 무르게 보며 갈증은 없으니 물도 많이 먹지 않으며 코감기에 잘 걸리며 평소 땀은 지치지 않으면 잘 나지 않는다.

건강하지 못할 때 : 소화력이 떨어지면서 메스꺼움을 느끼며 명치까지 답답해지며 소화되지 않은 변을 보거나 설사를 하는데 심하게 배는 아프지 않다. 뱃속에서 소리가 많이 나며 이때는 식은땀이 나게 되고 소변이 붉어지기도 하나 가슴이 답답하거나 갈증은 거의 못 느끼며 손발이 아주 차지는 않으니 태음병(太陰病)중 심하비병(心下痞病 : 명치 밑이 답답하게 느끼는 병)을 타고난 유형이다.

5번 유형

건강할 때 : 4번 유형과 비슷하나 소화력이 조금 더 약하여 목이 메어 물을 마시면서 식사를 하기도 하며 속이 비면 간혹 쓰리다는 표현을 한다.

건강하지 못할 때 : 4번 유형과 비슷하나 소화력이 조금 더 약하여 아랫배가 항상 불편하다는 기분이며 심하면 토하기도 하며 속쓰림과 복통이 심한 만큼 설사도 심해 물처럼 나오기도 한다. 따라서 음식을 가려서 먹고 식사량도 적을 수밖에 없다. 역시 식은땀을 흘리고 갈증이 없어 물은 찾지 않으며 손발과 아랫배가 차고 기운이 없다는 표현을 하니 태음병(太陰病)중 복통설

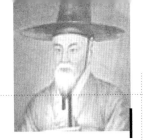

사병(腹痛泄瀉病)을 타고난 유형이다.

6번 유형

건강할 때 : 소화력이 더 약하여 거의 무른 변을 보며 설사도 자주하며 속이 비면 간혹 쓰리다고 하며 평소 땀은 잘 나지 않으며 가슴이 답답하고 갈증을 느끼기도 하나 물 먹는 양은 매우 적다. 특히 찬물을 먹거나 냉장고에서 나온 음식을 먹게 되면 복통 설사가 있다. 몸은 무기력할 때가 많으며 추위를 많이 타는 편이다.

건강하지 못할 때 : 설사가 심해지면 색이 푸르거나 검은 물처럼 나오며 이때는 갈증이 심해져서 물을 마시려고 하는데 뜨거운 물이나 조금 마시는 정도이다. 속이 자주 쓰리고 아프며 몸의 관절은 모두 쑤시고 아프다는 표현을 하고 쉽게 무기력해지고 아랫배 손발은 항상 차니 소음병(少陰病)중 복통 설사병(腹痛泄瀉病)을 타고난 유형이다. 그리고 조바심이 많아 안절부절하지 못할 때가 많다.

7번 유형

건강할 때 : 소화가 잘되어 음식은 별로 가리는 것이 없고, 아랫배나 손발이 차다고 느끼지 않는 등 대체로 몸에 불편한 곳이 없다. 물도 찬물을 마시며 감기도 잘 안 걸리고 변비나 복통 설사 등도 없고 다만 기운이 약해보이는 점은 있으나 피로도 금방 풀리니 소음인으로 판단하기가 매우 어렵다.

피로를 느낄 때 : 조바심을 잘 느끼며 아직은 소화력은 좋은 편이고 대변은 항상 굳게 보는데 변비증상은 아니다. 소변은 약간 자주 보며 쉽게 피로를 느끼며 몸의 이곳저곳이 자주 아프며 땀도 약간 나는 편이며 추위를 타거나 손발에 열이 나기도 한다. 아침에 몸이 붓는 증상도 가끔 나타난다.

건강하지 못할 때 : 대변을 며칠씩 못 보게 되며 갈증이 심해져 물을 많이

먹기도 하는데 소변의 양이 적고 붉다. 아침이면 손발이 붓고 소화가 안 되어 더부룩하게 느껴지며 간혹 설사를 할 때도 있으며 감기에 걸리면 기침이 잘 낫지 않고 오래 가며 얼굴색이 검어진다. 중풍은 잘 오지 않으나 기절하는 증상이 올 수 있어 소음병(少陰病) 중 장결병(藏結病)을 타고난 유형이다.

소양인 7개 유형

소양인은 천성을 예(禮)를 타고나 매우 예의바르고 사심인 정은 인(仁)을 부족하게 타고났다. 그리하여 노성(怒性)이 발달하여 서로 업신여기지 않고 살아가는 마음가짐이 뛰어나서 비국(脾局)은 매우 발달되어 있다. 그러나 애정(哀情)을 타고나서 남들이 자기만을 속이지 말기를 바라는 마음이 있어 신국(腎局)이 가장 작게 발달되어 있다.

소양인은 모두 7가지 유형으로 구분되는데 천성을 잘 타고난 사람일수록 첫번째 유형 쪽에 가까우며 애정을 강하게 타고난 사람일수록 일곱 번째 유형에 가깝다. 1번에서 3번 유형까지를 A급이라 하고 4번부터 7번까지를 B급이라 하자. 노성을 타고났기 때문에 비국의 납(納)기능이 발달하여 위국에서 수곡의 열성기운을 과잉으로 만들어낸다. 이 기운이 독소로 작용하는데 A급은 대장(大腸) 부위에 전이된 뜨거운 독소를 갖고 있으며 B급은 위(胃)부위에 뜨거운 독소를 갖고 있는 것이 다르다. 천성을 잘 펼치지 못하거나(A급의 경우), 정이 폭발하게 되면(B급의 경우) 주정기가 독소를 제압하지 못하고 병증을 일으키게 된다.

A급에서 1번 유형은 결흉병을 타고난 소양인이라고 하며, 2번 3번 유형은 망음병을 타고난 소양인이라고 한다. 2번 3번의 차이점은 2번이 복통 설사

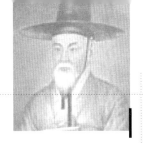

의 정도가 더 강하며 3번은 병증이 신국에까지 영향을 미쳐서 붓는 것이나 소변의 이상이 나타나는 것이 다르다.

1번 유형

건강할 때 : 소화력이 다른 체성인보다 뛰어나 체하거나 설사하는 일이 없으며, 대변을 1~2일에 한 번씩 보며, 기운이 왕성하여 피로를 잘 느끼지 않으며 물도 찬물을 잘 마시는 편이고 거의 땀도 나지 않는다.

건강하지 못할 때 : 가슴이 답답하고 몸이 추웠다 더웠다 하는 증상이 있으며 몸살 기운이 오며, 심해지면 입이 쓰고 입 안이 건조하여 혀가 마르는 것 같고 눈앞이 반짝거리거나 귀가 멍할 때가 있다. 변을 보기가 힘들어지며 숨이 가쁘거나 가슴이 그득한 것을 느끼니 결흉병(結胸病)을 타고난 유형이다. 복통 설사와 같은 증상은 나타나지 않으며 잘 붓지도 않는다. 아주 몸이 나빠졌을 때 이질이나 부종이 오기도 하는데 말기 증상이다.

2번 유형

건강할 때 : 식사는 잘하는데 자주 배가 아프고 설사를 한다. 소음인 5번 6번과 비슷하여 추위를 타는 편이나 설사를 해도 힘이 빠져 누워 있는 무기력증은 심하지 않다. 갈증을 느끼지 않으며 땀이 적은 편이다.

건강하지 못할 때 : 몸이 차며 특히 목덜미에서 등 쪽까지 차가운 기운을 심하게 느끼며, 복통이 한번 시작되면 2~3개월에서 5~6개월까지 설사가 나는데 소변에는 이상이 없는 것이 특징이라 망음병(亡陰病)중 복통환고병(腹痛患苦病 : 항상 배가 아파 고생한다고 해서 붙인 병명)을 타고난 유형이다. 어떤 경우는 설사가 하루 한 번 겨우 나오는 경우도 있는데 모두 속이 쓰린 것은 없다. 잘못 오진하여 뜨거운 약(소음인 약)을 사용하는 예가 있으니 주의를 요한다.

3번 유형

건강할 때 : 두번째 유형과 비슷하나 복통이 그렇게 심하지는 않으며 소변이 시원하지 않거나 몸에 부기가 있는 경우도 있다.

건강하지 못할 때 : 두 번째 유형과 비슷하나 상대적으로 복통이 약하게 나타나며 설사도 양과 횟수가 적은 편이다. 소변이 시원치 않은 경우가 많고 부종이 오기도 하는 것이 특징이니 망음병(亡陰病)중 부종병(浮腫病)을 타고난 유형이다.

B급인 4번 유형부터는 배설기능이 약하여 변비 증상을 잘 호소하는 소양인의 특징이 잘 나타난다. 7번 유형을 제외하고는 몸에 열을 자주 느낀다. 4번 5번 유형은 이열병(裏熱病 : 속, 즉 위에 열기가 많아 생기는 병)을 타고나는데 양독발반(陽毒發癍 : 열성독소에 의하여 피부에 발적이 생기는 병)이 있는 유형이 4번이고, 유뇨병(遺尿病 : 소변을 참지 못하거나 자주 보는 병)이 있는 유형이 5번이다. 소갈병(消渴病 : 요즘의 당뇨병을 말함)이 시작되는 유형이 6번에 해당된다. 그리고 7번 유형은 음허병(陰虛病)을 타고난 소양인으로 생리력을 가장 작게 타고났으나 병증이 심해지기 전까지는 불편한 것을 느끼지 않아 스스로 건강을 자부하는 유형이다. 이 유형은 소양인의 어려운 병이 잘 오게 되므로 주의가 필요하다.

4번 유형

건강할 때 : 피부가 밝은(흰)색을 띠고 갈증을 자주 느끼며 물을 많이 마신다. 몸은 더운 편이며 소화력은 좋아 식사량이 많으며 대변은 1~2일에 한 번씩 굳게 보며 소변도 맑고 시원하고 땀도 잘 흘리는 편이다.

건강하지 못할 때 : 가슴이 답답해지고 머리가 아파지며 식은땀이 나서 피로해지며 몸이 가려워지기도 하며 갈증은 심해져 물을 자주 마신다. 변비

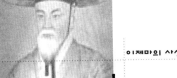

가 생기기도 하며 간혹 셀 수 없을 정도로 설사가 나기도 하여 망음병(亡陰病)이라 부르기도 하는데 2번 3번 유형과는 차이가 있으며 소음인처럼 기운이 빠지지는 않는다. 감기에 걸리면 목이 부어 쉽게 열이 나며 간혹 속쓰림으로 고생하는 경우도 있으니 이열병(裏熱病)중 양독발반병(陽毒發癍病)을 타고난 유형이다.

5번 유형

건강할 때 : 4번 유형과 비슷하나 피부색이 어두운 것이 특징이다.

건강하지 못할 때 : 4번 유형과 비슷하나 설사를 하더라도 심하지는 않으며 소변보기가 불편해져 참지 못하는 증상이 있다. 몸이 가려운 증상은 호소하지 않는 것이 특징이니 이열병(裏熱病)중 유뇨병(遺尿病)을 타고난 유형이다.

6번 유형

건강할 때 : 자주 입이 말라 물을 많이 마시고 땀이 잘 나는 편이나 손바닥 발바닥에는 거의 땀이 없으며 입맛도 좋고 소화력이 좋아 많이 먹는 편이고 변은 변비가 될 때가 많으며 얼굴색은 누런 편이다.

건강하지 못할 때 : 피로해지면 가슴이 답답해지고 갈증이 심해져 혀가 갈라질 정도이고 속이 쓰리고 아플 때가 있으며 이때는 변이 묽게 되거나 혹은 설사가 나기도 하며 식은땀이 심하여 잠자리가 젖을 정도다. 더욱 심해지면 잘 먹는데도 살이 마르고 종기가 자주 나타나기도 하니 소갈병(消渴病)을 타고난 유형이다.

7번 유형

건강할 때 : 소화력이 좋아 잘 먹는 편이며 입 안이 말라 시원한 물을 즐기

고 피부색은 누런 편이고 땀을 잘 흘리는 편이다.

건강하지 못할 때 : 허리가 아플 때가 많으며 목 뒤에서 등 쪽으로 한기를 많이 느끼며 항상 배가 아픈 것을 느낄 때가 있으나 속이 쓰리지는 않는다. 심해지면 체한 것 같은 기분이 들고 머릿속이 몹시 아프며 머릿속이 흔들리는 것을 느낄 정도이며 구안와사나 중풍이 올 수도 있으니 음허병(陰虛病)을 타고난 유형이다.

태음인 5개 유형

태음인은 천성을 의(義)를 타고나 매우 의로움이 강하고 사심인 정은 지(智)를 부족하게 타고났다. 그리하여 희성(喜性)이 발달하여 서로 도와주면서 살아가는 마음가짐이 뛰어나서 간국(肝局)은 매우 발달되어 있나. 그러나 락정(樂情)을 타고나서 남들이 자기만을 보호해주기를 바라는 마음이 있어 폐국(肺局)이 가장 작게 발달되어 있다.

태음인은 모두 다섯 가지 유형으로 구분되는데 천성을 잘 타고난 사람일수록 1번 유형 쪽에 가까우며 락정을 강하게 타고난 사람일수록 5번 유형에 가깝다. 1번 유형을 A급이라 하고 2번부터 5번까지를 B급이라 하자. 희성을 타고났기 때문에 간국(肝局)의 흡(吸)기능이 발달하여 소장국에서 수곡의 량성(凉性)기운을 과잉으로 만들어낸다. 이 기운이 독소로 작용하는데 A급은 위완(胃脘)부위에 전이된 서늘한 독소를 갖고 있으며 B급은 소장부위에 서늘한 독소를 갖고 있는 것이 다르다. 천성을 잘 펼치지 못하거나(A급의 경우), 정이 폭발하게 되면(B급의 경우) 주정기가 독소를 제압하지 못하고 병증을 일으키게 된다.

A급인 1번 유형을 장감병(長感病)을 타고난 태음인이라 칭한다.

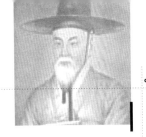

1번 유형

건강할 때 : 추위를 잘 타는 편이며 땀은 잘 안 나오며 소화력은 좋으나 변이 묽은 것이 보통이나 혹은 설사 또는 변비가 될 때도 있으며 피부색은 창백한 편이다.

건강하지 못할 때 : 감기에 걸려도 열이 나지 않고 오히려 오한이 심하며 솜이불을 뒤집어써도 좀처럼 땀이 나지 않는다. 변을 하루에 3~4차례 보는데 처음에는 묽다가 나중에는 굳게 나오는 것이 특징이며 심해지면 변비가 생기고 목안이 건조해지며 찬물을 마시게 되며 이때는 입맛이 없어 잘 먹지 못할 때가 많으며 오랫동안 감기가 낫지 않아 장감병(長感病)을 타고난 유형이라 부른다.

B급인 2번 유형부터는 호흡기능이 약한 증상을 잘 호소하는 태음인의 특징이 잘 나타난다. 5번 유형을 제외하고는 변의 상태가 고르지 않아 대변에 이상이 자주 있어 변비나 설사가 오락가락하는데 입맛이나 소화에는 별로 지장을 받지 않는다. 2번 유형은 양독병(陽毒病 : 피부에 발적이 생기는 병)을 타고난 유형이라 하고, 3번 유형은 조열병(燥熱病 : 피부가 건조해지고 열기를 많이 느끼는 병)을 타고난 유형이라 한다. 4번 유형은 식사를 잘하면서도 더부룩한 것을 잘 느끼므로 식후비만병(食後痞滿病 : 음식을 먹고 나면 속이 더부룩한 것을 느끼는 병)을 타고난 유형이라 하며 그리고 5번 유형은 퇴각무력병(腿脚無力病 : 하체에 힘이 빠지는 병)을 타고난 태음인으로 생리력을 가장 작게 타고났으나 병증이 심해지기 전까지는 불편한 것을 느끼지 않아 스스로 건강을 자부하는 유형인데, 이 유형은 태음인의 어려운 병이 잘 오게 되므로 주의가 필요하다.

2번 유형

건강할 때 : 역시 추위를 타는 편이며 식사도 잘하는데 가스가 자주 차며 속쓰림이 있으며 변은 묽거나 설사를 잘하며 피부색은 누르면서 붉은 빛이 돈다.

건강하지 못할 때 : 감기에 걸리면 열이 심하게 나는 편이며 입이 마르고 찬물을 많이 마시며 땀도 많이 나며 변은 건조하다. 특히 소변을 누렇게 자주 보며 목이 잘 붓고 눈에 충혈이 되면서 아프고 잠도 잘 이루지 못하게 되며 피부에 알러지 반응도 잘 나타나므로 양독병(陽毒病)을 타고난 유형이라 부른다.

3번 유형

건강할 때 : 추위를 잘 타지 않으며 갈증이 심하여 찬물을 많이 마신다. 뒷목이 쉽게 뻣뻣해지고 몸살이 자주 오며 식사는 잘하는 편이나 속이 비면 속쓰림이 심하며 변은 평소 묽고 쉽게 보며 피부색은 검은 편이다.

건강하지 못할 때 : 감기에 걸리면 온몸이 아프며 열이 심하고 물을 더욱 먹게 되며 대변은 변비가 된다. 눈병이 잘 나며 비염에 축농증도 오며 피부에 종기도 자주 발생하므로 조열병(燥熱病)을 타고난 유형이라 부른다.

4번 유형

건강할 때 : 식사를 잘하는 편이나 먹고 나면 속이 더부룩한 것을 자주 느끼나 속쓰림은 없으며 대변은 하루 1~2번 약간 무르고 쉽게 본다. 사소한 일에도 가슴이 뛰며 피부색은 희고 살이 찐 편이며 물도 보통 잘 먹는 편이며 땀도 잘 흘린다. 추위를 타면서도 손발이 차지는 않다.

건강하지 못할 때 : 식후 더부룩한 것이 심해지고 변은 묽게 자주 보거나 변비가 생기기도 하며 갈증도 심해져서 물을 더욱 많이 먹게 되고 소변이 불

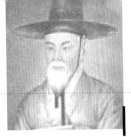
쾌해지고 몸에 부기가 잘 생긴다. 감기에 걸리면 열은 심하지 않은데 기침이 그치지 않고 오래 가며 허리나 하체에 힘이 빠지는 것을 느끼기도 하니 식후 비만병(食後痞滿病)을 타고난 유형이라 한다.

5번 유형

건강할 때 : 식사를 잘하여 소화기 증상은 거의 없고 변을 건조하게 보며 물 등 음료수를 즐기며 땀도 많이 나며 쉽게 어지럽거나 뒷목이 뻣뻣하다고 호소하며 피부색은 누런 편이다.

건강하지 못할 때 : 하체가 약해져 허리가 아프기도 하며 속이 더부룩하며 소변을 참지 못하는 증상이 있기도 하며 아침에 몸이 붓기도 한다. 심해지면 어지러움, 귀울림 등이 있게 되고 가슴이 답답하며 불안하여 심장이 두근두근 뛰기도 하고 숨이 차기도 하며 중풍이 잘 올 수 있는 퇴각무력병(腿脚無力病)을 타고난 유형이다.

태양인 2개 유형

태양인은 천성을 지(智)를 타고나 매우 지혜로우나 사심인 정은 의(義)를 부족하게 타고났다. 그리하여 애성(哀性)이 발달하여 서로 속이지 않고 살아가는 마음가짐이 뛰어나서 폐국(肺局)은 매우 발달되어 있으나 노정(怒情)을 타고나서 남들이 자기만을 업신여기지 않기를 바라는 마음이 있어 간국(肝局)이 가장 작게 발달되어 있다.

태양인은 모두 두 가지 유형으로 구분되는데 천성을 잘 타고난 사람들은 1번 유형이며 노정을 강하게 타고난 사람들은 2번 유형이다. 애성을 타고났기 때문에 폐국의 호(呼)기능이 발달하여 위완국에서 수곡의 온성기운을 과잉으로 만들어낸다. 이 기운이 독소로 작용하는데 A급은 소장(小腸) 부위에 전이된 따뜻한 독소를 갖고 있으며 B급은 위완(胃脘) 부위에 따뜻한 독소를 갖고 있는 것이 다르다. 천성을 잘 펼치지 못하거나(A급의 경우), 정이 폭발하게 되면(B급의 경우) 주정기가 독소를 제압하지 못하고 병증을 일으키게 된다.

A급인 1번 유형을 해역병(解㑊病)을 타고난 태양인이라 하고, B급인 2번 유형을 열격반위병(噎膈反胃病)을 타고난 태양인이라 한다.

1번 유형

건강할 때 : 심하게 열이 나거나 추운 것도 없으며 몸이 쑤시고 아픈 것이 없다.

건강하지 못할 때 : 상체는 튼튼한데 갑자기 하체가 무력해지는데 하체에 마비감각이 오거나 붓거나 통증은 없는 것이 특징인 해역병(解㑊病)을 타고난 유형이다.

2번 유형

건강할 때 : 평소 복통도 뱃속에서 소리나는 일도 설사나 이질 같은 증상도 전혀 없다.

건강하지 못할 때: 갑자기 물은 잘 넘어가는데 음식은 넘기기가 어려워지거나 혹은 억지로 먹었다가는 곧 토하거나 시간이 지난 후에 토하게 되는 증상이 있는 열격반위병(噎膈反胃病)을 타고난 유형이다.

5. 성인병에 경보장치가 없는 세 가지 유형

각 체성별로 유형을 구분하여 설명을 했다. 그러나 여러 가지 체성 구분하는 법을 설명해도 도대체 잘 모르겠다는 사람, 뭔가 몸에 좋다는 것을 해도 잘 모르겠다는 사람, 모든 일에 악착같은 사람, 그리고 열을 잘 받는 사람들은 소음인 7번, 소양인 7번, 태음인 5번 유형 중 하나로 생각해볼 필요가 있다. 이들은 생리력을 아주 적게 갖고 태어난다.

B급에서 성인병이 잘 온다. 적어도 이 라인에 해당되지 않는 사람들은 그래도 사전에 경보가 울려 사전에 준비를 하게끔 유도하는데, 이들은 평소 배탈이 자주 나거나 감기에 자주 걸리거나 하지 않는 등 불편한 증상이 거의 없어 아주 건강하다고 자부하고 있다. 이들을 설문지를 갖고 태소음양인을 판정하면 태양인 25퍼센트, 소양인 25퍼센트, 태음인 25퍼센트, 소음인 25퍼센트에서 약간의 오차가 있을 뿐 모든 특성을 다 갖고 있는 것으로 나온다. 설문지에서 50퍼센트 이상의 확률을 갖고 있는 사람들은 이 유형에 속하지 않는 사람들이다.

고혈압, 중풍, 당뇨, 협심증, 심근경색, 간경화, 신부전, 각종 암이 갑자기 찾아온 사람은 모두 이 유형에 속한다. 갑작스럽게 당한다. 이들보다 조금 큰 그릇을 갖고 있는 사람들은 경보가 있어 사전에 어느 정도 예방이 가능한데 예보가 없으니 문제가 많다. 이들은 감기가 와도 오래 고생하고 소화장애가 나타나면 심각하다. 설사라도 나면 무척 심각하게 느끼는 사람들이다. 평소 병원 근처에 가지 않는 사람인데 병원을 찾게 된다면 이미 넘지 말아야 할 선을 넘고 난 이후니 안타깝다.

이들 세 가지 유형의 구분을 명확하게 한다면 명의라는 소리 들으면서 의사 노릇을 할 수 있다. 사상의학 전문가들이 제일 어려워하는 환자가 이들이다. 다른 유형은 처방을 잘못하면 금방 전화하고 난리가 나는데 이들은 별로 반응이 없다. 그리고 병도 금방 차도를 보이지 않으니 한마디로 골치 아픈 환자들이다.

음식도 가리는 것이 없다. 닭고기, 돼지고기를 먹어도 부작용이 없다. 잘못 처방을 해도 부작용이 심각하지 않다. 왜 그럴까? 우리 몸의 앞쪽에는 위완 위 소장 대장국이 있어 모든 에너지를 만들어내는 공장과도 같은 기능을 하고 있으며, 뒤쪽에는 폐 비 간 신국이라는 공장을 컨트롤하고 명령하는 기능을 갖고 있는 사령부가 있다. 그런데 공장은 어느 하나가 고장이 나면 부담이 곧 나타나므로 곧 경보장치가 가동이 된다. 그러나, 이 유형에 헤딩되는 사람늘은 중요장국의 기능이 완전히 고갈되어갈 때가 되어서야 비로소 공장가동이 중단되려 한다. 그리고 평소에는 공장이 가동을 중단하는 일이 없다. 왜냐 하면 사령부가 시원치 않으니 공장에서 항시 비상체제를 갖추고 있지 않으면 위험하기 때문이다.

방어선이 사령부에 설치되어 있어 적군이 바로 공격하기 쉬운 약점을 갖고 있는 셈이다. 각 체성은 타고난 애노희락(哀怒喜樂)의 성과 정작용에 의하여 장국의 대소가 결정되니, 소양인은 받아들이는 기능이 강하고, 소음인은 내보내는 기능이 강하고, 태양인은 내뿜는 기운이 강하고, 태음인은 흡수하는 기능이 강하다. 소음인 7번은 소화흡수력이 상대적으로 떨어지나 대변은 며칠씩 늦어지더라도 변비가 되지는 않으며, 소양인 7번은 받아들이는 능력이 강하나 체하는 일도 있게 되고 배출하는 기능이 약하여 대변을 하루에 2~3번 보아도 시원치 않은 경우가 많으며, 태음인 5번은 흡수하는 기능

이 강하나 호흡기에 약점을 갖는다.

기본적인 것부터 따져보자. 힘들다는 표현을 소음인 7번은 맥이 빠진다 하고 태음인 5번은 눈이 뻑뻑하고 아프다 하고 소양인 7번은 골치가 아픈데 체한 건가? 한다. 태음인 5번과 소양인 7번은 기운이 없다는 소리를 하지 않고, 소음인 7번과 소양인 5번은 눈이 충혈이 될 수는 있으나 아프다는 소리를 안하고 다만 소음인 7번은 눈이 건조하다거나 침침하다는 표현을 하며 소양인 7번은 눈곱이 낀다거나 가렵다는 표현을 하는 정도이며, 소음인 7번과 태음인 5번은 괜히 머리가 아프지는 않는다. 구체적인 증상을 알아보자.

태음인 5번 유형

태음인 5번 유형은 간국(肝局)에 따뜻한 주정기가 있고 폐국(肺局)에 따뜻한 보조정기가 있고 소장국(小腸局)에는 과잉 생산된 서늘한 기운이 독소로 자리를 잡고 있다. 건강할 때(일이 잘 풀려 스트레스를 받지 않을 때)는 정기가 정상으로 소장국의 독소를 이기고 순환이 되나, 일에 스트레스를 받아 열을 받게 되면 즉 락정(樂情)이 폭발하여 폐국의 정기가 감옥에 갇히게 되니 간국의 정기가 힘들게 소장의 독소와 대치하다가 지게 되면 열을 받아 사기(邪氣)가 되어 혈해, 막해, 이해를 고갈시키면서 병증을 일으키게 된다.

사기가 혈해를 고갈시키면 대변이 건조해지고 구갈이 심해져 물을 많이 마시게 되고 땀을 많이 흘리게 된다. 막해를 고갈시키면 뒷목이 뻣뻣해지거나 눈이 충혈 되고 무기력한 상태가 되며, 이해를 고갈시키면 가슴이 답답해지고 심장이 후둑후둑 뛰는 것을 느끼고, 심한 어지러움이나 두통증에 귀울림까지 올 수 있으며 심하면 중풍까지 오기도 한다.

이해까지 고갈될 정도면 평상시 비상체제에 있던 유해(油海)의 고갈이 오게 되어 소화장애가 온다. 대변은 무지근한 상태가 되어 시원치 않게 되고, 이어서 소변의 이상이나 몸에 부기도 나타나게 된다.

중풍환자의 70퍼센트가 태음인이고 그 중 90퍼센트가 이 유형에 속하는데 병증이 심해지기 전에는 평소보다 짜증스럽고 피로를 더 느끼는 정도일 뿐이다. 곧 몸이 무너질텐데 경고가 없다. 영 몸이 안 좋을 때 진단을 받게 되면 못 고치는 병들이 나온다. 그 결과가 나오려면 상당히 진행되었을 것인데 사전에 알지 못하니 안타깝다. 진단을 받았는데도 별로 대수롭지 않게 생각하는 사람들도 많다. 몸이 아직 별로 불편한 것이 없기 때문이다. 넘지 말아야 할 선을 넘고 나서야 비로소 심각함을 느낀다. 이때는 이미 늦은 것이다.

이들은 평소 열을 받고 산다. 이것이 병의 원인인 줄 모르고 있는 것이다. 열을 받고 있는 자기 자신이 잘못하고 있음을 알지 못하고 오히려 나는 최선을 다하고 있다는 착각 속에서 남의 탓이나 세상 탓을 한다. 모든 일이 안 되면 내가 천성을 잘 펼치지 않았고 사심인 정을 폭발시켜 누(폐와 간국)의 정기가 고갈되는 증상이 오는 것으로 알아야 한다. 나 때문에 남에게 피해를 주고 있다는 생각으로 고쳐 갖고 내가 최선이 아니라는 마음을 갖는다면, 폐국의 정기가 풀려나 협조를 하게 되니 머리가 금방 맑아지고 피로가 풀릴 것이다. 이미 경험해본 사람들이 있을 것이다.

생각을 바꾸면 고칠 수 없는 병은 오지 않을 것이고, 이미 병에 걸렸더라도 더 이상 악화되지는 않을 것이다. 간경화로 죽어 가면서도 장부정리며 재계약 등을 해놓아야 직성이 풀리는 사람이 어떻게 병이 악화되지 않겠는가? 최선을 다한다는 것은 자신의 입장일 뿐이지 이미 사심이 가득한 사고인 것이다. 다른 사람도 이것을 최선으로 인정하는가를 귀를 열고 확인해 보라. 2차로 약을 생각하자. 칡을 생즙이나 차로 음료를 대신하면 간국의 정기가 보충되어 피로도 가시고 마음도 편해지니 열도 덜 받게 된다. 약에 대한 해설은 제5장에 소개하니 그곳을 참고하면 된다.

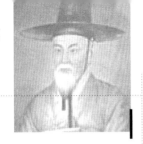

소양인 7번 유형

이 유형은 소양인 중 가장 약한 생리력을 타고났음에도 불구하고, 비국이 발달하였으므로 소음인 7번이나 태음인 5번보다 강인한 체력을 갖고 있어 기운이 없다는 표현을 들을 수 없다. 철저한 성격이라 빈틈이라고는 없으며 소화력도 좋고 근력도 좋아 지칠 줄 모르는 추진력을 갖고 있어 병원 근처에는 얼씬도 하지 않는다. 그러나 하는 일에 만족을 하지 못하면 열을 쉽게 받는 편이라 다른 사람의 눈에 잘 띈다.

천성은 노성, 정(사심)은 애정을 타고났으며 다른 유형보다 작은 그릇을 갖고 있으므로 애정이 쉽게 폭발하며 천성인 노성도 펼치기 어렵다. 천성을 펼치려면 서로 업신여기는 것을 보고 가만히 있으면 안 되는데, 비국의 그릇이 상대적으로 적어 잘 펼치기가 어렵다. 소양인은 비국의 납(納)하는 기능이 발달되어 위(胃)에서 열성기운을 많이 받아들인다. 그리고 정기는 차가운 기운인데 이를 조절하지 못하니 독소로 작용한다. 이때 나를 속이는 일이 있으면 열을 받게 되니 사심인 정이 쉽게 폭발하게 되므로 보조장국인 신국의 정기가 감옥에 갇힌다. 주장국인 비국의 정기가 이 독소(과잉된 기운)를 이기지 못하고 지게 되어 열을 받은 사기(邪氣)가 되어 정해·혈해·막해의 활력소를 고갈시키게 된다.

먼저 정해를 고갈시키니 잘 붓고(A급도 잘 붓는다) 대변이 무른 것이 좋은데 가늘면서 오래 걸리고 무지근하니 변비라고 볼 수도 있으며 소변도 자주 본다. 혈해를 고갈시키니 허리도 아프고 막해를 고갈시키니 눈은 충혈이 되나 뻑뻑하다고는 하지 않고 아른거린다는 정도이며 심하면 체하는 증상이 나타나는데 심한 두통으로 알게 된다. 이 두통은 진통제로도 잘 조절이 안 되는데, 비국의 정기가 고갈되어 위국(胃局)에서 열기가 못 만들어져 뇌로 가는 에너지가 부족하여 오게 되는 것이다. 두통 이전의 증상들만이 있다면 혹

소음인으로 잘못 진단하는 경우도 있다.

남자와 같은 일을 거뜬하게 하고 있는 여사장님을 소개하자. 얼굴색이 구릿빛이고 근육이 단단해 보이고 불편한 것이라고는 보이지 않는데 증상을 들어보니 엄청나다. 10여 년 전 남편 대신 이 일을 맡고 나서부터 만성적인 복통과 설사 아니면 하루에 2~3번 대변을 보는데 보고 나도 개운치 않고, 아침이면 얼굴이나 손이 잘 붓고 소변을 자주 보며, 몸살이 자주 오고 허리와 무릎은 항상 아프고 어깨와 목덜미 쪽은 시리고 굳어 있으며 잠이 부족하여 눈에 충혈이 있는데도 눈이 아프다고는 안 한다. 머리는 항상 무겁고 통증이 심하여 약을 자주 복용한다. 손발이 차고 저린데 더운 곳은 싫고, 가슴은 답답하여 갈증이 생기는데 물은 찬물은 먹지 않고 따뜻한 물을 많이 먹고, 머리 쪽에는 땀이 많은데 손바닥 발바닥에는 땀이 없이 건조하며, 육식을 먹으면 속이 더 좋지 않아 아예 먹지 않는다. 그러면서도 결근 한 번 없이 회사 일에 열중하느라 쫓기면서 살아가고 있다. 예약을 하고 한의원에 와도 기다릴 수 있는 여유가 없다. 들어와서도 빨리 끝내라는 표정이 역력하다.

다른 체성에서는 도저히 상상할 수도 없는 기력이다. 이렇게 모든 증상을 다 갖고 있는 소양인도 병원을 찾는 것을 소홀히 하는데 가벼운 증상을 갖고 있는 분들이 한의원을 찾겠는가? 인구의 30퍼센트가 소양인인데 진짜 환자로 찾아오는 경우는 극소수다.

이 유형은 모든 성인병이 다 올 수 있고 그대로 진행되면 잘 오지 않은 중풍까지도 걱정을 해야 한다. 증상은 정해 혈해 막해 그리고 막해가 고갈됨에 따라 나타나는 고해 액해 진해 이해의 고갈되는 순서로 진행이 된다. 이 분에게 활력소를 보강하는 것은 코끼리에게 비스킷을 주는 것에 불과하다. 그러나 우선 막해를 보충해주는 산수유, 혈해를 보충하는 구기자차는 상복해야 하며, 고해나 액해의 고갈증상은 사령부의 고장에서 온 것이니 이차적인 것에 중점을 두어서는 곤란하다. 제일 중요한 것은 애정(哀情)을 폭발시키지

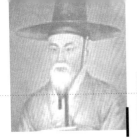
않는 것과 노성(怒性)을 잘 펼치는 것이다.

소음인 7변 유형

소음인 7번 유형은 신국(腎局)에 뜨거운 주정기가 있고 비국(脾局)에는 뜨거운 보조정기가 있으며 대장국(大腸局)에 차가운 기운이 독소로 자리를 잡고 있다. 희정(喜情)이 폭발하지 않아 정기가 손상을 받지 않을 때는 대장국의 독소를 이기고 순환이 되나, 일이 잘 풀리지 않아 희정이 폭발하게 되면 비국의 정기가 감옥에 갇히게 되니 신국의 정기가 힘들게 되어 대장의 독소와 대치하다가 지게 되어 열을 받아 사기(邪氣)가 되어 정해 막해 혈해를 고갈시키면서 병증을 일으키게 된다.

사기가 정해를 고갈시키면 대변이 점차 건조해지고 가슴이 답답해지고 조바심으로 불안하게 되며, 막해를 고갈시키면 손발이 차가워지고 힘이 빠져 자주 누우려고만 하고, 구갈이 심해져 물을 자주 마시게 되고, 머리 쪽으로 땀을 많이 흘리게 된다. 이 정도 되면 공장에 영향을 미쳐 소화기능이 약해져 속이 거북하거나, 자고 나서 손발이 붓거나 소변의 이상이 오기도 하며, 대변이 불규칙하게 설사나 변비가 되기도 한다. 또 숨이 차고 옆구리가 결리기도 하며 어지러움이 심해 쓰러질 것 같기도 한다. 더욱 나빠지면 혈해의 고갈로 이어져 만성간염과 같은 간에 손상까지 올 수 있다. 약재로는 정해의 탁재를 돕는 백하수오와 공장(대장국)의 가동을 원활하게 하는 생강을 차로 활용하는 것이 좋다.

이와 같은 증상의 변화를 쉽게 보이는 사람도 있으나 대부분은 매우 복잡하게 얽혀 있다. 특히 소음인의 정기(情氣)가 여성적으로 나타나기 때문에 일이 잘못되더라도 열을 받지 않고 오히려 소극적으로 대처함으로써 조바심을 내는 안타까운 마음으로 표시되니, 비국의 생리력이 감옥에 갇히지 않으므로 정기인 신국의 뜨거운 기운이 그다지 손해를 입지 않는다. 웬만큼 심하게 정기가 고갈되지 않는 한 다른 체성 즉 태음인 5번 소양인 7번과 비슷한 생리적 양태를 나타내므로 혼동하기 쉽다. 왜냐하면 가리는 음식이 없으며, 소화장애도 잘 느끼지 않고, 갈증도 느껴 찬물도 잘 마시고, 피로하면 약간의 눈의 피로(침침함), 두통, 어지러움, 어깨나 목의 경직 등 도저히 쉽게 판별할 수 없는 증상을 보이기 때문이다.

결국 수사관처럼 성정(性情)을 진단하는 처음부터 21개 유형의 병증을 판단하기까지의 전과정을 세밀히 살펴야 한다. 특히 21개 유형에서 특징적인 것을 하나씩 제외하고 나면 결국 남는 것은 이 세 가지 유형뿐이다. 그리고 이 세 가지 유형이 가장 어려운 병들을 일으킬 수 있는 잠재력을 갖고 있는 예비 환자들인데도 이들은 결코 자신이 건강하지 않다고 생각하지 않는다는 전에서 강조하였다.

세 가지 유형의 사람들에게 한마디 더 해두자. '배고픈 사람은 급하게 먹으면 체하고, 가난한 사람이 갑작스런 재물을 얻으면 힘이 빠지고 뼈가 삭는다' 는 말이 있다. 음식은 배고픈 것을 견딜 만큼만 먹으면 되고, 의복은 추위를 견딜 만큼만 따뜻하게 하면 되고, 근력의 사용은 열심히 하여 안일하지 않도록 하면 되고 그리고 재물에 대해서는 구차하게 얻으려 하지 말고 항상 근면하게 노력하여 열매를 얻어야 한다. 복권에 당첨되어 일확천금을 얻은 자가 몇 년만에 파산하였다는 것을 보면 일순간에 평소 생활이 무너지고 돈에 치어 다리가 후들거리니 뼈가 삭는다는 것을 알 수 있다. 어차피 빈손으로 돌아갈 몸인데 술독에 빠지고 권력에 욕심내고 재물에 눈이 멀고 여색에 빠지는 일이 모두 허망한 일이 아닌가.

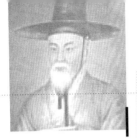

6. 호랑이와 사자는 누가 힘이 더 셀까?

각 체성의 유형에 따른 분류까지 알았으니 다시 체성간의 비교를 해보자.

배고픈 호랑이와 배부른 사자가 싸움이 붙었다면 결과는 뻔하지 않은가? 또한 어리거나 병들거나 하여 조건이 서로 다르다면 비교하는 것이 적합하지 않다. 일반적으로 소음인은 소화기가 약하고 소양인은 소화기가 강하고, 태음인은 호흡기가 약하고 태양인은 호흡기가 강하다고 한다. 예를 들어 면역력은 강한데 호흡기가 약하니 태음인인가? 소화능력은 약한데 생식기능이 강하니 소음인인가? 이것이 사상의학의 발전에 많은 지장을 주었던 요소들 중 대표적인 것이다.

신 명	천 성	정 명	심 성	태양인	소양인	태음인	소음인
머 리	귀	폐	턱	12	10	8	9
어 깨	눈	비	가 슴	10	12	9	8
허 리	코	간	배 꼽	8	9	12	10
엉덩이	입	신	아랫배	9	8	10	12

체성별 형태학적인 크기 비교표

표에서 크기의 숫자를 12, 10, 9, 8로 정한 것은 서로 비교해보기 위하여 정해본 것이다. 천성으로 갖게 된 강한 장국의 크기를 12로 놓고, 사심이 많은 본성을 책망하여 버리고 심성으로 갖추면 가장 약한 장국이 활력을 갖게 되는데 이 장국의 크기를 8이라 정하고, 사심을 극복하여 정명을 갖추면 완건한 장국이 활력을 갖게 되는데 이 장국의 크기를 중간인 10 그리고 정명을 실천하여 갖추게 되는 신명의 장국의 크기를 9라고 가정하고 생각하는 것이다. 다른 이유는 없다. 태소음양인의 4당간 비교는 단순비교이므로 이것으로 태소음양인의 특징을 구분한다면 많은 오류를 범할 수 있다. 왜냐 하면 각 체성은 다시 천명(부모로부터 태어나면서 받은 그릇)에 따라 태양인 2가지, 소양인 7가지, 태음인 5가지, 소음인 7가지 유형으로 나누어지기 때문이다. 이미 설명한 바와 같이 이 유형은 절대로 바뀌지 않는다. 병증이 없어진 것은 그릇을 채웠기 때문이지 유형이 바뀐 것이 아니다. 감기에 걸리거나 체하는 것을 보아도 병증이 심하거나 약하게 오는 것에만 차이가 있을 뿐 똑같은 증상으로 진행되는 것을 모두 경험했을 것이다. 간단한 도표를 그려보자.

생리력 체성	A급				B급			
	12	11	10	9	8	7	6	5
태양인(폐)				1			2	
소양인(비)	1		2	3	4	5	6	7
태음인(간)				1	2	3	4	5
소음인(신)	1	2	3		4	5	6	7

유형별 강한 장국의 생리력

표에서 강한 장국의 생리력을 12에서 9까지의 유형을 타고난 사람들은 대개 천성을 잘 펼치면서 사는 사람들로 편의상 A급이라 칭하고 8에서 5까지의 유형을 타고나는 사람들은 심성을 갖추기 어려운 사람들로 B급이라 칭[1]하여 보자.

A급은 일의 결과가 좋지 않은 경우 주로 자기 잘못을 찾아 반성하고 노력

1) A급 B급이라 붙인 이유?

선생은 각 체성의 병증을 둘로 나누어 처음에는 소음인 표병론(表病論)과 이병론(裏病論) 등으로 구분하였는데 일반론으로 팔강(八綱 : 음양 표리 한열 허실)에서 표리와 혼동이 있어 표병은 가벼운 병으로 리병은 깊은 병으로 착각하기 때문에 나중에는 신수열표열병론(腎受熱表熱病論) 위수한리한병론(胃受寒裏寒病論) 등으로 다시 분류하기도 했었다. 원래는 태양인병론편에서 외감요척병론(外感腰脊病論) 내촉소장병론(內觸小腸病論)으로 기록되어 있는 것처럼 하였을 것이라 생각한다. 알기 쉽게 A급 B급으로 나눈 것뿐이다. 왜 둘로 나누어지는가는 소음인 병증론을 고찰해보면 독소의 위치에 따라 구분이 되는 것이기 때문이다.

체성별로 강한 장국의 지배를 받고 있는 공장(四腑)들은 항상 기운을 과인으로 생산하게 되는데 이것이 지나치기 때문에 독소로 작용한다고 이미 설명한 바가 있다. 그런데 소음인 병증의 해설을 살펴보면 생리력을 강하게 타고난 A급인 울광병(鬱狂病)과 망양병(亡陽病) 설명할 때와 약하게 타고난 B급의 태음병(太陰病)과 소음병(少陰病)을 설명할 때 독소의 위치가 바뀌어 있는 것을 볼 수 있다. B급의 경우는 독소의 위치가 생성된 곳에 즉 소음인은 대장국(大腸局)에서 한기(寒氣)를 많이 생성하니 그곳에 독소로 작용하는 것이 맞는데 A급의 경우 오히려 약한 장국인 비국(脾局)의 부속사부인 위국(胃局)에 한성독소로 작용한다고 분명히 기록되어 있다. 이것을 가설로 정하여 소양인 병증을 살펴보니 같이 적용이 되었고, 이하 병증들에 대한 설명이 이해할 수 있게 되었다.

따라서 A급의 독소의 위치는 생리력이 강한 장국의 부속사부에 있지 못하고 약한 장국의 부속사부로 옮겨가서 자리를

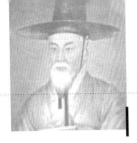

2) 체성별 유형에서 빈칸이 생기는 이유?

이 부분은 필자가 사상의학에 다시 미치게 될 수 있었던 계기가 된 곳이다. 도저히 이해가 되지 않았던 생리 병리를 이해할 수 있게 되었기 때문이다. 일반인에게는 다소 어려운 부분이라 생각되지만 학구적인 분들을 위해 소개한다.

『동의수세보원』의 체성별 병증론을 살펴보면 소음인 소양인 태음인 태양인의 순서로 되어 있다. 소음인 병증에 들어가면서 머리가 아파진다. A급은 울광병과 망양병으로 구분하는데 울광병에서도 망양병이 있다고 하였고 망양병 중에서도 울광병이 있다고 하였다. 겹치는 부분이 있으니 혼동이 될 수밖에 없지 않은가? 병증이 이해가 안 되었던 것을 등급이 있다는 가설을 정하고 나니 세 가지 유형이 만들어졌다. B급은 태음병증과 소음병증으로 구분하였는데 병증의 차이가 발견되어 각각 둘로 나누었더니 이해가 된다.

이어서 소양인 병증을 이미 정해놓은 가설에 맞추어보니 A급은 결흉병(結胸病)과 망음병(亡陰病)으로 정확하게 구분이 되니 소음인에게 적용되었던 겹치는 부분이 없어지고 중간 단계가 없어지고 오히려 망음병이 둘로 구분되었다. 따라서 위 표의 공백은 편의상 구분해놓은 A급의 생리력의 차이를 12에서 9까지의 4단계로 나눌 수밖에 없는 상황에서 소음인은 생리력 9가 그리고 소양인은 11이 비어있게 된 것이다. B급은 이열병이 둘로 분리되면서 소음인과 같이 4개의 유형이 결정되었다.

태음인은 A급 병증이 하나뿐인데 이제까지의 소음인 소양인 생리력을 분류한 것을 기준

을 하여 스트레스나 화를 내는 일이 거의 없는 타입이고, B급은 자신이 최선을 다했다고 자부하고 잘못된 결과를 세상이나 남의 탓으로 돌리기 때문에 열을 받게 되고 스트레스를 잘 받는 타입이다. 병의 원인이 마음에 있다는 것이 바로 내 탓으로 하지 않고 남의 탓으로 하기 때문에 있다는 것을 누차 말했듯이 항상 반성하고 노력하여 타고난 그릇을 가득 채울 수 있는 사람들이 갖고 있는 생리력을 표에서 표시한 것이다.

또한 표에서 빈칸은 병리기전에 따라 추론하였을 때 병증이 존재하지 않거나 또는 생리력의 차이로 생기는 공백[20]이다.

그리고 소양인과 소음인은 제일 큰 장국의 생리력이 12인데 태양인과 태음인은 9정도로 표시하고 있다. 일단 한과 열을 정기와 독소로 갖는 소양인과 소음인의 병증 생리를 살펴보면 정기가 크기 때문에 격렬한 싸움이 있고 또 정기의 크기에 따라 열을 받은 사기가 움직여 각 장국의 해(海)를 공략하는 순서도가 차이가 있는 것이 발견된다. 이것을 근거로 태음인 태양인의 병증을 고찰해보면 9정도 생리력에서 벌어지는 과정으로 해석이 가능하다. 또 다른 근거로는 각 체성인이 천성인 애노희락의 성을 펼치지 못하면 반대의 애노희락의 정이 폭발하는데 태양인과 태음인은 그 정(원문에 忿怒가 激外, 侈樂이 無厭이라고 표현됨)의 파괴력이 상대적으로 크기 때문에 큰그릇을 갖기 어려울 것이라고 추론된다.

태소음양인 서로간의 4당을 비교해보자면 다른 도표가 또 필요하다. [체성별 형태학적인 크기 비교표]의 12, 10, 9, 8은 생리력이 12일 때를 기준으로 만든 것으로 생리력을 약하게 타고날수록 숫자의 감소는 당연하다. 4개의 도표를 더 그려보자.

	태양인1	태양인2
폐당	9	6
비당	7	4
간당	5	2
신당	6	3

태양인의 유형별 생리력 비교표

	태음인1	태음인2	태음인3	태음인4	태음인5
폐당	5	4	3	2	1
비당	6	5	4	3	2
간당	9	8	7	6	5
신당	7	6	5	4	3

태음인의 유형별 생리력 비교표

	소양인1	소양인2	소양인3	소양인4	소양인5	소양인6	소양인7
폐당	10	8	7	6	5	4	3
비당	12	10	9	8	7	6	5
간당	9	7	6	5	4	3	2
신당	8	6	5	4	3	2	1

소양인의 유형별 생리력 비교표

	소음인1	소음인2	소음인3	소음인4	소음인5	소음인6	소음인7
폐당	9	8	7	5	4	3	2
비당	8	7	6	4	3	2	1
간당	10	9	8	6	5	4	3
신당	12	11	10	8	7	6	5

소음인의 유형별 생리력 비교표

으로 분석해보니 소양인의 3번 유형과 같은 9정도의 생리력을 갖고 있을 때 나타나는 것으로 해석이 되었으니 생리력 12, 11, 10을 갖고 있는 유형이 없게 된 것이다. B급은 조열병을 둘로 분류하니 모두 4개 유형으로 정리가 되었다.

태양인도 A급에 태음인 1번 유형과 마찬가지로 생리력이 9정도의 크기로 보아야 병리가 이해가 되고, B급은 다른 체성의 생리력 6정도의 크기로 보니 병증이 이해가 된 것이다.

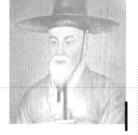

4개의 표를 참고해야 비로소 태소음양인의 장국의 대소를 비교해볼 수 있다. 4개의 체성에서 소음인 1번이 21개 유형에서 신당의 활력이 제일 세고, 간당의 활력도 태음인 1번 유형보다 세다. 소양인 1번이 비당의 활력이 제일 세고, 폐당의 활력도 태양인 1번 유형보다 세다. 그리고 소음인 7번이 비당의 활력이 제일 약하고, 소양인 7번이 신당의 활력이 제일 약하고, 간당의 활력도 태양인 2번과 함께 제일 약하고, 태음인 5번이 폐당의 활력이 제일 약하다. 각 당에 어떤 당원들이 있는지 알아보자.

	정기	활력소		기능	천성	심성	정명	신명	4부	4체
폐당	량	진	이	호흡	이	함	폐	두	위완	피
비당	한	고	막	소화	목	억	비	견	위	근
간당	온	유	혈	면역·생식	비	제	간	요	소장	육
신당	열	액	정	비뇨·배설	구	복	신	둔	대장	골

사당(四黨)의 분류

표에서 각 당원들을 소개하였으니 비교를 해보도록 하자. 골다공증은 소음인 6번 유형부터 보이는데 이때 앞의 표에서 신당의 생리력이 6이므로 태음인은 2번 유형부터, 소양인은 3번 유형부터 모두 올 수 있다는 것을 미루어 알 수 있다. 생식기능이 제일 좋은 유형은 누구일까? 간국의 생리력을 보고 소음인 1번 유형이 생리력이 10이니까 1위이고, 9를 갖고 있는 태음인 1번과 소양인 1번이 공동 2위이다. 그러면 소화기능이 제일 좋은 유형은 소양인 1, 2, 3번 유형이 생리력이 12, 10, 9로서 1, 2, 3위이고 소양인 4번과 소음인 1번이 생리력이 8로서 공동 4위가 된다. 비뇨·배설기능은 반대로 소음인 1, 2, 3번이 1, 2, 3위이고 소음인 4번과 소양인 1번 유형이 공동 4위가 됨을 볼 수 있을 것이다.

따라서 소음인은 소화기능이 약하고, 소양인은 비뇨·배설기능이 약하고,

태음인은 호흡기능이 약하고 태양인은 면역 생식기능이 약하다는 이야기는 도대체 할 수가 없는 것이다. 반대로 어떤 체성은 어떤 기능이 강하다고 누가 함부로 이야기할 수 있겠는가?

앞으로는 소음인 몇 번 유형이 소양인 몇 번 유형보다 소화기능이 강하다고 자신있게 말할 수 있어야 하며, 소양인 몇 번 유형이 소음인 몇 번 유형보다 비뇨·배설기능이 강하다고 이야기할 수 있어야 한다.

피부, 근육, 육질, 뼈 등은 각각 태양인 소양인 태음인 소음인의 가장 강한 장국의 활력을 받고 있는데 예를 들어 각 체성의 강한 장국의 생리력이 모두 6인 태양인 2번, 소양인 6번, 태음인 4번, 소음인 6번 유형의 생리력을 한 가지 도표로 다시 그려보자.

	태양인2	소양인6	태음인4	소음인6	4체
폐당	6	4	2	3	피
비당	4	6	3	2	근
간당	2	3	6	4	육
신당	3	2	4	6	골

각 체성의 생리력 6의 비교표

표에서 나타나듯이 태양인 2번 유형은 피부가 가장 발달되어 있고 육질은 가장 덜 발달되어 있다. 소양인 6번 유형은 근육이 가장 발달되어 있고 뼈는 가장 덜 발달되어 있다. 태음인 4번 유형은 육질이 가장 발달되어 있고 피부가 가장 덜 발달되어 있다. 소음인 6번 유형은 뼈가 가장 발달되어 있으며 근육이 가장 덜 발달되어 있다.

또한 각 당에 해당되는 장기의 기능도 같은 방법으로 해석하면 된다. 각 체성의 여러 유형은 강한 장국의 생리력이 12에서 5까지 서로 다르다. 따라서 생리력의 비교는 강한 장국의 생리력이 같은 체성의 유형끼리 크기를 비교

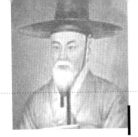

하여야 가능하다.

그리고 이 숫자는 사람의 등급을 표시한 것이 아니고 병증을 이해하기 위하여 편의상 붙인 것이며, 그릇의 차이가 곧 건강하고 못하고를 말하는 것이 아니다. 비록 A급을 타고났더라도 천성을 널리 펼치지 못한다면 거기에 맞는 병증이 나타나는 것은 당연하다. 같은 이유로 B급을 타고난 사람이 심성을 갖추고 정명을 실천하여 신명까지 갖게 된다면 제일 건강한 삶을 살았다고 할 것이다. 둘러보면 A급인 유형들이 대개 게으른 사람이 많으며, B급 유형일수록 큰 업적을 많이 남기는 것을 주위에서 쉽게 찾을 수 있으니, 타고난 체성이나 유형이 문제가 아니고 그 그릇에 활력소를 얼마나 충분히 채우고 사는가 하는 본인의 노력이 더 중요한 것임을 기억해두자.

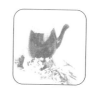

東醫壽世保元卷之

性命論

天機有四一曰地方

○人事有四一曰事

○耳聽天時目視

○天時極蕩也世會

○嗚達事務脾合

○東務克修也交

○頷有籌策臆有

○導粱不可驕也

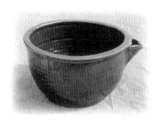

　사상의학은 뛰어난 치료방법을 갖고 있어 모든 병에 대하여 탁월한 치료효과를 보이는 것으로 알려져 있다. 그러나 이미 돌아올 수 없는 다리를 건너간 사람을 돌아오게 할 수는 없다. 그러나 가는 날까지 커다란 고통이 없게 할 수는 있다.

　이제까지 왜 병에 걸리는지에 대해 수없이 반복해 얘기했는데 이 장에서는 기본적인 예방과 치료개념을 정리하여 유학의 실천사상과 연결된 사상의학의 맥을 짚어본다.

　인간은 혼자 사는 것이 아니고 사회를 구성하는 하나의 개체로서 생활하기 때문에 구성원 사이의 유대관계는 서로의 건강과 사회의 건강까지도 연결되니 이 장에서는 이것에 대해 말하고자 한다.

　선생은 인간을 유소장노(幼少壯老)의 4단계로 구분하여 성을 잘 펼치고 정을 폭발하지 않도록 하여 천명을 다할 수 있는 방법을 말씀하였으니 이것도 설명하고, 자신이 반드시 학불염이교불권(學不厭而敎不倦)해야 하고, 양인(陽人)들은 투현질능(妬賢嫉能)하지 않도록 하고 음인(陰人)들은 호현락선(好賢樂善)해야 하는 것들을 차례로 설명한다. 이것이 치료법이자 곧 예방하는 법이다.

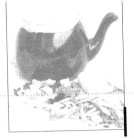

1. 고쳐야 할 예방과 치료개념

혹자는 100년 이전의 사고를 갖고 21세기인 지금의 현대병을 고치는 것이 과연 가능할지 의문을 갖는다. 거듭 말하는데 사상의학은 병을 고치는 학문이 아니고, 인간의 마음을 고치는 의학이다. 그렇다. 예로부터 논어 · 맹자 · 성경 · 불경 등 인간이 스스로 깨우쳐 서로를 위하면서 살아가야만 한다는 좋은 내용의 책들이 많이 나와 있었다. 그리고 이 책의 내용을 실천해서 병을 고친 사람들이 또 얼마나 많았던가? 사실 영원한 의사로서의 가치가 있는 책들이다.

그러나 진실로 책의 내용대로 실천하며 사는 사람이 얼마나 되는가를 생각해보자. 항상 남보다는 나를 위해 이용하지 않았던 것은 아닐까? 아무것도 배운 바 없는 촌부가 내용의 한 구절을 귀동냥으로 들어 느낀 바를 마음 깊이 새겨 선한 삶을 살아가는 것만으로도 알 수 있지 않은가? 많이 배우고 좋은 환경에서 부러울 것 없이 지내는 많은 사람들이 못 고치는 병으로 고생하는 것은 또 무엇인가?

이제마 선생이 실제로 치료했던 병례들을 자신의 책에 요즈음의 논문처럼 증거물로 제시하였으며, 당시 '100년 후쯤엔 이 방법 외에는 치료가 어렵다'고 했다. 지금이 바로 그 시기이다. 이제는 실천하지 않는 사람은 병에 걸릴 수밖에 없고 또 나을 수도 없는 것이다. 요즈음 고치는 병이 무엇이 있을까? 왜 그렇게 못 고치는 병이 자꾸만 생겨날까?

병이란 오기 전에 예방을 해야지 오고 나면 늦는다. 몸의 바른 기운이 생동감 있게 움직일 때 건강이 따르게 되는 것이고 그렇지 못하면 병이 들게 된다. 이미 늦었다 하더라도 더 이상 고생하지 않으려면 한 구절이라도 실천해야 한다. 병드는 것을 두려워하지 말고 내 마음이 탁해지는 것을 걱정해야 한다. 실천을 해보면 알 수 있고 특히 A급 사람들 말에는 귀를 기울이고 선하지 못한 사람은 상대하지 말자.

사상의학의 이론은 시대에 뒤떨어진 사고가 아니고 지금 당장 필요한 치료 및 예방이론이다. 주위에 나을 수 없다는 병을 고친 사람들 이야기를 들어보자. 절대 의사나 약이 고쳐주지 않는다. 스스로 노력하여 그 마음가짐을 바꿈으로써 나아진 것이다.

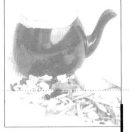

2. 서로를 생각하는 마음이 건강을 부른다.

내 몸의 생리는 서로를 생각하여 위하는 마음이 우선이기 때문에 가장 강하게 타고난 장국의 소모가 제일 먼저 온다.

이제까지는 태음인의 간국이 크게 발달되었으니 소모가 잘 안 되고 폐국은 약하게 타고나 쉽게 망가질 것으로 해석하였으나, 실상 몸이 피로해지면 제일 먼저 가장 강한 장국인 간이 사심(私心)이 없이 모든 것을 다 감당해내려고 노력한다. 앞에서 자기를 버리고 솔선수범하는데 여타 장국들은 보고만 있겠는가? 아마 최선을 다하여 협조할 것이다. 또한 간국이 견디다 못해 손을 들더라도 순차적으로 강한 장기가 줄서서 뒤를 감당하게 된다. 예를 들면 전쟁이 났을 때 군인이 제일 먼저 나서서 싸우고 그래도 안 되면 예비군, 또 안 되면 부녀자나 소년까지 나서서 싸우게 되는 것과 같다.

가족간의 일에서 자기만을 위한 마음으로 움직이면 일의 능률도 오르지 않을 뿐 아니라 쉽게 지치게 되고 짜증도 나게 된다. 반대로 서로를 위한 마음가짐으로 활동을 하게 된다면 일의 능률도 오르고 가족간의 화합도 이루어져 서로 협력하려는 마음들이 모아지고 피로를 느끼지 않게 되고 더욱 화나는 일이 일어날 수가 없다.

작업이나 사업에 있어서 자신을 위해서가 아니고 남을 위하여 일한다고 하면 먼저 욕심이 없어야 한다. 혹시 그렇게 하면 나만 손해보고 남는 것도 없으리라는 생각이 먼저 들 것이다. 그리고 처음에는 당신을 바보처럼 생각하여 무시하거나 손해를 끼칠 수도 있겠지만 그러나 결과는 그렇지 않을 수 있다. 당신이 진정으로 사심이 없이 지속해나가면 상대방도 의심을 풀고 진심으로 믿기 시작하게 되어 그들도 변화가 일어나 선심 선행하게 될 것이니 오해와 불신은 사라지고, 편안함과 신뢰 속에서 일이나 사업이 안정되어 갈 것이니 스트레스로 짜증이 나거나 화내는 일이 일어날 수가 없을 것이다. 이렇게 되면 병은 마음에서 온다고 했는데 병이 오겠는가? 그리고 회계를 해보더라도 자신도 모르게 적절한 부가 축적되어 가는 것을 볼 수 있을 것이다. 이러한 일들은 여러분들도 자주 경험하였을 것이며 그렇지 않은 사람들은 해보면 알 수 있을 것이다.

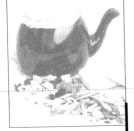

3. 호기심과 교육

이제마 선생은 0세부터 16세까지를 유(幼)라 했는데 그 의미를 살펴보자. 아이들은 보고 듣는 데 무척 호기심을 갖고 있다. 이 호기심을 충족하지 못하면 아이들의 사심인 정(情)이 폭발하게 된다. 물론 단순한 호기심이 아니고 지적인 호기심일 때 가치가 있는 것이다. 모든 호기심에 제약을 받지 않는다면 사회 문제가 발생할 수도 있다. 때묻지 않은 마음으로 자연스럽게 행동으로 옮기는데 부모가 자신의 판단 기준으로 이것을 제어하게 된다. 타고난 그릇에 따라서는 별로 저항하지 않고 따르는 경우도 있으나 그렇지 않고 때를 쓰고 고집을 피우는 아이도 있다.

아이들은 우선 해보고자 하는 욕구가 있는데 시도했다가 싫증이 나면 금방 다른 쪽으로 방향을 전환한다. 그러나 해보지도 못하고 제약을 받으면 백이면 백 모두 아쉬움, 짜증, 신경질을 내게 된다. 이렇게 되면 사심인 정이 폭발하게 된다. 자주 정이 폭발하게 되면 성격의 형성에도 문제가 되며 집중력이나 두뇌의 발달에도 영향을 주게 된다. 특히 판단력이 없는 영유아에게는 말할 것도 없으며 그 이후에는 자신의 적성이나 특기를 찾는 데도 어려움을 겪게 된다.

한마디로 호기심을 모르는 아이들은 장래성이 없다. 조기에 지적 능력을 갖춘 아이들이 21세기를 이끌게 될 것이다. 어려서 좋아하는 분야에 최선의 노력을 한 경우와 그렇지 않은 경우를 비교하면 쉽게 판단이 된다. 앞으로 5~7년이 지나면 그 분야에 최고가 아닌 경우는 직장을 구하기조차 힘들어 질 것이 뻔히 보이지 않는가?

교육관련 정부기관에서도 이미 특화교육 등 차별화된 교육방향을 제시하고 있다. 하지만 부모세대에서는 시대감각이 떨어져 무조건 같이 가려고만 하고 통일된 교육방향이 아니면 아이들이 잘못되는 것으로 겁을 내고 있는 실정이다. 이미 명문대를 나와도 취직이 어렵고 어렵게 취직하더라도 언제 구조조정이 될지 모르는 시대로 접어들었는데 과거의 방법에 집착하다가는 모두 낙오자가 된다.

매일 수많은 업종이 생겨나는데 일자리는 몇 개밖에 없으며, 가끔 없어지는 직종이 나오는데 수많은 실업자가 나오지 않는가? 하여튼 그 분야의 최고가 아니면 살아남을 수 없는 생존경쟁시대에 아이들의 호기심을 살리도록 애써야 한다. 그러면 아이들은 건강하게 자라게 될 것이고 그 분야에 세계 최고의 능력을 가진 직업을 갖게 될 것이다.

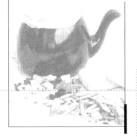

4. 교육과 실천

　교육이란 한마디로 호기심을 추구하여 그 만족을 얻는 방법을 배우는 것과 그렇게 알게 된 것을 남에게 전할 수 있으면 된다. 그리고 배운다는 것은 기존에 알고 있던 부분을 깨우쳐 이해하는 것이고 가르친다는 것은 남들이 알고 있었던 것을 일깨우는 것에 불과하다.

　자신이 알고 싶은 것을 어떻게 하면 알게 되고, 하고 싶은 것을 어떻게 하면 잘 할 수 있는가를 알게 되면서 방법을 터득하는 것이고, 과연 얻은 것이 올바른지 틀렸는지 확인하여 알고 싶어하는 다른 사람에게 이를 가르칠 수만 있다면 교육의 목적이 달성된다는 것이다. 그리고 이 지식과 정보는 본인이 이미 알고 있었던 내용과 부합되기 때문에 교육이 이루어지는 것이고 그렇지 않다면 전혀 전달이 되지 않을 것이다.

　사상의학에서 중요한 용어 중 하나가 '학불염이교불권(學不厭而敎不倦)'이다. 배우는 데 싫증내지 않으며 가르치는 데 게을리하지 말라는 것이다. 배우긴 배웠는데 이것을 실천하지 않으면 무슨 소용이 있겠는가? 『동의수세보원』의 '광제설'에 보면 농부와 글공부에 열심인 선비를 두고 비교한 내용이 있는데 두 사람 중 글의 내용을 누가 더 잘 실천하느냐에 대한 대답으로 농부는 좋은 글귀 하나만을 마음깊이 새겨두고 노력하는데 망령된 마음이 산란한 것은 오직 글 읽는 일이 전문인 선비가 그렇다고 하는 것이다.

교육의 목적은 성인(聖人)의 마음을 배워 실천하게 하는 것이다. 성인의 마음은 욕심이 없는 것이라 했는데 단순히 종교적인 무욕(無慾)이 아니고 천하가 어지러움을 걱정하느라 자신의 일상적인 욕심에는 초월하는 마음인 것이다. 이 마음은 못 갖더라도 적어도 인의예지를 갖추어야 하며 이를 벗어나서는 안 된다. 비박탐나(鄙薄貪懦 : 인의예지를 버린 마음)의 어리석음을 벗어나기 위하여 배우고 또 가르쳐야 하는 것이다. 조금이라도 자신을 위하는 마음이 있다면 교육의 본뜻을 잃어버리는 것이다.

 마음을 비워도 절대 손해보는 일이 없다. 오히려 비워둠으로써 결과를 확인해보지 않더라도 이미 적절한 이익은 돌아와 있을 것이다. 눈앞의 이익을 위하여 배우고 가르친다면 이미 참교육이 아닌 것이다. 호연지기(浩然之氣)는 인체의 네 가지 주장국인 폐비간신에서 나오는 것이며 호연의 이치는 마음(心)에서 나온다고 하였다. 따라서 인의예지를 갖추면 호연지기를 갖게 되니 기울어진 네 가지 징국이 활력을 갖게 될 것이고, 비박탐나의 욕심을 분별하여 버리면 호연지리(浩然之理)의 중심이 되는 마음이 갖추어질 것이다. 이것으로 자신의 병뿐만 아니고 사회와 국가의 병까지도 치료할 수 있는 것이다. 이것의 수단으로 반드시 학불염이교불권(學不厭而敎不倦)하여야만 한다.

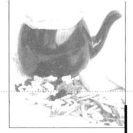
5. 도움을 주는 사람들

바이러스는 진화의 속도가 빨라 한 시간이면 100세대가 변화하면서 주어진 환경에 적응한 것과 같다고 한다. 인간이 환경에 적응하려고 스스로 유전자의 변화를 초래하자면 같은 100세대가 걸릴 것이니 한 세대당 20년을 곱하면 2000년이 걸린다. 따라서 바이러스가 한 시간에 진화한 것을 인간에게 적용해보면 인간이 지금 갖고 있는 유전자는 기원 0년에 변이가 시작된 것이라 하겠다. 그리고 지금 다시 시작하여 새로운 환경에 적응하려면 다시 2000년이 걸리게 될 것이다. 그래서는 바이러스에 지고 인간은 멸종하고 말 것이다.

그러나 사상의학적으로 생각하면 바이러스나 더 나쁜 독소라 하더라도 아무런 문제가 없다. 인간으로서 인간 본성(천성)을 추구하고 감정(사심)을 폭발시키지 않으면 병은 없는 것이다. 왜냐 하면 그렇게 함으로써 내 몸의 정기가 활발하게 되어 독소가 활동할 수 없도록 하는 조건이 이미 갖추어져 있기 때문이다.

A급의 경우는 천성을 잘 펼치고 살면 생리력의 감소가 일어나지 않고, 다른 사람의 장점을 보는 눈이 있어 열을 잘 받지 않으니 문제가 안 되더라도, B급은 천성을 잘 펼치지 못할 뿐만 아니라 감정이 잘 폭발하니 생리력의 감소가 심각한데 좋은 방법은 없을까? 원문에서 어려서는 어진 어머니의 도움

이 필요하다고 했으며, 16세 이후에는 지혜로운 아버지나 선배의 도움이 필요하며, 32세 이후에는 현명한 아우나 친구의 조언이 필요하며, 48세 이후에는 효성스러운 자식의 부축임이 필요하다. 예를 들어 학교에서 선배들의 조언은 후배들에게 지대한 영향을 미친다. 군대에 대한 선입견이나 교수에 대한 선입견은 군대생활이나 학교생활에 많은 영향을 주는데, 좋은 선배는 감정이 폭발하지 않는 방법을 일러주고 좋지 않은 선배는 감정이 폭발하게끔 유도한다. 나 혼자 저절로 그렇게 되는 것도 있지만 힘을 주어야 하는 역할을 못하는 사람을 가려야 할 것이다. 그리고 나 또한 그 위치에서 서로를 위하는 좋은 역할을 해야만 한다.

착한 사람에게는 착한 사람들이 많이 모이고, 그렇지 못한 그룹에는 그런 사람들만 모인다. 착한 사람들이 모이면 좋은 기운이 돌게 되고, 그렇지 않은 사람들의 모임은 정이 폭발하는 모임이 될 것이니 잘 가려서 친구나 선배를 만들어야 한다.

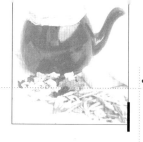

6. 호현락선(好賢樂善)이란?

『동의수세보원』이 처음 나왔을 때는 앞부분의 성명론부터 의원론까지의 내용은 없었다. 그 당시 결론에 해당되는 주제가 광제설에 잘 표현되어 있다. 모든 질병은 치료보다 발생되는 근본 원인을 없애는 것이 중요한데 병이 생기는 원인은 투현질능(妬賢嫉能)하기 때문이며 예방과 치료는 호현락선(好賢樂善)하면 된다는 것이다.

투현질능이란 현인(賢人 : 정명을 갖춘 사람)과 능인(能人 : 신명을 갖춘 사람)을 질투한다는 것이다. 쉽게 말하면 열심히 노력하고 착하게 잘 살고 있는 사람을 본받기는커녕 오히려 무시하고 자기 편한 대로 살아가는 것을 말한다. 호현락선이란 현인(賢人 : 정명을 갖춘 사람)과 선인(善人 : 천성을 잘 펼치고 사는 사람)을 존경하고 같이 노력하며 살아가는 것을 말한다.

그런데 서로 잘 어울리는 능력을 갖고 있는 음인(陰人 : 태음인, 소음인)들은 호선지심(好善之心)이 발달하였으니 호현락선하도록 하는 것이 좋고, 서로 잘 어울리기 어려운 양인(陽人 : 태양인, 소양인)들은 오악지심(惡惡之心)이 발달하였으니 투현질능하지 않도록 하는 것이 좋다.

이렇게 함으로써 본인도 심성을 갖추게 되어 체성별로 가장 약한 장국 즉 태음인의 폐국, 소음인의 비국, 태양인의 간국 그리고 소양인의 신국이 제 그릇에 생리력을 가득 채울 수 있게 된다. 즉 정이 폭발하지 않음으로써 함억제복(頷臆臍腹)에 뛰어난 주책, 경륜, 행검, 도량을 갖추게 된다. 스스로 변화하면 가족의 분위기가 변화를 일으키고 나아가 소속된 직장에서의 변화 더 나아가 사회전체의 변화까지도 일어나게 된다. 모든 것이 나로부터 시작한다. 남에게 바라지 말고 나부터 변해야 하는 것이다.

모든 성인병을 못 고칠 이유가 없고 또한 병에 걸릴 이유도 없다. 모든 이유가 나만 생각하는 마음에서 온 것이니, 이 병을 치료하거나 예방하려면 자신이 여전히 투현질능하고 있지는 않은지 아직 호현락선하지 못하고 있지는 않은지 깨달아야 한다. 그러잖으면 병에 걸릴 수밖에 없고 나을 수도 없는 것이다. 선생께서는 '100년 후 모든 병을 이 방법으로 치료하여야 한다'고 하셨다. 많은 장수하는 분들은 구체적인 방법론을 알지는 못하지만 분명히 노하우를 알고 그것을 실천하고 있을 것이다.

물론 오래 산다고 좋은 것은 아니다. 선생도 64세의 천수만을 살고 갔다. 주어신 삶을 죄고보 노력하면서 살았고 후회 없는 삶이었다고 남들도 인정할 수 있다면 그것으로도 족하다.

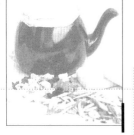

7. 치 료 법

내 몸의 정기가 고갈될 때 나타나는 것이 병의 증상인데, 각 체성의 유형별로 고유의 증상을 갖게 된다. 정기가 고갈되면 타고난 체성의 유형에 따라 위완 위 소장 대장의 활력소인 진고유액이 모여 있는 각 해와 폐비간신의 활력소인 이막혈정이 모여 있는 각 해(海)가 고갈되는 순서와 양상이 다르다. 따라서 병증을 살펴보면 유형을 구분할 수도 있다.

또한 치료에 있어서 첫째 천성을 잘 펼치거나 정을 폭발시키지 않음으로써 치료할 수 있다. A급은 애노희락의 천성을 잘 펼치면 되고, B급으로 치우친 사람들의 병증은 애노희락의 정을 폭발하지 않음으로써만 고칠 수 있다. 다른 치료 방법들은 모두 현상유지에 급급하거나 수명을 연장시키는 정도일 뿐이니, 아직 그 병에서 벗어나게 했다는 이야기를 들어보지 못했다. 병을 고치려고 애쓰는 만큼 자신만을 위하는 마음이 강해지므로 당연히 병은 더 심각해진다. 그러나 가끔 기적과 같이 고쳤다는 분들을 보지 않았는가? 그들은 모두 스스로 이겨나간 것으로 보면 된다. 한마디로 병과 싸우지 않고 마음을 극복한 사례들이다.

우리가 알고 있는 고치기 어려운 병들은 거의 B급 유형의 환자에게서 볼 수 있고 오랫동안 정을 폭발시키며 살아와 병이 온 것이니, 이미 넘을 선을 넘은 것이다. 넘지 말아야 할 선을 넘기 전에 예방해야지 이후는 사실상 치료가 곤란하다. 치료는 첫째, 오직 마음가짐 다스리는 방법 하나뿐이라고 이제마 선생은 이미 100년 전에 강조한 것이다.

둘째, 부족하게 된 각 해(海)를 보충하는 약을 사용하는 것이다. 사상의학에서의 처방은 모두가 정기를 보충하는 약으로 구성되어 있을 뿐 사(瀉)¹⁾하는 약은 없다. 정기가 보충이 되면 내 몸의 정기가 정상적으로 흐르게 되고 사기(邪氣)가 생기지 않아 내 몸의 정기를 고갈시키고 있다는 신호를 보내지 않으므로 이미 병증은 사라지게 된다. 정기의 양이 많이 부족하면 병증이 심하게 나타나므로 오랜 기간 보충하여야 하고, 적게 부족하면 짧은 기간 동안 보충하여도 쉽게 병증이 사라진다.

자신만을 위한 마음가짐을 버리고 서로를 위하면서 살아가려고 노력하는 사람들에게 어려운 병들이 오지 않는다는 것은 정기의 모자람이 없다는 것이다. 이와 마찬가지로 병든 사람도 마음을 바로잡으면 더 이상 정기가 고갈되지 않는다. 이렇게 마음을 고치고 노력하는 사람에게 약이 필요한 것이다. 이 마음이 고쳐지지 않으면 아무리 병증에 맞는 좋은 처방을 쓰더라도 나아지지 않는다. 정기가 보충되는 양이 아무리 많아도 마음으로 손해보는 정기의 양이 훨씬 많기 때문이다.

1) 사(瀉) : 보사(補瀉)의 개념에서 보의 반대되는 개념으로 빼앗거나 내보내거나 죽인다는 의미이다. 한의학에서 모든 병을 정기(正氣)는 부족하고 사기(邪氣)는 강해서 발생한다고 했다. 따라서 정기는 보충하고 사기는 없애야 한다는 것이 치료법이다.

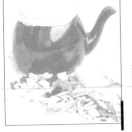

8. 약은 둘째

각 체성마다 선심(善心)이 아닌 사심(邪心)으로 타고난 천성이 약한 장국을 형성하는데 호현락선을 실천함으로써 심성을 갖추면 태음인이 가장 취약한 지(智)를 갖게 되고 소음인이 예(禮)를 갖게 되고, 투현질능하지 않음으로써 심성을 갖추면 태양인이 의(義)를 갖게 되고 소양인이 인(仁)을 갖게 되면 관련 장국인 폐비간신의 정기가 활력을 갖게 된다. 즉 보조 원기가 활발하게 되면 주원기가 힘들이지 않고 생리력을 유지해나가게 된다. 따라서 치료에서 제일 강조해야 할 것이 움직이지 않고 억압받고 있는 약한 장기가 활력을 갖게 하는 마음가짐이 첫째고 약은 부족하게된 해(海)에 활력소를 채워주는 것뿐이니 둘째다.

환자를 치료하는 데 이 마음을 풀어주는 것을 우선해야 한다. 매듭을 풀어주면 기운이 돌아갈 수 있으며 몸의 불편한 증상은 벌써 없어지기 시작한다. 풀리지 않는 앙금이 마음속에 있다면 아무리 좋은 약이 들어가도 소식이 없다. 천성을 잘 펼치면 강한 장국에 활력이 넘치고, 정명을 갖추게 되면 완건한 장국에 활력이 있게 되고, 신명을 실천하면 두 번째로 약한 장기가 활력을 갖게 되며 심성을 갖추도록 노력하면 가장 약한 장국이 움츠러들지 않게 된다.

	천성(12)			심성(8)			정명(10)			신명(9)		
태양인	천시	이	지	행검	제	의	교우	비	예	방략	둔	인
소양인	세회	목	예	도량	복	인	사무	폐	지	재간	요	의
태음인	인륜	비	의	주책	함	지	거처	신	인	위의	견	예
소음인	지방	구	인	경륜	억	예	당여	간	의	식견	두	지

네 가지 마음의 실천과 4장국의 능력 표

표를 읽는 방법은, 숫자는 장국의 생리력 크기로 보면 되고, 인의예지를 어떻게 모두 갖게 되는가를 살피면 된다. 예를 들어 태양인은 천성을 발휘하면 지를 갖춘 귀에 천시의 능력이 있고, 사심인 노정을 폭발시키지 않고 심성을 갖추게 되면 배꼽에 의를 가진 행검이라는 능력이 있게 되고, 정을 폭발시키지 않고 성력으로 만들면 정명을 갖추어 비국에 예를 가진 교우의 능력이 있게 되고, 정명을 실천하면 신명을 만들어 둔부에 인을 가진 방략의 실천능력을 갖게 된다. 나머지 체성인도 같으니 생략한다.

네 가지 마음이 모두 완벽하면 성인이 된다. 끊임없이 노력하면서 멋있는 삶을 살아가면 된다. 혹시라도 건강을 염려할 필요는 없다. 그것도 욕심이다. 관심을 갖지 않아도 언제나 내 몸의 건강은 100점일 테니까.

현대의학이 고치는 병이 무엇일까? 고혈압, 당뇨, 암 글쎄 현상유지만 해도 다행이다. 물론 부러지고 터진 것 기우고 붙이는 것은 잘하지만 알 만한 병들에 대해서는 좀처럼 희소식이 없다. 그러면 과연 호현락선하고 투현질능하지 않으면 병이 낫는다는 것을 어찌 알까? 내 몸이 지치고 힘들었을 때 우연히 도움을 필요로 하는 이에게 힘을 주었던 경험을 해보았을 것이다. 그리고는 내가 더 피곤했는지 아니면 오히려 힘이 생겼는지 기억해 보라? 맞는다면 실천하면서 살면 될 것이다.

제5장
약에 대하여

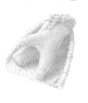

東醫壽世保元卷之一

性命論

○天機有四一曰地方

○人事有四一曰居處

○耳聽天時目視世

○天時極荒也世會

○嘱逯事務脾合交

○束務克修也

○頷有籌策膿有

○遊策不可馬也

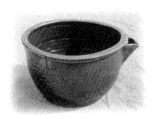

　사람들은 누구나 음식을 포함한 모든 먹을 것에서 몸에 좋은 것을 찾는다. 그런데 좋은 약은 몸에 쓰다는 것처럼 약으로 불리는 것은 먹기에 사납다. 약리학 이론에 적합한 것은 양약이고, 한의학 이론에 적합한 것은 한약이고, 사상의학 이론에 근거하면 사상의학약재이고, 민간요법으로 유행하는 것은 민간요법약재이다.

　모든 먹을 것에는 내 몸에 이로운 것, 해로운 것이 있다. 대체로 모든 사람들이 먹어서 안 좋았던 것은 싫어하거나 아예 먹지 않는다. 그런데 약이라면 할 수 없이 먹게 되는데 모든 약에는 부작용이 있다. 부작용이란 치료에 좋은 효과를 보게 하기 위하여 약을 사용했는데 부수적으로 일어나는 불필요한 효과를 말한다. 부작용을 최소한도로 줄이기 위하여 각 분야의 전문가들이 노력을 하고 있다. 양약을 제외하고는 먹는 것을 중단하면 이후에는 부작용은 정지되는 것이 보통이다.

　민간요법 약재는 가장 독성이 적은 약으로 그다지 부작용이 없다. 그러나 이 약도 체성에 적합한 사람과 그렇지 않은 사람에 따라 먹어도 그만이거나 오히려 안 먹는 것이 나을 때가 많다. 사상의학에서 처방이나 약재의 사용은 체성이나 유형이 불분명하면 부작용이 심각하다. 이것을 이용하여 체성을 진단하는 방법으로 사용하기도 하는데 전문가가 아니면 곤란하니 설명은 생략한다.

　이 장에서는 인체의 사징(四臟) 사부(四腑)의 활력소가 부족해서 나타나는 병증을 회복시키는 약재들을 소개하여 여러분들의 궁금한 점을 풀어주는 데 이론적 근거를 제시한다. 음식은 체성별로 온열량한의 정기를 만들어내는 주요 재료이다. 이 재료들이 갖고 있는 성을 파악하여 각 체성에 적합한 식품을 찾아본다. 그리고 음식과 민간요법약재와 사상의학약재가 갖고 있는 네 가지 기운의 크기를 비교해보고, 구체적인 장국의 활력을 보충해줄 수 있는 것까지 나누어 설명한다.

　한 가지 약재를 사용하는 것은 다소 강한 기운을 갖고 있기 때문에 부족한 해(海)를 보충하는 데 막강한 능력을 발휘한다. 이러한 약재를 이용하는 데 자신의 정확한 체성과 유형을 알아 부족하게 된 장국의 활력을 보충할 수 있는 약재를 선택할 수 있다면, 비록 몇 가지 소개하지 않았으나 충분히 가치가 있는 것들이니 참고로 하자. 그리고 전문인을 위하여 사상의학약재를 각 해(海)의 청탁까지 구분하여 소개하니 연구의 대상으로 검토해주기 바란다.

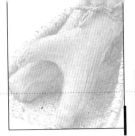

1. 음 식

『동의수세보원』에서는 체성에 적합한 음식에 대하여는 나와 있는 것이 많지 않다. 음식에도 온열량한의 구분이 있음이 분명한데 그 차이가 많지는 않은 것으로 판단이 된다. 오랫동안 우리가 음식으로 사용해왔으므로 크게 부담이 되지 않는 방향으로 조리법이 개발되어 정기가 크게 고갈되지 않은 사람은 음식에 대해 민감하지 않은 것이다.

A급의 체성을 갖고 있는 사람은 거의 가리지 않고, B급에서도 생리력이 왕성한 사람들은 몸에 맞지 않는 음식에 대하여 거부반응을 쉽게 보이기는 하나, 스스로 지나치지 않으므로 부작용이 심각하지 않다. 그런데 B급에서도 생리력이 가장 약한 사람은 거부반응에 대한 경보장치가 발달이 되지 않아 주의하여야 하는데도 가리지 않고 잘 먹는 편이다. 분명히 그릇의 크기가 제일 작음에도 불구하고 앞선 유형들은 잘 가리는 편인데 이들은 경보장치가 없어 방심하고 음식을 가리지 않다가 심각해지면 비로소 가리게 된다. 그러나 이들 중 병증이 심하게 나타나는 사람은 약간의 부주의에도 금방 증상이 악화되는 것을 알 수 있으니 마지막 세 유형이라고 판단이 되는 분들은 음식조차도 철저하게 가려주어야 할 것이다.

따라서 음식도 약으로 생각하고 평소 지킬 것은 지키고 가급적 위반하여 딱지 떼는 불이익을 당하지 말자.

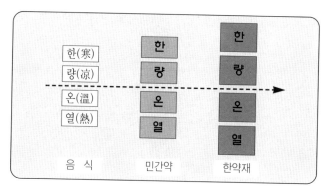

음식과 약의 성질

그림을 보면 음식, 민간요법약재(건강식품) 그리고 한약재에 각각 온열량한의 기운을 갖고 있다. 소양인은 차가운 기운, 태양인은 서늘한 기운, 태음인은 따뜻한 기운 그리고 소음인은 뜨거운 기운이 정기이니 위에서 아래로 해당되는 자리를 보면 된다. 그리고 한약재로 가면서 상하로 폭이 넓어짐을 볼 수 있다. 폭이 좁은 음식에서 문제를 일으키는 사람은 몸의 정기가 아주 약하여 조금만 벗어나도 부담을 느끼는 상태이니 조심해야 할 것이다. 건강식품은 더욱 주의를 요하므로 남들이 좋다고 무조건 따라하는 잘못을 범하지 말아야 하며 좋지 않은 반응이 나타나면 즉시 중단해야 한다. 처음에는 약간의 명현(瞑眩 : 몸이 좋아지려고 일시적으로 일어나는 역작용) 반응이 있을 수 있다고 고집하는 것은 위험한 일이다. 한약재는 더 큰 폭을 갖고 있어 매우 주의해야 한다. 몸에 맞는 약재라면 먹는 순간부터 부담이 없고 편해야 한다. 부담이 오면 즉시 전문가의 도움을 요청하자.

사상인의 구성은 태음인이 50퍼센트 소양인이 30퍼센트 소음인이 20퍼센트인데 태음인은 간의 흡수력이 강하고 소양인은 받아들이는 기운이 강하여 웬만큼 몸이 나빠지지 않는 한 음식에 대한 거부감이 없다. 대개 음식에 문제를 일으키는 사람은 내보내는 기능이 강한 소음인이 많다. 그 중 5번, 6

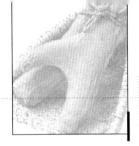

번 유형에 속하는 소음인들이 가장 민감하다. 나머지 소음인들은 그다지 많이 먹지 않아서 그렇지 특별히 음식에 대해서 과민반응을 보이지 않는다.

참외나 팥을 먹으면 안 좋은 사람은 있어도 삼계탕이나 인삼, 꿀을 먹고 안 좋았던 사람은 보기 힘들다. 소음인 5번, 6번은 돼지고기 밀가루음식 등에도 문제를 일으킨다. 점심에 돼지고기를 먹고 저녁에 보쌈을 먹으면 소음인들은 대개 다음날 변이 묽어지거나 설사를 하기도 한다. 태음인은 아무렇지도 않거나 혹은 설사를 하는 사람도 있지만 대수롭지 않게 여기고 소양인은 쾌변을 보았다고 대답한다. 똑같이 몸이 차고 복통 설사가 잦은 소양인 2번, 3번이 인삼을 먹으면 오히려 악화되거나 도움이 안 되는데 소음인 5번, 6번은 도움이 된다. 돼지고기를 먹었을 때 소양인 2번, 3번은 영향을 받지 않는데 소음인 5번, 6번은 심각한 부작용을 일으킨다. 그러므로 음식을 복용하여 탈이 나는 것으로 체성을 구분하기는 어려우나, 유형의 구분에는 다소 도움이 된다.

이러한 것들을 기준으로 한의사들이 나름대로 체성별로 적합한 음식을 구분하였는데 일정하지가 않아 이것의 통일도 필요하다. 아직은 미완성이지만 가장 접근된 음식표를 제시하면 다음과 같다.

소양인

곡식류 : 메조, 팥, 녹두.

반찬류 : 돼지고기, 녹두, 녹두빈대떡, 숙주나물, 참깨, 참기름, 더덕, 상추, 배추, 가지, 오이, 시금치, 우엉, 새우, 새우젓, 복어, 골뱅이, 회종류(단, 아나고회와 오징어회는 제외), 가물치, 굴, 한치, 조개류(단, 대합조개와 홍합은 제외), 해삼, 멍게, 달팽이, 파래, 게, 다시마, 샐러리, 아욱, 치커리.

과실류 : 딸기, 산딸기, 참외, 키위, 토마토, 파인애플, 바나나, 아몬드.

음료수 : 파인애플주스, 토마토주스, 구기자차, 홍차, 동규자차, 유자차(꿀이 들어간 것은 안 됨).

보신류 : 숙지황, 구기자, 산수유.

태양인

곡식류 : 메밀.

반찬류 : 청포묵, 대합조개, 붕어, 버섯류.

과실류 : 머루, 다래, 앵두, 포도, 사과.

음료수 : 포도주스, 사과주스.

보신류 : 오가피, 모과, 솔잎, 영지버섯.

태음인

곡식류 : 멥쌀, 수수, 율무, 콩.

반찬류 : 쇠고기, 감자, 무, 열무, 연근, 도라지, 호박, 치즈, 버터, 설탕, 오징어, 명태, 북어, 낙지, 문어.

과실류 : 수박, 배, 살구, 옥수수, 밤, 은행, 잣, 호도.

음료수 : 우유, 율무 차, 칡 차, 커피(하루에 한두 잔 정도).

보신류 : 녹용, 사슴, 마, 사골.

소음인

곡식류 : 찹쌀, 차조, 찰수수, 찰옥수수, 현미찹쌀.

반찬류 : 닭고기, 계란, 들깨, 들기름, 들깻잎, 당근, 고구마, 쑥갓, 미나리, 토란, 냉이, 달래, 피망, 고추, 파, 양파, 마늘, 후추, 부추, 소금, 마요네즈, 미역, 아나고회, 홍합, 민물장어, 겨자, 겨자잎.

과실류 : 귤, 복숭아, 오렌지, 레몬, 자몽, 여름귤, 자두, 땅콩.

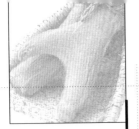

　　음료수 : 오렌지주스, 복숭아주스, 인삼차, 꿀차, 생강차, 코코아, 대추차,
　　　　　　결명자차.
　　보신류 : 인삼, 꿀, 흑염소, 개고기, 꿩, 오리, 뱀탕, 자라, 잉어, 삼계탕, 황기.

　　태양인에 관한 자료는 부족하니 양해를 구한다. 그리고 위 음식 표에 대하
여 이견이 있는 사람들이 다수 있을 것으로 생각한다. 분명히 말할 수 있는
것은 현재까지 검증된 자료이니 무리없이 받아줄 것을 권한다.

2. 약리작용

1) 성(性) : 한열온량의 네 가지 기운을 말한다.

2) 미(味) : 산고감신함(酸苦甘辛鹹)의 오미(五味)를 말한다.

3) 귀경(歸經) : 약이 경락을 따라 흘러 오장(五臟 : 간 심 비 폐 신)으로 귀속되어 작용하는 것을 말한다.

4) 귀인(歸人) : 온열량한의 기운을 가진 약들이 해당 사상인의 정기를 따라 귀속되는 것을 말한다.

5) 청(淸) : 맑고 가벼운 기운으로 그릇의 위쪽에 위치한 활력소를 말한다. 물이 부족해서 국이 짜면 물을 보충한다고 생각하면 쉽다. 청즙(淸汁)이라고 한다.

6) 탁(濁) : 걸쭉하고 무거운 기운으로 그릇의 아래쪽에 위치한 활력소를 말한다. 소금이 부족해서 국이 싱거우면 소금을 보충한다고 생각하면 쉽다. 탁재(濁滓)라고 한다.

약리(藥理)란 사상의학적으로 약재나 음식이 작용하는 이론을 말한다. 기존의 한의학에서는 성(性)¹⁾과 미(味)²⁾로써 약을 분석하고 귀경(歸經)³⁾을 따져 작용하는 곳과 효능을 논하였다. 사상의학에서는 성(性)인 온열량한으로써 사상인으로의 귀인(歸人)⁴⁾을 나누었고 재차 분석을 하여 소음인 약인 열성약을 다시 온열량한으로 분류하고 사장(四臟) 사부(四腑)로의 귀속됨을 나누었다.

이제마 선생이 분류한 네 가지 성과 기존의 성미와는 차이가 있다. 소음인의 정기는 뜨거운 기운이고, 소양인의 정기는 차가운 기운이고, 태음인의 정기는 따뜻한 기운이고 태양인은 서늘한 기운이다. 약에도 같은 기운을 갖고 있어 태소음양인에게 적합한 약을 이미 나누어놓았다. 그리고 같은 성을 갖고 있는 약을 다시 분류하여 이해, 막해, 혈해 및 정해에 활력소를 보충하는 약과 진해, 고해, 유해, 액해에 활력소를 보충하는 약으로 나누었다. 그리고 각 해의 활력소에는 다시 청(淸)⁵⁾과 탁(濁)⁶⁾으로 나뉘어 있다. 정기가 고갈됨은 위에서 아래쪽으로 말라들어가기 때문에 조금 고갈된 것은 맑은 기운인 청즙(淸汁)을 보충할 수 있는 약을 사용하면 되는 것이고, 많이 고갈된 것은 탁한 기운인 탁재(濁滓)까지 보충할 수 있는 약을 사용하면 되는 것이다.

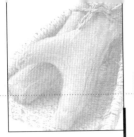

3. 사용빈도가 높은 약재

약재에 대한 문의가 많다. '어떤 병에 무엇이 좋으냐?' '이 약재는 어디가 안 좋을 때 먹는 것인가?' '나한테 이 약이 잘 받는가?' 등등. 이제는 사상의학에 대한 생각이 처음 이 책을 읽기 시작했을 때와는 사뭇 다를 것이다. '내 몸이 왜 좋지 않게 되었는가?' '어느 장국의 활력소가 부족하게 되었는가?' '그 장국(臟局)의 활력소를 보충하는데 적합한 약은 무엇인가?' 로 질문이 바뀌어야 한다.

체성별 유형마다 부족하게 되는 장국의 활력소가 따로 있으니, 약재를 사용하려면 자신의 부족하게 된 장국을 먼저 알아야 한다. 그리고 각 약재들은 각 체성의 어느 장국에 활력소를 보충하는지 알아야 한다. 병에 따라 약이 틀려지는 것이 아니고, 병증의 경중(輕重)에 따라 청즙을 보충하는가 탁재까지 보충하느냐가 다를 뿐이다. 즉 고혈압, 중풍, 당뇨와 같은 어려운 병이나 감기나 위장병과 같은 가벼운 병이나 쓰는 약은 같다. 사상의학에서는 약이 직접 병과 싸우는 것이 아니고 부족한 활력소를 보충하여 정기가 충만하게 하여 병증(정기가 고갈된 증상)을 없애고 정상적인 생리를 갖게 하는 것이기 때문이다.

특히 '고가 약이나 희귀한 약이 몸에 좋다는데 왜 나는 먹으면 안 되는가?' 를 따지는 사람들이 많다. 자동차의 연료로는 전기 가스 휘발유 경유 등이 있다. 전기가 좋다고 내 차를 전기자동차로 개조할 것인가? 휘발유가 고급이라고 경유 차에 넣으면 차가 더 잘 달릴 수 있을까? 내 차에 필요한 것은 오직 한 가지뿐인 것과 같은 이치이다. 연료가 부족한 차는 그 차에 맞는 에너지를 각기 필요한 양만큼 보충하면 되는 것이다.

  소음인은 뜨거운 정기가 필요하고, 소양인은 차가운 정기가 필요하고, 태음인은 따뜻한 정기가 필요하고 태양인은 시원한 정기가 필요하다. 상식으로 알아둘 것을 소개하면 다음과 같다. 뜨거운 정기를 갖고 있는 약재는 생강 인삼 황기 계피 등이고, 차가운 정기를 갖고 있는 약재는 숙지황 구기자 복분자 산수유 등이고, 따뜻한 정기를 갖고 있는 약재로는 갈근(칡) 산약(마) 의이인(율무), 그리고 서늘한 정기를 갖고 있는 약재는 오가피 모과 등이다.

  생강 황기 인삼 계피 등의 약재는 소음인의 정기를 돕는 뜨거운 기운을 갖고 있다. 가장 잘 알려진 인삼 황기 등 약재는 신국(腎局)의 활력소가 모이는 정해(精海)의 청즙(淸汁 : 맑고 가벼운 기운)을 돕는 약으로 정기의 탁재(濁滓 : 탁하고 무거운 기운)까지 고갈되기 전에는 일반적으로 사용할 수 있다. 만약 정해의 탁재까지 고갈되었을 경우에는 인삼의 기운은 겉돌게 되어 별 효과를 발휘하지 못한다. 소음인 7번 유형이나 정기가 많이 고갈된 병증에는 백하수오를 사용하는 것이 효과적이다. 소음인의 주정기는 신국에 있으므로 신국의 정기가 고갈됨은 몸의 정기 순환에 막대한 영향을 미치므로 주정기를 풍부하게 하여야 한다. 이것이 소음인 병증 치료의 주안점이다. 생강 사인 반하 등 약재는 대장국(大腸局)의 활력소가 모이는 액해(液海)를 보충하는 약재로 소화기 증상이 예민한 사람은 생강을 차로 복용하는 것이 좋다. 그리고 계피 부자 등 약재는 보조정기인 비국(脾局)의 활력소가 모이는 막해(膜海)를 돕는 약이다. 정해의 기운이 고갈되어 막해까지 고갈되어 무기력이나 한기를 심하게 느낄 때 주로 사용한다. 잘 알려진 이중탕(理中湯) 처방으로 소음병증을 치료하는데 부자를 더하지 않으면 치료가 되지 않는다. 부자

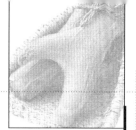

가 열독(熱毒)이 심하기 때문에 주저하기가 쉬우나 정확한 병증이 확인된다면 무서워할 필요가 없는 것이다. 부자를 잘 써야 명의라 할 수 있다.

숙지황 구기자 복분자 산수유 등의 약재는 소양인의 정기를 돕는 차가운 기운을 갖고 있다. 산수유 숙지황 등 약재는 비국(脾局)의 활력소가 모이는 막해(膜海)의 탁재를 보충시키는 강력한 약이다. 소양인은 주정기가 비국에 있으므로 비국의 정기가 약해지면 몸 전체가 흔들리게 되고 각종 증상을 일으키게 된다. 따라서 주정기는 여유가 있을수록 좋다. 구기자 복분자 등의 약재는 혈해(血海)의 청즙을 보충하는 약재로 각종 출혈이나 요통을 자주 느끼는 분들이 사용할 수 있는 약이다. 생지황 석고 등의 약재는 고해(膏海)의 청즙을 보충하는 약인데 일반인들이 사용하기는 곤란하다. 특히 석고(石膏)라는 약이 백호탕(白虎湯)이라는 처방에 들어가 고해를 강력하게 보충하는데 한의사들도 병증이 정확하지 않은 경우 잘못 사용하면 피해가 크기 때문에 무서워한다. 그러나 유형과 병증이 분명하다면 이보다 좋은 보약이 없으니, 명의가 되려면 석고를 쓰기에 주저하지 말아야 한다. 그런데 7번 유형에서는 막해가 부족하여 2차로 고해가 부족하게 된 것이니 산수유가 더욱 보약이 됨을 알아야 한다. 그밖에 황련은 액해의 탁재를 보충하니 이질에 사용하며, 저령 차전자 등의 약재는 정해의 청즙을 보충하는 약이다.

갈근 의이인 산약 등의 약재는 태음인의 정기를 돕는 따뜻한 기운을 갖고 있다. 갈근 황금(黃芩)은 간국(肝局)의 활력소가 모이는 혈해의 청즙을 보충하는 약이고 연자육(연꽃의 열매)은 혈해의 탁재까지 보충하는 강력한 약이다. 태음인은 주정기가 간국에 있으므로 간국의 정기가 약해지면 몸 전체가 흔들리게 되고 각종 증상을 일으키게 된다. 따라서 주정기는 여유가 있을수록 좋다. 황금을 태음인의 혈해의 청즙을 보충하는 약으로 해석하는데 약성이 차다고 생각하여 간(肝)의 열을 식힌다는 기존의 해석은 잘못된 것이다.

나복자(무씨) 건율(마른 밤) 의이인(율무) 등의 약재는 소장국의 활력소가 모이는 유해의 청즙을 보충하므로 소화가 안 되어 더부룩하고 가스가 차면서 대변을 자주 보는 태음인 4번 유형에 주로 사용할 수 있다. 그러나 5번 유형의 말기 증상에 유해가 고갈된 증상을 보이는데 이때는 간국이 공장을 조절하지 못하여 생긴 것이니 직접 유해를 보충하는 약을 사용하는 것이 아니고, 주정기인 혈해를 보충하는 갈근을 사용해야 근본적인 치료가 가능하다. 그리고 산약(마)과 녹용은 태음인의 보조정기인 폐국의 활력소가 모이는 이해(膩海)의 탁재를 보충하는 약으로 호흡기나 뇌의 기능에 이상이 있는 증상을 호전시키는 데 도움을 주는 약재이다.

오가피 모과 등의 약재는 태양인의 정기를 돕는 서늘한 기운을 갖고 있다. 모과(木瓜)는 폐국(肺局)의 활력소가 모이는 이해를 보충하는 약재고, 오가피는 간국의 활력소가 모이는 혈해를 보충하는 약재다. 그리고 미후도(獼猴桃 : 다래)는 진해를 보충하는 약재다. 태양인은 주정기가 폐국에 있으므로 폐국의 정기가 약해지면 몸 전체가 흔들리게 되고 각종 증상을 일으키게 된다. 따라서 주정기는 여유가 있을수록 좋다. 모과 포도나무뿌리 솔잎 앵두 여로 뿌리 등이 정확하지는 않지만, 모두 폐국의 주정기인 이해를 보충하는 약재니 활용하기를 바란다. 참고로 열격반위병(噎膈反胃病)을 갖고 있는 환자는 다래(양다래인 키위는 소양인 과일)와 메밀국수를 복용하고 해역병(解㑊病)을 갖고 있는 환자는 오가피를 차로 복용하면 효능이 있다.

자신의 체성과 유형에 따라 병명과는 관계없이 부족하게 된 해(海)가 어딘지 분명하게 판단하여 열거한 약재를 선택하여 생즙, 차, 죽, 미숫가루 등을 만들어 복용하는 지혜를 갖기 바란다. 특히 단방약(單方藥 : 한 가지로 구성된 약)은 관련된 해를 돕는 작용이 가장 크며, 모자란 해(海)는 그릇이 항상 부족하기 쉽기 때문에 오랫동안 많이 복용하더라도 넘치지는 않으니 부작용을 걱정하지 않아도 된다.

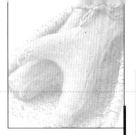

4. 약의 해설

각 체성의 병증은 각 해의 활력소가 부족하게 되어 나타난다. A급의 유형은 그릇의 크기가 크기 때문에 정기가 고갈되어도 가벼운 활력소가 고갈되니, 가벼운 기운을 갖고 있는 약으로 보충하면 된다. B급의 유형은 그릇의 크기가 작기 때문에 정기가 고갈되면 얼마 지나지 않아 무거운 활력소까지 고갈하게 되니, 이때는 무거운 기운을 갖고 있는 약으로 강력하게 보충을 해야 한다. 각 체성별로 두 가지 유형의 병리상태를 관찰하고 부족하게 된 정기를 보충하는 방법과 구체적인 약리를 살펴보자.

소음인 약재

소음인 4번 유형에서는 사심(邪心)인 희정(喜情)이 폭발하여 비국의 생리력(보조정기)이 하강하지 못하고 감옥에 갇힌다. A급보다 생리력의 크기가 작은 신국(腎局)의 정기(주정기)는 대장국(大腸局)의 차가운 독소를 이기지 못하고 열을 받아 사기(邪氣)가 되어 액해를 고갈시키고 점차 병증이 악화되면 정해를 고갈시키게 된다. 따라서 약은 정해를 보익하는 약을 사용하여 주정기가 대장국의 독소를 이겨나가는 힘을 갖게 하고 또한 부족하게 된 액해를 보충하는 것을 사용한다. 이때 사용하는 약들은 모두 가벼운 기운(청즙)을 보충하는 것으로 되어 있다.

소음인 7번 유형은 가장 작게 타고난 그릇을 갖고 있어 신국의 정기도 4번 유형보다 약하다. 4번 유형과 마찬가지로 만들어진 열을 받은 사기가 정해 막해 그리고 완건한 혈해까지 고갈시키는데, 이때 고갈되는 활력소들은 역시 그릇의 크기가 작기 때문에 무거운 활력소까지 쉽게 없어져 병증이 심각하다. 따라서 이때 사용되는 약들은 모두 무거운 기운(탁재)을 보충하는 것으로 되어 있다.

여러분이 잘 알고 있는 인삼, 황기, 천궁, 당귀, 백작약, 진피, 곽향, 소엽, 감초 등은 신국의 활력소가 모이는 정해의 맑고 가벼운 기운을 보충하는 약재들이며 소회향, 오수유, 파고지 등은 청즙과 탁재 중간 정도의 기운을 보충하는 약재들이다. 그리고 백하수오, 고량강, 청피, 향부자, 익지인, 대복피, 목향, 후박 능은 성해의 탁재를 보충하는 약재들이다.

대장국의 활력소가 모이는 액해를 보충하는 약재로는 생강, 백출, 건강, 사인, 반하, 산사, 백두구 등이 있는데 모두 청즙을 보충하는 것으로 대장국은 공장에 해당되는 기능을 갖고 있으므로 탁재까지 고갈되지는 않는다. 탁재까지 고갈되면 공장이 가동을 중단하므로 생명에 문제가 생기게 된다. 그리고 계피, 부자, 지실 등은 비국의 활력소가 모이는 막해의 청즙을 보충하는 약재들이고, 지각, 오약, 남성 등은 막해의 탁재를 보익하는 약재들이다. 마지막으로 사철쑥으로 알려진 인진은 간국의 활력소가 모이는 혈해의 탁재를 보충하는 약재다.

일반인들이 약으로 응용할 때 주로 신국의 활력소가 모이는 정해를 보충하는 인삼(정해의 청즙)이나 백하수오(정해의 탁재)를 이용하게 되는데 자신의 정해가 어디까지 고갈되었는가를 살펴서 사용하여야 할 것이다. 그리고 대장국의 활력소가 모이는 액해가 항상 부족하여 복통 설사가 잦은 분은 주로

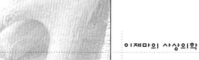

생강을 차로 복용하면 효과적이다.

　소음인들이 소화기가 약하다는 일반적인 생각으로 소음인 약재들이 모두 소화기를 돕는 약으로 생각하기 쉽다. 그러나 소음인의 약재를 소화기를 돕는 약으로 구성되어 있다고 해석하는 것은 사상의학의 본 의미를 모르는 것이다. 사상의학의 약리에 대한 잘못된 해석은 이후의 한의학자들에게 많은 혼선을 갖게 하였다. 소음인의 약재들은 정기인 뜨거운 기운이 부족하여 신국에서 대장국이 만들어내는 차가운 기운을 조절하지 못해서 오게 되는 병증들이니 반드시 신국의 활력소가 모이는 정해를 돕는다는 것으로 생각해야 올바른 의미임을 기억하자.

소양인 약재

　소양인 4번 유형에서는 사심(邪心)인 애정(哀情)이 폭발하여 신국의 생리력(보조정기)이 상승하지 못하고 감옥에 갇히게 되고, A급보다 생리력의 크기가 작은 비국(脾局)의 정기(주정기)가 위국(胃局)의 뜨거운 독소를 이기지 못하고 열을 받은 사기(邪氣)가 되어 고해(膏海)를 고갈시키고 점차 병증이 악화되면 액해를 고갈시키게 된다. 고해는 수곡의 열기를 받아들이는 중요한 장국이라 이것이 고갈되어서는 곤란하다. 따라서 약은 먼저 고해를 보충하는 약재를 위주로 하고 막해를 보익하는 약재를 사용하여 위국의 열성 독소를 제압할 수 있는 힘을 갖게 한다. 이때 사용되는 약재는 타고난 그릇이 작지 않으므로 가벼운 기운을 보충하는 것으로 되어 있다.

　소양인 7번 유형은 가장 작게 타고난 그릇을 갖고 있어 비국의 정기가 4번 유형보다 약하다. 4번 유형과 마찬가지로 만들어진 열을 받은 사기가 정해 혈해 막해를 순차적으로 고갈시키는데, 이때 고갈되는 활력소들은 역시 그릇의 크기가 작아 무거운 활력소까지 쉽게 없어지기 때문에 병증이 심각하다. 따라서 이때 사용되는 약들은 모두 무거운 기운(탁재)을 보충하는 것으로 되어 있다.

각 그릇을 보충하는 약재를 살펴보자.

과루인, 전호, 생지황, 석고 등 약재는 고해(膏海)의 청즙을 보충하고, 지모, 우방자, 치자 등 약재는 청즙과 탁재의 중간 정도의 활력소를 보충하고, 박하, 연교, 인동등, 금은화 등 약재는 고해의 탁재를 보충한다.

활석은 액해(液海)의 청즙을 보충하고, 황련, 황백, 고삼 등 약재는 탁재를 보충한다. 차전자, 목통, 저령 등은 정해(精海)의 청즙을 보충하고, 지골피는 탁재를 보충한다. 구기자, 목단피, 복분자 등의 약재는 혈해(血海)의 청즙을 보충하고 현삼은 탁재를 보충한다. 그리고 강활, 형개, 독활, 방풍, 백복령, 택사는 막해(膜海)의 청즙을 보충하고 산수유, 숙지황은 탁재를 보충한다.

소양인은 원래 타고난 기운이 강하여(막해를 상대적으로 크게 타고났으므로) 병원을 찾는 경우가 드물다. 2번, 3번 유형의 복통 설사병, 4번의 속쓰림 두통, 6번의 당뇨병 그리고 7번의 음허병 환자가 드물게 찾아오는 정도다. 그중 7번 유형의 환자가 제일 많은 편이다. 요통이나 자주 체하고 두통이 심하고 장이 꼬이는 정도의 복통이나 코피 같은 출혈 증상이 나타나거나 아예 중풍과 같은 중증이 와서야 병원을 찾는다. 혈해가 고갈된 증상인 요통이나 출혈이 자주 있는 경우 구기자나 복분자를 차로 마시면 효과가 있으며, 주정기인 막해가 고갈되는 증상인 체하여 오는 두통이나 복통으로 고생하거나 중풍을 예방하는 데는 산수유를 차로 복용하는 것이 바람직하다.

소양인의 정기는 차가운 기운이며 이 정기가 독소인 열기를 이기지 못하면 병이 일어나게 되니 항상 차가운 기운은 모자라게 된다. 따라서 사용하는 약재들은 모두 차가운 기운을 갖고 있다. 특히 석고(石膏)라는 약재를 몸에 열이 심하여 열을 식히는 약으로 해석하는 방법은 사상의학적인 사고가 아

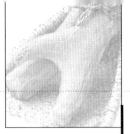

니다. 위국(胃局)의 활력소가 모이는 고해(膏海)의 고(膏)가 부족하게 된 것을 이 석고가 강력하게 차가운 기운을 보충하는 것으로 보아야 사상의학을 바로 볼 수 있는 눈을 갖게 되는 것이다.

한 가지 더 고해가 부족하게 된 원인이 사기가 직접 고갈시키는 경우가 있는가 하면 이것을 조절하는 비국(脾局)의 활력이 떨어질 때도 고해의 고갈이 온다는 것을 알아야 한다. 4번 유형은 직접 고해가 고갈되는 전자의 경우이고, 7번 유형에서는 간접적으로 고해가 부족해지는 경우이니 약재의 선택에 신중을 기해야 한다.

태음인 약재

태음인 2번 유형에서는 사심(邪心)인 락정(樂情)이 폭발하여 폐국의 생리력(보조정기)이 하강하지 못하고 감옥에 갇히게 되고, A급보다 생리력의 크기가 작은 간국(肝局)의 정기(주정기)가 소장국(小腸局)의 서늘한 독소를 이기지 못하고 열을 받은 사기(邪氣)가 되어 유해(油海)를 고갈시키고 점차 병증이 악화되면 혈해(血海)를 고갈시키고 심해지면 막해(膜海) 이해(膩海)까지 말라 들어간다. 소장국에는 독소가 자리잡고 있어 활력소가 부족하여 먼저 증상을 나타낸다. 그리고 주정기인 혈해가 고갈된 증상이 주를 이루고 있다. 약은 주정기인 혈해를 보충하는 것이 우선이며 이해를 보충하는 약재가 들어가 공장을 움직이게 한다. 대개 타고난 그릇이 작지 않으므로 가벼운 기운을 보충하는 약으로 구성된다.

태음인 5번 유형은 가장 작게 타고난 그릇을 갖고 있어 간국의 정기가 2번 유형보다 약하다. 2번 유형과 마찬가지로 만들어진 열을 받은 사기가 혈해 막해 이해를 순차적으로 고갈시키는데, 이때 고갈되는 활력소들은 역시 그릇의 크기가 작아 무거운 활력소까지 쉽게 없어지기 때문에 병증이 심각하다. 따라서 이때 사용되는 약들은 모두 무거운 기운(탁재)을 보충하는 것으로 되어 있다.

각 그릇을 보충하는 약재를 살펴보자.

백자인, 산조인, 용안육, 원지 등의 약재는 진해(津海)의 청즙을 보충하고 천문동은 탁재까지 보충한다. 나복자, 건율, 의이인 등은 유해의 청즙을 보충한다. 갈근, 황금, 승마, 백지 등의 약재는 혈해의 청즙을 보충하고 고본, 대황, 조각 등은 청즙과 탁재의 중간 정도의 활력소를 그리고 연자육, 제조 등은 탁재까지 보충하는 약재다. 사군자는 막해의 탁재를 보충한다.

관동화, 상백피, 백과, 길경, 마황, 오미자, 석창포, 맥문동, 행인 등의 약재는 이해의 청즙을 보충한다. 산약, 감국, 녹용, 사향 등은 탁재를 보충하는 약재다.

태음인들은 인구의 50퍼센트를 차지하는 만큼 다양한 병증으로 한의원을 찾게 된다. 2번 유형은 피부의 알러지 증상, 3번은 당뇨나 종기, 4번은 피부 소화기 그리고 5번은 각종 성인병으로 찾아온다.

일반적으로 태음인의 주정기가 모이는 혈해를 보충하는 약재인 갈근(칡)을 거의 만병통치약으로 사용할 수 있다. 소화기가 약하면 유해를 보충하는 의이인(율무)과 호흡기가 약하면 이해를 돕는 산약(마)도 응용하기 쉬운 약재이니 자신이 부족한 해(海)가 어딘지 살펴 선택할 수 있는 지혜를 발휘해보자.

태음인의 정기는 따뜻한 기운이며 이 정기가 독소인 서늘한 기운을 이기지 못하면 병이 일어나게 되니 항상 따뜻한 기운이 모자라게 된다. 따라서 사용하는 약재들은 모두 따뜻한 기운을 갖고 있다. 특히 대황(大黃)이라는 약재를 장내의 습열을 제거하는 찬약으로 해석하는 방법은 사상의학적인 사고가 아니다. 간국의 활력소가 모이는 혈해의 맑은 기운인 청즙과 탁재의 중간 정도의 활력소가 부족하게 된 것을 이 대황이 보충하는 것으로 보아야

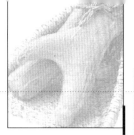

사상의학을 바로 보는 눈을 갖게 되는 것이다.

　한 가지 더 유해가 부족하게 된 원인이 사기가 직접 고갈시키는 경우가 있는가 하면 이것을 조절하는 간국(肝局)의 활력이 떨어질 때도 유해의 부족함이 온다는 것을 알아야 한다. 2번 유형은 직접 유해가 고갈되는 전자의 경우이고 5번 유형에서는 간접적으로 유해가 고갈되는 경우이니 약재 선택에 신중을 기해야 한다. 5번 유형의 말기에 유해가 고갈되는 소화기 증상인 더부룩하거나 대변이 무지근하게 되는 것을 유해를 보충하는 약이 아닌 혈해를 보충하는 약으로 장애를 없애는 것이다.

태양인 약재

　태양인 약재에 대한 해설은 병증이 두 가지밖에 나와 있지 않고 처방도 두 가지뿐이어서 태음인의 생리력 차이와 소양인의 병증 차이를 비교하여 추론한 것이다.

　태양인 1번 유형에서는 천성을 펼치지 못하면 폐국의 생리력이 떨어지게 되고 사심(정)인 노정(怒情)이 촉급하게 되니 간국의 생리력이 울체가 되어 제기능을 발휘하지 못하게 된다. 그리고 폐국의 생리력은 약해졌고 천성을 그다지 크게 타고나지 않았기 때문에 소장국의 온성독소와 대등하게 싸울 수 있는 힘이 없어지면, 폐국의 정기가 쫓겨가는 사기(邪氣)가 되어, 이해(膩海)를 고갈하고, 유해(油海)를 고갈하고, 심해지면 혈해(血海)까지 고갈한다. 소장국에는 독소가 자리잡고 있으나 활력소에 여유가 있어 보조정기인 혈해가 고갈된 증상이 주를 이루고 있다. 약은 주정기인 이해를 보충하는 것이 우선이며 혈해를 보충하는 약재가 둘째다.

　태양인 2번 유형에서는 사심(邪心)인 노정(怒情)이 폭발하여 간국의 생리력(보조정기)이 상승하지 못하고 감옥에 갇히게 되고, A급보다 생리력을 작게 타고난 폐국(肺局)의 정기(주정기)가 위완국(胃脘局)의 따뜻한 독소를 이기지 못하고 열을 받은 사기(邪氣)가 되어 진해를 고갈시키고 유해를 고갈시키고 이어서 혈해를 고갈시키고 주정기인 이해를 고갈시키게 된다. 약은 진해를 직접 보충시키는 약과 유해를 보충하는 약을 위주로 하여 공장격인 위완국, 소장국의 활력을 직접 도와주고 2차로 주정기인 이해와 보조정기인 혈해를 보충하여 정기의 흐름을 이끌게 한다.

태양인의 정기는 서늘한 기운이며 이 정기가 독소인 따뜻한 기운을 이기지 못하면 병이 일어나게 되니 항상 서늘한 기운이 모자라게 된다. 따라서 사용하는 약재들은 모두 서늘한 기운을 갖고 있다. 오가피는 혈해를 보충하는 약이며, 미후도(다래)는 진해를 보충하는 약이며 그리고 모과(木瓜)는 이해를 돕는 약으로 생각한다.

필자가 경험이 없어 태양인 약재에 대한 것은 청탁은 물론 해당 해(海)를 구분하는 것조차 어렵다. 이제마 선생도 읽고도 통달하지 못하더라도 생각하면 알게 될 것이라 하였는데 필자나 독자 여러분도 계속 연구해야 할 과제다.

제6장

상식으로 풀어보는 사상의학

東醫壽世保元卷之

性命論

○天機有四一曰地方

○人事有四一曰居

○耳聽天時目視世

○驕達事務脾合交

○東務嘉修也交

○頷有籌策臆有

○簿義不可驕也

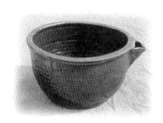

　지금까지 사상의학의 기본 이론에 대하여 전문가도 이해하기 어려울 정도로 세밀하게 설명하였다. 쉽게 응용하기는 다소 어렵겠지만 모든 내용이 일상에 도움이 되는 것이니 자주 읽어두기를 바란다. 자신의 건강을 위해서뿐만 아니라 가족간의 생활 그리고 사회생활에 이르기까지 모두 참고로 하여 생활화하면 많은 도움을 줄 것으로 믿는다.

　이제부터 소개하는 내용은 사상의학적인 사고를 갖고 일상에 응용할 수 있는 것들이니 가벼운 마음으로 읽어보자. 구체적인 증상이나 질병을 다룰 때는 전문 임상가들도 관심을 갖고 학문의 발전에 동참한다는 마음으로 왜 이러한 증상이 일어나고 특별한 유형에서만 나타나는지 생각해보기 바라며, 일반인들은 자신의 체성과 유형이 확인되는 기분을 느낄 수 있을 것이니, 병을 절대 무서워하지 말며 이제까지 반복하였던 바른 마음과 바른 행동을 실천하면서 천명을 다하도록 노력하자.

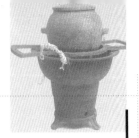

깨끗한 사람이 왜 병에 걸리는가?

영국의 생물화학자인 제임스 러브락(James Lovelock)이 1972년에 주창한 가이아(Gaia)이론(지구를 자율적인 제어체계를 갖춘 유기적인 조직체로 본다는 이론)이란 지구도 하나의 생명체로 본다는 것인데, 서양과학자의 주장으로서는 매우 흥미 있는 접근이었다. 앞으로 인류가 21세기의 목표로 정할 만한 주제이기도 하다.

그동안 인류는 지구를 자원으로서만 보아왔는데, 지구를 생명체라 하고 지구에 살고 있는 인류는 지구의 생존과 운명을 같이 한다고 가정한다면 새로운 가치관이 생기게 될 것이다. 그동안 인류는 지구라는 입장에서 보면 정말 필요없는 존재였을 것이고 아직도 그렇게 생각하고 있을 것이다.

인류는 물질문명의 발달로 환원시킬 수 없는 온갖 공해물질을 만들어내는 죄를 지어왔으며, 그 죄의 대가를 그대로 다시 받고 있다. 과학의 발달로 엄청난 변화가 인류를 안일하게 만들고 급기야 게놈인지 제놈인지가 완성되어, 난치병도 곧 정복할 수 있게 된다는데 과연 좋은 일인지?

한의학에서는 인신(人身)은 소우주(小宇宙)라고 하여 우주의 원리가 곧 인간에게도 그대로 통한다고 말한다. 지구도 우주로서의 원리를 그대로 갖고 있으니, 인위적으로 어떻게 해볼 수 없는 존재인 것이다. 인간이 그 원리를 깨뜨리더라도 거기에 지구는 답하지 않는다. 하지만 그 결과는 인간이 그대로 뒤집어쓰는 것이다.

유전자 조작을 통하여 콩을 재배하여 병충해 없이 엄청난 수확을 거두어 식량부족에 대한 근심을 덜어주는가 했더니, 생산지에서는 사용하지 않고 수출용으로 사용하는데 외부에 표시하도록 일부 국가에서는 시행하고 있는 것으로 들었다. 그런데 이 콩이 메주가 쑤어지지 않는다는 것이다. 그러면 이미 콩이 아니지 않는가?

어쩌면 인간 유전자 조작이 자연에 대한 마지막 도전이 될지도 모른다는 슬픈 생각이 머릿속에 스치는 것은 무슨 연유일까? 그래도 지구는 관심을 갖지 않을 것이다. 적이 스스로 사라지는 순간만을 기다려왔는지도 모르겠다.

결국 사심(邪心)이 가득한 사람들이 자신만을 생각하는 마음으로 감정을 폭발시키고 크게 타고난 천성을 펼치지 않으므로 병이 오는 것을 모르고, 오로지 거죽만 깨끗이 하면 된다는 마음만 갖고 있으니 상대가 안 되는 바이러스나 세균과 싸움을 하는 것이 아닌가?

마음에 사심(私心)과 욕심(慾心)이 비어 있어야 병에 걸리지 않을 것이며, 늘 자연(自然 : 스스로 그러함)스러우면 건강에 관심을 가질 필요가 없을 터인데, 몸만을 깨끗이 또 주변을 청결히 하는 데만 관심을 갖는 사람은 병이 늘 곁에 있을 것이며 근심걱정이 떠나지 않을 것이다.

게놈 지도에 좋은 성정까지 입력하면 멋진 신세계가 될까?

1930년대 영국의 올더스 헉슬리가 지은 『멋진 신세계』라는 공상소설을 보면 공장에서 여러 등급의 종류의 사람을 생산하고 등급에 맞는 직종에서 불평불만 없이 신나게 자기 일을 하게 하는 사회가 그려져 있다. 그런 신세계에서는 남녀 사이의 교제가 자유로운데 아이를 만들 필요도 키워야 할 의무도 없으니 부부라는 단어가 필요하지 않고 굳이 입맛에 맞는 자를 고를 필요도 없다. 모든 제품이 키도 모양도 능력도 똑같으니 고를 일이 없다. 인본주의가 무시되고 즉 인간의 본성을 상실한 복제된 인간들이 불행이라는 것은 모르고 무조건 주어진 일에만 열중하면서 행복을 느끼고 있다면 어떨까? 인간 개개인은 각자 개성이 있어야 하고 그 속에서 조화가 있어야 한다.

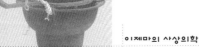

지구도 하나의 생명체라는 가이아(Gaia)이론에서 살펴보았듯이 인간이 생명체이고 만물이 모두 생명체로서 하늘로부터 받은 천명(天命)이 있다는 유학의 근본사상과 일치한다. 모두 인격체로 서로를 존중하면서 살아가야 하는데, 유독 인간이 그런 마음을 잊어버리고 자기만 생각하는 마음으로 지구를 지배하고 이용만 하여 왔다. 결과적으로 그 피해를 인간 스스로 입고 있는 것이다. 인간의 천성이 서로를 위하는 좋은 마음을 갖고 있는데 천성을 버리고 자기만의 이익을 바라는 정을 폭발시키고 있으니 결국 지구가 병이 들고 말았다.

제2장에서 설명했듯이 인간의 체성은 임신부의 마음가짐에 따라 성과 정을 타고나게 되며, 여기에는 어떤 유전의 법칙도 적용되지 않으니, 인간성은 당연히 유전자로 나타나지 않을 것이다. 인간성을 첨가할 수 없는 게놈 프로젝트의 결과를 시행하게 된다면 지구가 가장 좋아할 것이다. 그렇게 되면 지구의 건강이 좋아지게 될 것은 틀림이 없다. 왜냐 하면 그동안 자기의 이익을 위해서 지구를 못살게 굴었던 인간들이 모두 없어질 수 있기 때문일 것이다. 그 외에도 불확실한 것들이 많아 쉽게 실행하기는 어려울 것이다. 물론 난치병 등 당면한 문제들을 해결할 수는 있겠지만, 인간성이 없다면 무슨 소용이 있겠는가? 이미 유전자 조작식품에서 야기된 여러 가지 문제점을 보더라도 알 수 있지 않겠는가?

자연의 섭리대로 천명을 받은 바대로 노력하고 살고 그렇게 노력하지 않는 사람은 병도 걸리고 고생도 하는 가운데 조화가 있는 것이 아니겠는가?

사상인의 비율

강의 시간 중에 도대체 태음인이 몇 퍼센트이고 소양인이 몇 퍼센트인지에 대한 정확한 통계가 있는지, 남녀간의 차이는 없는지, 그 비율이 변화가 없는지에 대한 질문이 나왔다. 사상의학으로 진료를 하는 사람으로서 그동안 답답했던 부분에 대한 질문이 나오니 반갑기 그지없다.

이제마 선생의 후배로서 그동안 거의 무능력하게 대처해온 필자로서도 무슨 할 말이 있겠는가만 할 말은 해야겠다. 공식적으로 설문지를 이용하여 모 대학의 의과대학생을 상대로 조사한 것이라든지, 여러 가지 한의학 행사기간 동안 일반인을 상대로 조사한 것 등 많이 있었다. 그런데 거기에 유의성이 없었다는 것을 유감으로만 생각해왔었다. 설문지가 몇 가지 유형이 사용되었고 결과들을 검토해보니 분포비율도 차이가 있지만 서로 다른 설문지를 사용하면 고유한 체성조차 바뀌게 되니 한심한 노릇이 아닐 수 없었다. 따라서 설문지 자체가 의의가 없다는 것이 결론이었다.

이 책을 여기까지 읽어온 분이면 충분히 이해가 되는 내용일 것이다. 체형을 따지면 예외가 존재하고, 사심인 정을 따지면 B급이면 거의 비슷하다. 병증을 살펴보면 태음인 5번, 소양인 7번, 소음인 7번이 비슷하여 전문가가 아니면 정확한 진단이 불가능하다. 더구나 단순한 상식으로 설문지를 만드니 터무니없기까지 하다. 예를 들어 소양인이 소화력이 좋은 것으로 알고 있는데 157쪽의 표(소양인/소음인 유형별 생리력 참고)를 비교해보면 소음인 1, 2, 3번 유형이 오히려 소양인 6번, 7번보다 더 우수한 소화력을 갖고 있으며, 반대로 소양인 1, 2번이 소음인 6, 7번보다 비뇨·배설기능이 더 나으니 어찌 단순 비교를 할 수 있겠는가?

그러나 체성별로 강한 장국에 같은 생리력을 갖고 있는 유형을 비교한 159쪽의 표를 보면 이해가 쉬울 것이다. 같은 조건을 주면 같은 결과를 계속하여 얻을 수 있다. 21개의 유형의 특징을 모두 집어넣은 설문지를 만든다면, 누구나 ○○인 몇 번 유형까지 정확하게 100퍼센트로 나오게 될 것인데 아직은 간단하게 설문지로 비교할 수 있는 근거를 제공하지 못하는 아쉬움이 있

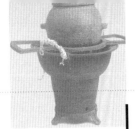

다. 이 책 정도 두께의 설문지라면 가능하겠지만….

적어도 의학이 과학인데 체성판단도 90퍼센트 아니 100퍼센트라야 정확하다고 하겠는데, 소양인일 가능성은 몇 퍼센트, 소음인일 가능성이 몇 퍼센트, 태음인일 가능성이 몇 퍼센트라는 것은 도대체 말이 안 된다. 또 설문지마다 다른 체형의 확률이 높게 나올 때는 더욱 할 말이 없어진다. 지금도 의의가 있는 설문지를 만들어내려고 노력하는 전문인들이 많은 것으로 알고 있다. 제발 100퍼센트 설문지가 아니면 내놓지 말아야 한다. 이 때문에 일반인들의 신뢰를 더욱 잃어갈 뿐이니, 혹시 꿈속에서라도 선생님을 뵙게 될 때 얼굴 붉히지 않을 수 있도록 노력해야 할 것이다.

선생이 밝혀주었듯이 비율은 태음인 50퍼센트, 소양인 30퍼센트, 소음인 20퍼센트 그리고 태양인 약간으로 되어 있다고 정확한 진단이 가능할 때까지 믿어두자. 주로 한의원에서 접하는 사람들의 체성은 나의 경우 태음인 50퍼센트, 소음인이 40퍼센트, 소양인이 10퍼센트 정도다. 아직까지 태양인이 환자로 온 경우는 없다. 그리고 B급에서도 가장 악착같고 철저하고 열심히 살아가지만 생리력은 가장 약한 태음인 5번 소음인 7번 그리고 소양인 7번 유형이 거의 대부분이다. 태음인은 수적으로 많으니 그렇다고, 소음인은 비율은 적으나 워낙 타고난 기운이 작아 상대적으로 더 병원을 찾게 되고, 소양인은 웬만한 증상은 병으로 생각하지 않으니 수적으로 떨어지는 것으로 생각한다.

그래도 사상의학에 대한 지식이 많지 않은 분들은 마음을 비워놓고 이해하기 시작하면 뜻이 빠르게 전달되는데, 전문가들은 자기 생각과 맞지 않는 내용을 들으면 혼동 때문에 오히려 골치가 아프다고 한다. 그동안 『황제내경』의 이론과 『상한론』의 변증논리 그리고 『동의보감』식의 사고를 비울 수가 없는 것이다. 오히려 이들이 사상의학을 망치고 있었다면 틀린 말일까? 특히, 견강부회식의 진단용 설문지는 일반인의 호기심만 자극하는 내용으로 이어오고 있으니, 『동의수세보원』이 세상에 나온 지 100년이 경과하는데 오히려 학문이 퇴보했다는 느낌이 들 정도다.

각 체성의 비율은 변화가 없는데 시대적 환경이 사람들을 A급에서 점차 B급으로 변하게 한다. 자꾸 사심인 정이 폭발하게 되는 것이다. 그리고 천성을 펼치기도 어렵게 되어간다. 좋은 마음을 갖고 있어도 그 천성을 널리 펼치려고 할 때에는 남의 눈치를 보아야 하니 환경의 변화는 A급의 사람들이 적어지게 하는 중요한 요인이다. 자신의 마음이 병들어 있는 것을 고치고, 좋은 마음을 가져야 A급 후손이 많이 나올 수 있다. 그리고 절대로 병과 싸우지 말자. 병과 싸워서 이기는 사람을 아직 보지 못했다. 약이 병을 고쳐주는 것이 아니고, 여러분 스스로 마음을 바꾸게 되면 저절로 병은 없어진다.

요즈음 약이 많이 발전(?)하였는데 엄청나게 무섭게 변했다. 우리 몸의 근본체제까지 흔드는 약을 사용하여 치료하는데 암세포뿐이 아니고 멀쩡한 세포까지 나 죽여버린다. 그래도 몸에 정기가 있어 여전히 싸우는 것을 도와주지는 못할 망정, 면역억제제까지 사용하여 남아 있는 정기마저 없애게 되니, 병은 고쳤는데 몸은 가버렸으니 어쩌란 말인가? 사상의학은 병을 보지 않고 먼저 마음을 진단한다. 선심선행(善心善行)하는 몸가짐과 호현락선(好賢樂善)하고 투현질능(妬賢嫉能)하지 않으면 무슨 병이 올 수 있으며 못 고칠 병이 어디 있겠는가?

부부간에 같은 체성 같은 유형은 없다? (궁합)

사상의학에 관심을 가진 다음 제일 먼저 호기심을 갖게 된 것이 '부부간에 같은 체성과 같은 유형이 없다'는 것이었다. 필자도 처음에 유형의 구분이 무척이나 어려웠기 때문에 과연 그럴까 하면서 반신반의하는 가운데 오히

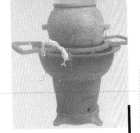
려 유형을 구분하는 데 어느덧 기준이 되어버렸다. 부부가 같이 진료를 받으러 오면, 한 사람의 유형이 분명한 경우 상대는 그 유형이 아닐 확률이 높다는 것으로 이어졌다.

지금은 같은 체성의 같은 유형은 부부가 될 확률이 매우 적다는 결과까지 갖게 되었다.

대개 부부싸움은 칼로 물 베기라고 하듯 아무리 감정의 골이 깊어도 쉽게 풀어질 수 있는 것이다. 그러나, 이것은 궁합이 맞는 부부들만의 이야기이다. 비록 체성은 유전이 아니더라도 자식들끼리 티격태격하는 것은 서로 같은 유형끼리인 경우가 많으며, 나이가 들어서도 여전히 그러는 것을 보게 된다. 그러나, 형제자매 사이야 혈연으로 맺어진 것이기 때문에 인연을 끊어버릴 수는 없는 것이지만, 부부 사이는 과감히 끊어버릴 수도 있는 것이다.

사람들이 모두 심성을 갖추면 다른 이들의 장점을 보게 되고 자신의 단점을 보완하면서 살게 되는데, 사심은 정으로 쉽게 폭발하기 때문에 같은 단점을 갖고 있는 체성에서 같은 유형이라면 그릇의 크기가 같아 크게 부딪힐 수밖에 없다. 하루 이틀도 아니고 견딜 수 없지 않겠는가? 처음 만날 때는 좋은 면만 보이다가 나중에는 같은 결점을 서로가 보게 되니 사귀기가 어려워지게 된다. 급하게 결혼으로 이어지면 이런 실수를 저지르는 것이니 심사숙고해야만 한다. 과거에는 얼굴도 모르고 결혼을 했었고, 우연히 같은 유형을 만나는 경우 이혼도 못하고 원수처럼 평생을 지내온 분들의 이야기를 가끔 듣지 않았는가?

신명을 실천하면서 사는 사람들[善人]의 궁합은 태양인과 소음인 그리고 태음인과 소양인이 잘 맞는데, 그러나 이들이 정명을 못 갖춘 사람[鄙薄貪懦人]들을 만나게 되면 도움은커녕 사심인 정이 폭발하고 만다. 예를 들면 소음인이 태양인 중에서 비인(鄙人)을 만나거나, 태양인이 소음인 중에서 나인(懦人)을 만나거나, 소양인이 태음인 중에서 탐인(貪人)을 만나거나, 태음인이 소양인 중에서 박인(薄人)을 만난다면 어떤 일이 벌어질까? 열을 받고 속이 뒤집어지고 심지어 싸움까지 일어나게 된다.

결국 궁합이란 심성과 정명을 갖추고 사심(私心)과 욕심(慾心)이 없이 꾸준히 실천하면 누구나 맞추어 살 수 있기 때문에 체성과는 무관하다. 그러나 음인들은 서로 어울리는 것을 좋아하고, 양인들은 옳고 그름이 분명하기 때문에 가급적 서로 반대로 만나는 것이 결점을 보완할 수 있는 장점이 있으며, 같은 체성끼리는 잘 부딪히는 편이니 가급적 만나지 않는 것이 현명하며 2세를 위해서도 좋다. 특히 같은 체성에서 같은 유형인 사람은 서로 극복하기가 어려우니, 부부로서는 절대로 만나지 말기를 바란다. 이 책을 보면서 자신이 어떤 체성의 몇 번 유형인지는 감을 잡았을 것이니, 상대의 것만 살펴보면 된다. 그리고 자신이 먼저 심성과 정명을 갖추는 것이 중요하다. 내가 바뀌어야 상대의 장점을 보는 눈을 갖게 되며, 이것으로 자신의 단점을 고칠 수 있으며, 상대의 단점을 이해하고 보완해줄 수 있는 능력이 생기게 된다.

술먹는 습관도 체성에 따라 다르다

술을 잘 먹고 못 먹고를 가지고 체성을 구분하는 것은 어렵다. 서양 해부학적인 상식인데 위(胃)가 비었을 때 내벽에 통로처럼 관이 형성되어 바로 십이지장을 거쳐 소장으로 알코올이 들어가는 사람이 술을 잘 먹는다. 대체로 마른 체형에서 그 관이 잘 형성된다고 하는데, 술을 먹자마자 위에서 빨리 흡수하지 않고 다소 늦어진다는 것이지 많이 먹는다는 이야기는 아니다.

모든 먹을 것에는 온열량한의 성이 있다고 했고, 음식은 그 폭이 좁고 먹기 어려운 약재는 폭이 넓다고 했다. 남들이 다 잘 먹는 음식에 탈이 나는 사람

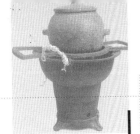

은 병적인 상태에 있다고 할 수 있다. 또 생리적으로 찬 것에 민감한 유형인 소음인 5, 6번 유형은 참외, 팥, 돼지고기, 밀가루음식 그리고 차가워진 음식 등에 탈이 잘 나는 경우도 있어 이들은 남들과는 다른 음식습관을 갖게 된다. 그리고 소양인 중 여름철 음식인 삼계탕에 예민한 반응을 보이는 경우가 있으나, 대개의 건강한 사람들은 음식에 부담을 느끼지 않고 있다.

술도 음식이니 마찬가지라 생각하는데 이것이 열성을 갖고 있어, 열을 받으면 좋지 않은 소양인과 태양인은 대체로 꿀이나 인삼처럼 안 받는다고 간혹 이야기한다. 사우나를 싫어하는 것과 같다.

대체로 소음인은 주량이 많지는 않으나 좋아하는 편이다. 성격이 소심하고 내성적인 사람이 술만 조금 들어가면 흥분이 되어 말수가 많아지고 분위기를 잘 이끌기도 한다. 5번, 6번 유형만 빼면 술자리에 잘 어울리는 편이다. 소양인은 비국(脾局)의 들여보내는 작용이 강하여 쉽게 취하기도 하고 열이 금방 오르는데 깨는 것도 빠르다. 2번, 3번 유형은 곧잘 먹기도 하는데, 1, 4, 5, 6번은 열을 받아 대체로 할 수 없이 술자리에 낀다. 7번은 아주 잘 먹기도 하는데 생리력이 적으니 후유증이 많아 아예 안 먹으려는 경향을 보이기도 한다. 태음인은 술을 제일 즐기는 편이다. 그리고 주량도 크다. 2번, 3번 유형에서 열이 쉽게 올라 처음에는 붉어지다가 나중에는 원래의 색깔로 돌아온다. 4번, 5번 유형은 대주(大酒)가라고 할 수 있는데, 4번 유형은 술 먹은 다음날 복통은 심하지 않은데 화장실을 자주 들락거린다. 5번 유형은 병증이 심하거나 생리력을 약하게 타고난 경우를 제외하면 술이 가장 강한 체성이다.

그밖에 술을 먹고 난 후의 증상은 체성별 21개 유형의 병리적 특징에서 몸이 나빠졌을 때 증상을 참고하면 된다. 일률적이지 않기 때문에 설명을 생략한다. 대체로 맥주와 같이 용량이 많고 서늘한 것은 소양인이 좋아하고, 소음인은 양이 적더라도 오히려 독한 것을 좋아하며, 태음인은 가리지 않는다. 어째든 술도 음식이니 주도(酒道)를 지켜 절제하여야 하는데 그렇지 못해서 문제를 일으킨다.

　과음했을 때 태음인은 콩나물국을 좋아하며, 소음인은 거기에 고춧가루를 타면 더욱 좋고, 소양인은 시원한 것이면 대체로 좋다. 소음인은 거의 다음 날 물을 잘 안 먹는 편이나, 태음인이나 소양인은 유형에 따라 갈증이 심해서 많은 물을 먹게 된다. 술로 인한 증상도 모두 자신의 중요 장국의 활력소를 고갈시키게 되니 소음인은 꿀물 생강차 인삼차가, 태음인은 칡차가, 소양인은 구기자차나 산수유차가 각각 도움이 되니 참고로 하자.

　우유는 태음인 소양인 중 속쓰림이 있는 사람들이 자주 찾게 되는데, 원래 태음인 음식으로 되어 있는데, 태음인 중에서도 소화시킬 수 있는 효소가 있을 경우에만 효과가 있으니, 우유가 잘 받고 안 받는 것으로 '태음인이 맞다 아니다'를 판단하기는 곤란하다. 소음인과 소양인도 우유를 잘 먹는 사람들이 있기 때문이다. 속쓰림은 소음인 5, 6번, 태음인 2, 3번, 소양인 4, 5, 6번에만 오는 증상이니, 유형의 진단에 중요 지표가 된다. 그러나 소음인 5, 6번이 술을 잘 먹지도 못하지만, 속이 쓰리다고 우유를 먹는다면 틀림없이 복통 설사로 고생한다.

　체성이나 유형은 바뀌지 않으나 식성이나 주량 등이 바뀌는 것을 볼 수 있다. 이 경우는 각 유형마다 생리력이 좋을 때와 나쁠 때가 있기 때문인데, 좋은 쪽으로 바뀌었다면 성정을 잘 다스린 결과이며, 나쁜 쪽으로 바뀌었다면 잘못 다스린 결과다. 그밖에 얼굴이 빨개지는 것은 양인(陽人), 창백해지는 것은 음인(陰人)이라 하는데 정확한 것은 아니며 또 어느 쪽이 좋다고 할 수도 없으니 각기 타고난 유형에 따라 다르게 나타나기 때문이다.

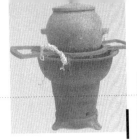

땀이 많이 나면 ?

내 몸의 정기가 부족하게 되거나 소모되었을 때 나타나는 증상이 땀이므로, 정기를 보충하면 여름철에 땀이 적게 난다. 잘 알려진 황기, 인삼, 닭은 소음인 체성에 적합한 것이다. 따라서 소음인은 효과를 볼 수 있으나, 태음인은 좋은지 안 좋은지 모르고 먹고 또 탈이 잘 안 나는데 소양인은 탈이 나기도 한다. 영양탕도 소음인 음식이다. 소양인은 부작용이 있는 경우가 많다. 기피하거나 특히 혐오식품으로 규정하자는 사람은 소양인일 가능성이 높다. 모두 소음인 신국(腎局)의 활력소가 모이는 정해를 돕는 약재나 식품이다. 다른 체성에 도움을 주는 약재를 살펴보면 소양인은 산수유가, 태음인은 갈근(칡)이 정기를 보충하니 땀을 적게 나게 할 수 있다.

땀의 굵기를 보면 소양인 태음인 소음인 순서이다. 소음인은 적시는 정도가 되어도 타고난 기운이 적어 가장 비실비실한다. 삼계탕이나 뜨거운 음식을 복용할 때, 태음인은 땀에 흠뻑 젖어 연신 땀을 훔쳐내면서 먹고, 소음인은 땀이 그저 약간 나는 정도이다. 소음인은 먹는 양이 적기 때문에 여전히 즐기는 사람은 식성 좋은 태음인이 많다.

"발에 땀나면 병이 낫는다." 이 말은 주로 소양인이나 태음인에게 해당되는 것이다. 비국(脾局)과 신국(腎局)의 말단 부위인 손과 발에 기운이 잘 통하면 땀기가 있게 되고 건강하다. 주로 태음인, 소양인이 몸이 아주 나빠지면 손발에 땀이 나지 않고 오히려 건조하거나 갈라지는 사람도 있다. 그러나 소음인은 긴장만 해도 손에 땀이 나게 되니 손발에 땀이 없다는 느낌이 없고, 오히려 정기가 훼손되어 기운이 없어 땀이 많이 나는 경우가 많다. 그리고 이 땀은 차다고 느낀다. 손바닥 발바닥에는 땀기가 어느 정도 있는 것이 좋다. 특히 소양인은 비국의 활력이 좋다는 것이니 건강하다는 것을 보여주는 좋은 징표다. 중병환자가 손바닥이나 발바닥에 땀이 나면 적어도 소양인은 아니라는 증거다. 땀이 줄줄 나면서 차갑고 기운이 없는 사람은 소음인으로 신국의 정기인 정해가 부족해져서 나타나는 것이다. 수면 중에 땀이 나는 것을 도한(盜汗)이라 하는데 병증의 말기 증상으로 보면 된다.

각 체성별로 땀과 관련된 증상을 살펴보자.

소음인 2번 유형과 3번 유형을 특별히 망양병이라 한다. 몸에 열이 심하고 땀이 많이 나게 되니, 다른 체성으로 오인하여 차가운 약을 써서 정기를 더욱 훼손시켜 죽음에 이르게까지 한다. 이 소음인의 유형은 과거의 생리 병리 등을 살펴 확실하게 하지 않으면 곤란하니 주의를 요한다. 이때 손발에 차가운 땀이 나니 감별 진단에 유의해야 한다. B급의 유형에서도 힘들어할 때 땀이 잘 난다.

태음인은 평소 땀을 잘 흘리나 1번 유형에서는 거의 땀이 나질 않는다. 몸이 안 좋다가 회복될 때 열이 심하게 나면서 땀이 나오는데, 이것을 잘못 판단하여 해열을 시키고 땀까지 말라들어가게 하면 정기(正氣)의 회복을 막는 것이니 주의를 요한다. B급에서는 아주 몸이 나빠지면 땀이 나지 않고 폐국의 정기가 고갈되어 피부가 건조하게 되어 손발이 거칠고 갈라지기까지 한다. 대체로 B급 태음인들은 땀도 많이 흘리고 찬물도 많이 마시는데 기운이 없어하지는 않는다.

소양인은 2번, 3번 유형만 빼고 대체로 땀을 많이 흘리고 더위를 못 견디는 편이다. 그리고 정기가 비국에 있으므로 손바닥에 땀기가 있으면 정기가 왕성하다는 것으로 보면 된다. 병증이 시작되었다는 것은 정기가 이미 곤란을 받고 있다는 것이므로 손발에 땀이 없게 되는 신체적 특징을 기억해두어야 한다. 6번 유형 이후에서 병증이 심해지면 자면서 흘리는 땀(도한)이 있게 되는데 당뇨를 기억해두자.

땀이 나면서 몸이 좋아지는 것은 정기의 활동이 살아났다는 것이다. 소음인의 인중(人中)에 땀이 나는 것은 신국의 정기가 상승한다는 좋은 증거가

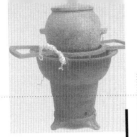

되며, 소양인의 손바닥에 땀 기운이 느껴진다는 것은 역시 강한 장국의 기운이 아래로 흘러간다는 것이니 좋은 것이다.

태음인은 땀이 나면 대체로 건강하다고 하는데 약한 장국인 폐국의 활력이 아직은 있기 때문이다. 유형별로 땀이 없을 때는 1번 유형의 경우 장감병(長感病)에서의 무한(無汗), 3번 유형의 조열병(燥熱病)의 중증(重證)에서의 무한 그리고 4번, 5번의 양강견밀(陽强堅密 : 땀이 나지 않고 피부가 바짝 말라들어감) 등이 모두 중증이고 위험한 지경에 이른 것으로 보면 된다. 그리고 모든 체성에서 땀이 나면서도 병증이 악화된다면 이것은 B급 유형이라고 보면 된다. 모두 주정기의 고갈증상이기 때문이다.

손에 땀이 많은 사람은 B급에서 소음인 7번, 6번이 제일 많은데 정해와 막해가 고갈되는 증상으로 찬 땀(冷汗)이 많다. 태음인은 5번, 4번 유형에서 주로 보이는데 막해와 혈해가 고갈되는 증상이며, 5번은 냉한(冷汗)에서 온한(溫汗)으로 진행되고, 4번 유형은 온한(溫汗)에서 냉한(冷汗)으로 진행하는 것은 병증이 악화되는 것이다. 이것은 장국의 활력소가 고갈되는 순서에 의하여 관찰되는 것이니 주의 깊게 관찰할 필요가 있다.

기운은 상하로 따져 아래쪽은 더워야 하고 위쪽은 상대적으로 차가워야 정상이다. 문제는 상부는 더워지고 하부는 차가워져 탈이다. 대개 병증을 보면 위쪽은 덥게, 아래쪽은 차갑게 느낀다. 머리는 더운 기운이 모이는 곳이라서 냉성인 사람도 머리를 덥게 하면 답답해한다. 보통 목욕탕에서 소양인은 무릎만 따뜻해도 좋고 태양인은 허리까지, 태음인은 가슴 정도까지는 무난하고 목까지 담글 수 있는 사람은 소음인이다. 이불을 머리까지 뒤집어쓰고 자는 소양인은 없으며, 배를 내놓고 자는 소음인은 없다. 일반적인 목욕은 소음인처럼 적절한 주기로 하면서 소요되는 시간이 정확한 것이 좋다. 샤워는 매일 하는 것이 좋고 태음인은 자주 사우나를 하는 것이 좋고, 소음인 · 소양인은 사우나가 좋지 않으니 참고로 하자.

몸이 차다, 덥다는 이미 병

보통 소음인은 몸이 차고, 소양인은 몸이 덥다고 말한다. 그런데 이것도 잘못된 이야기다. 각 체성은 건강할 때 자기 몸이 차다거나 덥다는 것을 느끼지 못하고 산다. 태양인은 서늘한 기운, 소양인은 차가운 기운, 태음인은 따뜻한 기운 그리고 소음인은 뜨거운 기운이 정기다. 이 정기가 왕성할 때는 스스로 체온에 대하여 아무런 느낌이 없다.

체성과 관계없이 대개 몸이 뜨겁다거나 손발에 열이 난다는 것은 내 몸의 정기가 고갈되어가고 있어 힘들다는 것을 표현하는 것이고, 차거나 손발이 냉하다는 것은 이미 내 몸의 정기가 다 고갈되어 식어간다는 것을 나타낸다. 내 몸의 온도를 불편하다고 생각되는 것은 곧 '몸이 정상적이 아니다' 라고 생각하면 된다.

'차다 덥다'의 표현 중에서 손발에 관한 것을 보면 예를 들어 태음인 5번 유형은 손발이 뜨겁다고 하면 간국의 활력소가 모이는 혈해가 고갈되는 주 증상으로 자주 보이는데 가벼운 증상이고, 오히려 차다고 하는 경우가 있다면 이는 비국의 활력소가 모이는 막해가 고갈된 증상으로 중한 증상이 된다. 소음인 7번 유형은 손발이 차다고 하는 것은 반대로 약한 장국인 비국의 활력소가 모이는 막해가 고갈되는 가벼운 증상이며, 오히려 뜨거워진다고 한다면 완건한 장국인 간국의 활력소가 모이는 혈해까지 고갈되는 증상이니 중증이라 하겠다.

그리고 복부의 냉감을 표시하는 경우는 주로 음인(陰人 : 태음인과 소음인)에 많다. 소음인은 신국의 출(出)하는 기능이 우수하여 대장국(大腸局)에서 차가운 기운을 많이 생산하기 때문에 정기가 약해지면 과잉생산된 대장국의 한기(寒氣)를 조절하지 못하므로 아랫배가 차다는 표현을 잘하게 된다. 특히 5번 6번 유형은 평소에도 차다고 할 정도이니 참고로 하자. 태음인은 간국의

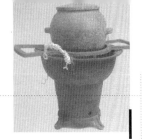

흡(吸)하는 기능이 우수하여 소장국(小腸局)에서 서늘한 기운을 많이 생산하기 때문에 정기가 약해지면 과잉생산된 소장국의 량기(凉氣)를 조절하지 못하므로 배꼽 주위가 서늘하다는 표현을 자주 하게 된다. 특히 4번 유형에서 소장국의 활력소가 모이는 유해가 가장 부족하기 쉬우므로 더부룩하다거나 복통이 없이 대변을 설사도 아니면서 자주 보는 사람들에게 흔히 있는 증상이다. 소양인은 예외적으로 2번, 3번 유형과 B급의 7번 유형에서 등성마루가 차다는 표현을 하는데, 2, 3번 유형은 복통 설사를 주로 호소하고 7번 유형에서는 장이 꼬인다는 교통(絞痛)과 두통을 호소하는 것이 차이점이다.

각 체성의 정기의 종류에 따라 손발의 상태를 가늠하기도 한다. 소양인은 차가운 기운이 정기이므로 촉촉한 느낌을 갖고 있는 것이 정상이며, 소음인은 뜨거운 기운이 정기이므로 뽀송뽀송한 상태가 정상이다. 그리고 태음인은 따뜻한 기운이 정기이므로 약간 건조하다는 느낌이 정상적인 생리상태라고 보면 된다.

오심번열(五心煩熱)은 수족장심(손바닥·발바닥)과 심장이 모두 뜨거운 증상을 말한다. 수족의 온도는 비국의 활력소가 모이는 막해의 양이 부족해지면 차가워지며, 자신의 주정기의 활력소가 매우 부족해지면 등잔불이 꺼지려고 할 때 더 밝아지는 것처럼 오히려 뜨거워지게 된다. 손과 발은 신명의 실천능력에서 어깨와 둔부의 활력과 관계가 있다. 작게 타고난 천성인 사심을 극복하여 갖춘 정명을 수기신 입기명하여 신명을 갖춘다면 손발이 덥다 차다는 소리는 하지 않게 된다.

식 욕

입맛이란 사람이 살아 있다는 중요한 지표 중의 하나다. 입맛이 제일 발달된 체성은 뭘까? 입이 제일 까다롭고 짧고 또 쉽게 없어지는 체성인 소음인이다. 때가 되니 할 수 없이 먹는 경우도 있다. 그리고 4, 5, 6번 유형은 자주체하는 일이 많으니 더욱 심하며, 먹는 양도 적어 대체로 마른 편이다. 그러나 태음인이나 소양인은 체하는 일만 없으면 대체로 잘 먹으니 입맛이 없는경우가 거의 없다.

각 체성의 입맛이 어떻게 떨어지는지 알아보자. 소음인은 대장국(大腸局)의 활력소가 모이는 액해가 부족하게 된 것이고, 소양인은 위국(胃局)의 활력소가 모이는 고해가 부족하게 된 것이고 태음인은 다른 체성과 틀리게 부(腑)가 아닌 간국의 활력소가 모이는 혈해가 부족하게 되어 오는 구역질 증상 때문에 입맛이 없게 되는 것이다. 그리고 입맛이 떨어지면 소음인은 금방기운이 없다고 표현을 하고, 소양인은 이미 막해의 고갈이 있으므로 춥다는표현을 하고, 태음인은 혈해의 고갈이므로 열이 있다고 보면 된다.

멀미나 두통은 내 몸의 주정기가 고갈되었을 때 나타나는 증상이며, 이때소양인과 소음인은 먹을 수가 없는데, 태음인은 토하고 나서도 구역질만 없으면 금방 또 먹을 것을 찾으니 살이 안 찔 수가 없다. 여러 가지 중병을 앓고난 후 같은 생리력의 크기를 갖고 있는 체성끼리 입맛이 돌아오는 것을 비교하면 태음인, 소양인, 소음인 순서이다.

대체로 소양인과 태음인은 아침부터 잘 먹는 편이다. 반면 소음인 아이들은 소화력이 떨어져 아침부터 식욕을 느끼기는 어렵다. 아침을 거른다고 보채지 말고, 찹쌀로 만든 미숫가루에 꿀을 타서 대용식으로 하면 기운이 없다는 이야기는 하지 않는다. 이것도 싫다고 하면 찰떡을 만들어 뜨거울 때 작은 포장으로 나누어 냉동실에 넣어두었다가, 아침에 꺼내 학교에 갖고 가서

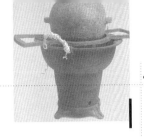

수업을 1시간 정도 마치면 어느 정도 허기가 지게 될 것이고, 찰떡도 먹기 좋게 말랑말랑해진다. 물론 먹는 양은 점심시간에 지장을 받지 않을 정도로 하는 것은 기본이다.

몸이 차고 설사를 자주 한다면 소음인인가?

손발이 차고 소화가 잘 안 되고 설사를 한다고 무조건 소음인이라고 할 수는 없다. 물론 소음인의 5번, 6번 유형에서는 흔히 볼 수 있는 증상들이다. 주로 복통 설사를 자주 하게 되니 항상 기운이 없고, 먹는 것에 매우 조심스럽고, 몸이 차다고 자주 호소한다. 5번 유형은 평소 가슴이 답답해지거나 갈증을 느끼지는 않으며 찬물을 조금은 마실 수 있으나, 6번 유형은 몸이 좋지 않으면 가슴이 답답해지거나 갈증을 많이 호소하는데 찬물을 먹을 수가 없다. 왜냐하면 복통 설사가 심해지기 때문이다. 일반인이 알고 있는 소음인의 특성은 주로 4번, 5번, 6번 유형에서 자주 발견된다.

그러나 소양인의 병증에 망음병[1]이 있는데 2번, 3번 유형에게서 이 증상을 보이니 의사들이 실수를 할 수밖에 없었다. 소양인 망음병은 2번, 3번, 4번, 5번 유형에 보인다. 4번, 5번은 몸에 열이 있고 두통이 심하고 물을 많이 먹는 특성이 있어 차가운 약으로 쉽게 처방할 수 있다. 2번, 3번은 소음인 5번, 6번 유형과 비슷하여 더운약을 사용하여 실패하는 경우가 많다. 소음인과 소양인의 성격이나 체형 등을 비교하면 쉽게 구분이 되나, 단지 나타나는 증상만으로 판단하여 소음인으로 잘못 판정하여 처방하게 된다면 낭패를 보기 쉽다. 이런 환자들이 한의원에서 치료를 받다가 낫지는 않고 오히려 악화되는 경험을 하게 되니, 한방의료에 대하여 불신을 갖게 하는 영향을 주기도 한다.

복통설사(腹痛泄瀉)를 무조건 나쁘게 보지 말자.

갑자기 배가 아프고 설사가 나면 큰일이다 싶어 병원을 찾거나 지사제를 찾는 사람들이 있다. 설사에는 좋은 설사도 있다. 신국(腎局)의 출(出)하는 기능이 대장국(大腸局)이라는 공장을 조절하지 못하여, 대변이 막혀 있던 것이 신국의 출하는 기능이 좋아져 막혀 있던 것이 통하면서 시원하게 설사하는 것은 좋은 증상이다. 특히 소음인의 시원한 설사와 토하는 것은 가벼운 증상이다. 왜냐 하면 그래도 신국의 활력과 비국의 활력이 여전히 남아 있다는 증거이기 때문이다.

설사를 잘하는 유형은 소음인 5번 6번, 소양인 2번 3번 4번 5번 유형이다. 이 중 무기력한 증상이나 몸이 차다는 증상을 타고난 막해의 크기를 갖고 비교하면 아래 표와 같다.

	1	2	3	4
소음인	6번(2)	5번(3)		
소양인			3번(9)	2번(10)

유형별 설사할 때 무기력증 비교표

소양인 4번, 5번 유형은 막해가 고갈되지 않은 상태의 설사이므로, 갈증을 느끼고 물을 마시면서 하루에 셀 수 없이 설사를 하여도 지치는 법이 없으니 표에서 제외하였고, 괄호 속의 숫자는 비국의 활력소가 모이는 막해의 생리력을 표시한 것이니 소양인과 소음인의 설사 차이를 구분해볼 수 있다.

그리고 설사와 마찬가지로 토하는 것도 좋은 증상인 체성이 있다. 원래 폐국의 기능이 호(呼)하는 기능을 갖고 있어, 태음인이 쉽게 토해버리면 아직 약한 장국인 폐국의 활력이 있는 것이니 좋은 증상이고, 또 소양인이 수곡의

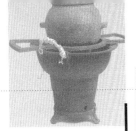

열기를 여전히 잘 만들어 온기를 만들 수 있는 재료를 위완국으로 보내는 능력이 있다는 것으로 역시 길증(吉症)이고, 태양인이 2번 유형에서 열격반위병으로 수없이 토하는 데도 심한 복통이나 설사 등 증이 없는 것으로 보아 강한 장국의 활력임은 분명하다. 제일 불리한 것은 소음인이 토하는 것인데, 그래도 토할 수 있는 기운이 있는 것으로 보아 관격병(關格病 : 토하지도 못하고, 소변도 보지 못하는 증상)에 비하여 아직은 가벼운 증상이다.

그러면 몸에 안 좋은 음식물이 들어왔을 때 몸의 반응을 살펴보자.

1. 컨디션이 좋을 때 : 시원하게 설사하거나 토해 버린다.

2. 생리력이 고갈되어 힘들어질 때 : 복통이 오면서 설사를 한다.

3. 아직 몸에 저항할 힘이 있을 때 : 두드러기가 난다. 태음인 중 2번,
    3번 유형에 빈도가 높다.

4. 최악의 상태 : 아무런 저항도 못하고 괴롭다.

• 오한이 심하고 설사도 심하다 : 소양인 2번 3번, 소음인 5번 6번,
  태음인 4번 유형에서 흉복통이 올 경우

• 속쓰림 : 소양인 4번 5번 6번, 태음인 2번 3번, 소음인 5번 6번

• 위경련 대장 경련 : 막해와 정해의 기능이 고장, 소양인 2번 7번,
  소음인 5번 6번, 태음인 4번

• 난변(難便) : 비국의 납(納)기능, 간국의 흡(吸)기능, 신국의 출(出)
  기능이 안 될 때 대변 보기가 힘들어진다. 대체로 소양인 7번,
  소음인 7번, 태음인 5번

체성별로 체했을 때 보이는 특징으로 소양인은 두통을 호소하고, 소음인은 어지러워 쓰러질 듯하고, 태음인은 속이 거북하여 토하려는 증상이 나타

난다. 그리고 가장 생리력을 약하게 타고난 소음인 7번, 소양인 7번, 태음인 5번 유형이 대변을 보아도 시원치 않다고 생각하면 병이 깊어져가는 증거다. 식욕부진이 오면 이미 중증에 접어든 것이고, 몸이 마르기 시작한다면 이미 치료하기 어려운 상태에 접어든 것이다. 이들 유형은 거의 설사를 하지 않는다고 보면 되는데, 아주 몸이 나빠지게 되면 설사가 나게 된다. 소음인 7번 유형은 신국의 줄(出) 기능이 작동을 못하여 설사를 하게 되는데, 하루 한두 차례 보아도 시원치 않다. 태음인 5번 유형은 간국의 흡(吸) 작용이 안 되는데, 하루 두세 번만 되어도 심각한 것을 느끼는 중증이다. 그리고 소양인 7번 유형은 약한 장국인 신국의 줄(出) 기능이 작동을 못하여 대장국이 무력화되어 하루 10여 회 정도까지 변을 보기도 한다.

모든 설사증상에는 치료도 중요하지만 굶는 것이 우선이다. 허기가 느껴지면 회복되는 것으로 생각하고, 소음인은 찹쌀 누룽지로 미음을 만들고, 소양인은 녹두를 죽으로 만들고, 태음인은 멥쌀 누룽지로 미음을 만들어 속을 달래주면 편할 수 있다.

속쓰림으로 고생하면?

소화가 좋지 않은 사람들의 증상은 복통, 설사, 속쓰림, 더부룩함, 거북함, 구토, 식욕부진, 두통, 어지러움 등 여러 가지가 있다. 각 체성에서 소화기가 가장 약한 소음인에게 많은 것으로 알고 있으나, 다른 체성에서도 자주 소화기 증상을 볼 수 있다. 태양인은 소화기 증상을 호소하는 2번 유형에서 구토를 호소하는 열격반위를 보일 수 있는데, 다른 체성에서는 매우 불편을 느끼는 복통이나 설사나 이질 등의 증상이 보이면 오히려 소장국의 활력이 좋아지고 있다는 것을 표현한다. 그러나 소양인 7번, 소음인 7번, 태음인 5번 유

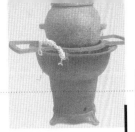

형에서는 말기증상이 아니면 소화기 증상이 잘 나타나지 않는다. 미리 경보 장치가 가동되지 않는, 생리력이 가장 약한 유형이기 때문이다.

복통과 속쓰림으로 고생한다면 소화기가 꽤 안 좋은 것이다. 여기서 속쓰림이라면 복통이 있고 속이 쓰리다는 증상인데 평생 속쓰림을 모르고 사는 사람들이 많다. 속쓰림이란 조잡(嘈雜)이라는 용어로 표시하는데, 단순히 속이 비어서 허기져서 쓰린 듯하다가 시간이 지나면 없어지는 가벼운 증상을 말하는 것이 아니고, 상처가 난 곳에 고춧가루를 뿌린 것처럼 도저히 참을 수 없는 정도로 무엇을 먹더라도 쉽게 가시지 않고, 약을 복용해야 될 정도의 증상을 말한다. 평소 속이 빈 것을 견디지 못하고 아무 것이라도 먹어야 하는 사람들은 주로 소양인과 태음인에게 주로 보이고, 소음인들은 아무 것이나 먹으면 오히려 설사가 심해지기 때문에 음식을 매우 가리는 편이다.

속쓰림으로 각 체성과 유형을 구분해보자. 소음인 5번 6번, 태음인 2번 3번 그리고 소양인 4번 5번 6번 유형에서만 이 증상이 나타난다.

소음인 5번 유형은 태음병증, 6번 유형은 소음병증으로 복통 설사를 잘 하는데 5번은 갈증이나 가슴이 답답한 것이 없으며 찬물도 마실 수는 있으나 많이 마시지는 않는다. 6번은 가슴이 답답하고 갈증을 느끼는데 오히려 찬물을 마시지 못하고, 따뜻한 물로 입안의 건조함을 달래는 정도로 마시는 것이 특징이다. 찬물은커녕 냉장고에서 꺼낸 반찬도 먹으면 배가 아프고 설사를 쉽게 한다. 거의 대변은 무르게 보며 추위를 많이 타며 손발이 차고 항상 기운이 없어 늘어지는 편이다. 4번 유형에서도 가끔은 설사를 하기도 하는데 속쓰림이 없기 때문에 구분이 가능하다. 그 밖의 유형에서는 설사란 찾아볼 수가 없다.

태음인 2번, 3번 유형에서 복통 설사와 함께 속쓰림을 주로 호소한다. 1번 유형에서도 변이 묽거나 설사가 날 때도 있으나 복통은 없다. 4번 유형도 대변을 자주 보거나 설사를 곧잘 하는데 증상이 심해 장이 꼬이는 듯한 것은 있어도 속쓰림은 호소하지 않는다. 2번 유형은 감기에 걸리면 목이 부어 열이 나고 피부에 알러지 정도로 가벼운 증상을 표시한다면, 3번 유형은 갈증도 더 심하고 피부병을 지나서 종기까지 자주 나타나는 무거운 증상들이 보인다. 그러나 이 유형들은 설사가 나면 편하게 느끼고, 오히려 변비가 오면 더 불편함을 느낀다.

소양인 2번 3번 4번 5번을 복통 설사를 잘 한다고 하여 망음병(亡陰病)이라 하는데, 2번 3번은 몸이 차고 속쓰림이 없어 구분이 가능하다. 1번 유형이나 6번 유형에서는 설사를 거의 하지 않는 편이나, 혹은 6번 유형이 당뇨증상이 있을 정도로 악화되면 속쓰림이 온다. 4번 5번 유형이 복통 설사와 함께 속쓰림이 오는데 공통적으로 몸에 열이 많고 찬물도 잘 마시는데, 특이하다면 엄청난 두통증을 수반하고 있는 것이 다른 체성과의 차이점이다.

치료는 제1장의 정명(情命)으로 판단하는 법에서 설명하였다시피 소음인은 앞으로 나가기를 주서하지 말아 불안정한 마음을 없애야 하고, 태음인은 밖을 살펴 두려움을 갖지 말아야 한다. 소양인은 안쪽을 살펴 밖이 안정되도록 노력하여야 하며 태양인은 일보 후퇴하여 급박한 마음을 없애는 것이 기본이다. 그리고 열거한 유형이 모두 B급이므로 부족하게 타고난 정을 폭발시키지 않고 서로를 위하는 마음을 갖도록 하여, 보조정기의 흐름이 막혀 병증이 생기지 않도록 하여야 한다.

상상임신과 출산

몇 년 전 여름철에 있었던 일이다. 사십대 초반의 아주머니가 매우 창피한 듯이 말을 못하고 머뭇거린다. 얼굴은 푸석하고 더운 날씨인데 긴 팔 옷을 입고 온 것을 보면 분명 출산 후 조리하는 약을 지으러 온 느낌이었다.

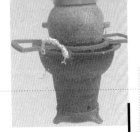

언제 출산하였는가를 물었다. 출산하지 않았다고 한다. 그럼 유산이 되었는가를 물었더니 이제까지 임신이 되어 본 적도 없단다. 그런데 일주일 전에 아이는 얻었다고 했다. 결혼 후 임신이 되지 않아 여러 가지 고민 끝에 입양도 고려하였는데 시가 쪽의 반대로 이루지 못하였다고 한다.

그 해 봄 우연히 원치 않는 임신을 한 산모를 만나게 되어, 그 아이를 데려오기로 협의를 하고 남편의 동의도 얻었다. 출산일이 다가오면서 자신의 몸이 변화를 나타냈다는 것이었다. 아랫배가 점차 불러오고 유방이 커지기 시작하더라는 것이다. 출산을 하고 아이를 데려오니 어떻게 된 일인지 젖이 불어 통증이 심하고 심지어 오로(惡露 : 출산 후 남아 있던 찌꺼기가 배출되는 것으로 당시 분명히 생리하고는 틀리다고 느낌)까지 나오게 되면서 완벽하게 아이를 낳은 후의 산모의 몸 상태가 되어버렸다는 것이다.

산부인과에서 젖 줄이는 약도 먹고 출혈을 제어하는 치료도 받았는데, 도대체 차도가 없어 치료를 받으러 왔다고 한다. 정신적인 갈구에 의해서 상상임신은 있을 수 있고, 실제로 주변에 많은 실례가 있지 않은가? 이렇게 황당한 일이 있을 수 있을까?

처음에는 환자가 늦은 나이에 출산한 것을 창피하여 숨기는 것으로 이해를 했는데 자초지종을 들어보니 사실이었다. 남의 아이를 데려온다는 죄의식과 남편과의 협의 과정에서의 논란, 주변의 이목, 출산일까지의 정신적 갈등 및 결과에 대한 두려움 등 모든 것이 몸을 변화시킨 것이다.

결국 부족하게 된 해(海)를 찾아 처방을 주어 몸을 조리하게 하였고, 아이를 데리고 친정인 지방으로 내려가 3주 정도 조리를 하고 서울로 올라와 다시 들렸다. 아직도 몸은 완쾌되지 않았으나, 주변에서는 아이도 생기고 몸의 상태로 보아 자신의 자식으로 인정하지 않을 수 없었으니, 심리적으로는 매우 안정이 되어 있었다. 여전히 부족한 정기를 보충하는 약을 다시 주었고 점차 아이 엄마로서의 모습을 갖게 되었다.

마음먹기에 따라 상상임신뿐이 아니고 출산 후의 증상까지 보이니 우리 몸은 마음의 지배를 받고 있는 것이 틀림없다. 이 마음에는 서로를 생각하는 넓은 마음과 자신만을 생각하는 좁은 마음이 있으니, 넓게 천성을 펼치고 좁은 마음을 버릴 수 있으면 몸은 건강할 수밖에 없지 않겠는가?

생 리 통

사상의학에서는 여성의 생리기능이나 남성의 생식기능을 모두 간국의 기능으로 보아 모두 간당(肝黨)에 포함시켰다. 이것도 전통한의학과 다른 견해로 많은 진통을 겪었던 문제였다. 심지어 사상의학을 전문으로 하는 분들 중에서도 아직도 생각을 바꾸지 못하는 분들이 있기도 하다.

그러면 생식기능이 가장 약한 체성이 누구일까? 그리고 강한 체성은 누구일까? 모든 체성에서 강한 장국의 생리력이 6인 유형에서 간당의 크기를 다음 표에서 확인하자.

	태양인2	소양인6	태음인4	소음인6
폐당	6	4	2	3
비당	4	6	3	2
간당	2	3	6	4
신당	3	2	4	6

각 체성의 생리력 6의 간당 비교표

생리력이 6인 유형에서는 태음인이 일등이고 태양인이 꼴찌니까 생각한 결과가 그대로 나왔는데 다른 유형끼리는 또 다른 비교표를 그려야 한다. 157쪽의 표를 펼쳐보면 지금쯤은 자신의 해당 체성의 유형을 알 것이니 서로를 비교해보자.

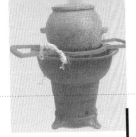

원문에서도 태양인 여성이 골반이 작은 관계로 아이를 낳기가 제일 힘들다고 되어 있으니, 남성 태양인의 생식기능이 떨어지는 것도 당연할 것이고, 인구 분포 비율이 낮은 것도 사실일 것이다.

생리기능은 여성의 생리 병리를 따지는 매우 중요한 기준이 된다는 의미로서 '생리'라는 용어를 사용한 것으로 추측된다.

먼저 생리통을 알아보자.

소음인은 간국이 완건한 장국이라 하였으니 불임 걱정은 없으나 비국의 생리력이 약하여 입덧이 심하다. 그렇다고 굶어죽었다는 얘기를 듣지 못하였으니 걱정할 것은 못 된다. 출산 후 젖이 부족하거나, 유선염을 잘 일으키기도 하는데, 역시 막해의 크기와 관련이 있다. 정명을 갖춘 여성이라면 생리통이 거의 없다고 보면 된다. 이 정명을 못 갖추게 된 소음인 6번 유형에서는 복통을, 7번 유형에서는 요통과 복통을 호소하는데 다른 체성에 비하여 그다지 심한 편은 아니다.

소양인은 비국의 생리력이 풍부하여 출산 후 젖이 많아 젖을 말리느라고 고생을 하는 경우가 많으며, 4번 5번 6번 7번 유형에서 통증을 나타내는데, 7번 유형은 요통이 위주가 되며, 4번으로 갈수록 복통이 위주가 된다. 대체로 태음인보다 증상이 가벼운 것으로 보고된다.

태음인은 희성(천성)으로 간국을 크게 타고나므로 생리와 관계된 증상이 없을 것으로 보이는데, 강한 장국은 집권당으로서 몸의 모든 일을 도맡아하기 때문에 의외로 통증이 심하게 나타나는 경우가 많다. 그리고 젖가슴의 통증까지 호소하는 경우도 많이 보는데 막해의 고갈이 원인이다. 그러나 대부분 천성을 잘 펼치는 경우 생리량도 많고 기간도 오래 걸리는 것이 정상이다. 2번 3번 유형에서는 요복통(腰腹痛 : 허리와 배가 모두 아픔)을 호소하고, 4번 유형은 복통을 위주로 하나 심하면 요복통을 호소하며, 5번 유형은 주로 요통을 호소한다. 통증의 위치는 열을 받은 사기가 먼저 고갈시키는 장국 부위에 나타난다.

생리불순은 모두 간국의 활력소가 모이는 혈해의 고갈로 일어나는데, 주기가 당겨지는 것은 혈해가 점차 말라가는 것이며, 늘어지는 것은 이미 혈해의 양이 없어져가는 것을 표현한다.

음탈(陰脫 : 자궁탈출이나 빠지는 것 같은 증상)은 주로 생리력이 가장 약한 소양인 7번 태음인 5번 소음인 7번에 주로 보이는데, 소양인과 소음인은 막해의 고갈과 연관지어 시리다, 차다라는 표현을 하나, 태음인은 별로 시리다는 표현을 하지 않는다.

임신 중 입덧은 소화기가 약한 소음인에게 주로 나타나므로, 기존의 한의서에 소개된 약재들이 주로 이들에게 적합한 약으로 구성되어 있으며, 액해를 도와주는 약재인 생강 등 더운약으로 정기를 보충한다. 태음인들의 입덧은 느글거려 못 먹는다고 하는데, 토하고 나서 메슥메슥하는 것만 없으면 또 먹는다. 소양인은 임신이 되면 벌써 젖이 붙고, 비국의 활력이 좋아서 입덧은 없는데, 다만 신경을 써서 날카로워지면 체하는 정도이다.

출산시 통증을 살펴보면 태음인 5번 유형은 혈해의 고갈로 요통을, 4번 유형은 유해의 고갈로 복통을 주로 호소하며, 소양인 7번은 정해의 고갈로 오는 요통 막해의 고갈로 오는 복통이 있으며, 소음인 6번은 액해의 고갈로 복통을 주로 호소한다. 그 밖에 다른 부위의 통증은 초산 전에 이미 건강이 좋지 않아 관련된 해(海)가 고갈되어 있기 때문에 나오게 된다. 웬만하면 제왕절개를 하니 점점 관찰할 기회는 적어져 통계 잡기가 어려울 것이니, 참고로 소개한 것이다.

그리고 모든 병리적 현상 한 가지만 가지고 그 사람의 병증을 해석하거나 유형을 단정지을 수 없는 것이 사상의학의 특징 중 하나인데, 적어도 생리에 변화가 나타나면 각 해(海)의 활력소가 고갈된 곳이 없는가를 체크하여 관찰하는 것이 필요하다. 단순히 한 가지 증상만을 갖고 몸이 이렇다 저렇다 할

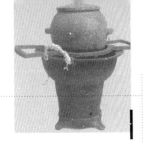

수는 없다. 예를 들어 심성이 갖추어지면 약한 장국이 활력을 갖게 되는데 태음인은 땀이 잘나서 몸이 개운한 상태이고, 소양인이 대변을 보는데 시원하고 그리고 소음인이 소화가 잘되고 있는 상태에서 생리의 이상이 왔다면 일시적인 기능성 이상이니 크게 걱정할 증상이 아니라고 보아도 좋다. 그러나 유형마다 활력소가 고갈되는 여러 가지 증상이 나타난다면 병증의 순서를 찾아 적절하게 조치해야 할 것이며, 아울러 욕심(慾心)이나 사심(私心) 때문에 마음이 편치 않은지 관찰하여 마음가짐이나 행동을 삼가야 할 것이다.

살 좀 빼볼까?

나이 오십인 여자 환자가 '어떻게 하면 살을 뺄 수 있을까요?' 하고 물어본다. 두 달여를 매일 한 시간 이상 자전거를 타고 열심히 식사 조절을 했는데 '왜 살은 조금도 안 빠지는지 모르겠다' 고 한다.

각 체성에서 천성 때문에 잘 타고난 당(같은 기운을 활력소로 갖는 무리)이 있으며 각 당에서 피부, 근육, 살, 뼈 등은 이막혈정(폐비간신의 활력소)의 해(海)라는 그릇으로부터 무겁고 탁한 에너지를 공급받는다. 또한 활력소가 풍부한 정도가 체성별로 서로 다르므로 태양인은 피부, 소양인은 근육, 태음인은 살(육질) 그리고 소음인은 뼈(골격)가 발달된 특징을 갖게 된다. 따라서 태음인이 살이 잘 찌는 특성을 갖고 있다.

모든 체성에서 생리력이 왕성하면 균형이 있는 몸매를 갖는다. 그러나 정기의 흐름이 방해를 받게 되어 각 당의 활력이 부족하게 되면 균형을 잃고 과잉으로 에너지를 생산하게 된다. 예를 들어 태음인은 소장의 활력을 잘 타고나 서늘한 기운이 과잉으로 만들어져 독소로 작용하는데, 생리력이 떨어져 이 독소를 이길 수 없게 되면, 그 중 4번 유형(B급에 속함)은 살이 잘 찌는 특징이 있다.

그러면 생리력이 왜 떨어지게 될까? 한마디로 사심(邪心)인 락정(樂情 : 나만 보호받고자 하는 마음)을 폭발시키기 때문이다. 그 사람은 나름대로는 열심히 살아왔다고 자부하고 있고, 아이들은 커서 그들의 일에 열심이니 걱정할 일도 없는데 모든 일에 화가 잘 난다고 한다. 특히 남편이 이제는 서로 신경을 쓰지 않아도 모든 일이 잘 되어가는데 '왜 잔소리가 심하냐?'고 하는 데는 폭발할 정도라 한다. 왜 매사에 짜증이 나고 열이 폭발하는지 알 수가 없다고 한다.

모든 체성에는 A급이 있고 B급이 있다고 했는데 B급은 항상 모든 일에 최선을 다하고 있다고 자부하고 있으며, 그 결과 일이 제대로 진행되지 않거나 만족스럽지 못하면 쉽게 열을 받는 단점이 있다. 가족간의 일이나 회사의 일에서도 마찬가지다. 스스로 기준을 정하고, 이 기준에 맞지 않으면 화가 나게 된다. 아이들도, 남편도, 여러분도 각각 자기 기준이 있다. 내 기준에 맞지 않는다고 열을 받아 감정을 폭발시키면 상대도 똑같이 열을 받게 되지 않겠는가?

이 기준을 상대를 위하는 마음으로 다시 정하면, 항상 자신이 고쳐야 할 단점들이 보이게 되고, 그리고 이 단점들을 고치려고 끊임없이 노력을 하여야 한다. 남편을 위하는 마음으로 생각을 바꾸면 짜증나는 일이 없게 되고, 변화된 본인의 생각은 남편의 마음에도 좋은 변화를 보일 수 있으며 그리고 아이들의 기준을 이해하도록 노력하면, 아이들도 진정으로 어머니의 마음을 따르게 된다.

며칠 전 '왜소증 환자의 노력하는 모습들을 TV에서 보고 눈물을 흘렸다'는 이 환자는 천성으로 희성(喜性 : 서로 도와주며 살아가고자 하는 마음)을 갖고 있으니, 이 천성을 펼칠 수 있는 봉사활동을 해보는 것이 좋은 장국을 더욱 좋게 할 수 있는 방법일 수 있다. 그리고 여러 제한 속에서 하지 못했던 일이

나 배우고 싶은 일들을 시작하는 것도 정기를 도와줄 수 있는 방법이다. 그러나 이 모든 것들을 살을 빼기 위한 목적으로 하면 안 된다. 저울도 없애야 한다. 저울눈금의 변화가 내 정을 또 폭발시킬 수 있기 때문이다.

이러한 방법들을 하나씩 실행해나가면, 점점 화가 나거나 열을 받는 횟수가 줄어들게 되는 것을 느끼게 될 것이고, 열을 받지 않으면 생리력이 좋아지게 되고 그러면 소장에서 에너지를 과잉생산하지 않게 되고, 소변의 이상, 소화가 안 되어 더부룩한 것, 자고 나면 부석부석한 얼굴 등 그동안 불편했던 여러 가지 증상들도 호전된다. 그러면 살은 어떻게 되었을까? 이미 보기 좋은 몸매로 돌아와 있을 것이다.

골다공증

갱년기에 접어든 여성분들이 염려하는 병중에 골다공증이 있다. 그런데 이 병을 과연 병이라 할 수 있을까? 생리적 노화현상이라고 보는 것이 옳다고 생각한다. 이제마 선생은 인생을 16단위로 끊어 32세부터 48세까지를 장년기로 그 이후 64세까지를 노년기로 보았다. 전통 한의학에서 여성의 가임기간이 배란과 생리가 있는 49세까지로 본 것과 거의 같은 나이 구분이다. 이 과도기에는 신체의 변화뿐만 아니라, 심리적인 약화까지 초래하여 여러 가지 증상이 나타나므로 갱년기증후군이라는 명칭까지 붙게 되었다. 하나의 분기점을 아쉽게 생각해서는 안 된다. 이제까지 거두어들인 열매를 저장하고 후손에게 남겨줄 좋은 업을 정리하는 시기가 돌아온 것이라고 반갑게 맞이하자. 누구나 오는 것이고, 나라고 예외일 수는 없다. 70대 노인들도 여전히 정신연령은 20세라고 대답하고 있는데, 육체는 이미 시들어가는 결과에 한숨짓게 된다. 갱년기에 있는 사람들의 느낌도 이에 못지지는 않을 것이다. 이것에 아쉬움을 많이 갖는다면 그 증후가 심할 수밖에 없다. 자연스럽게 받아들이자.

여하튼 골다공증은 뼈의 노화현상이고 특별한 증상은 나타내지 않는다. 다만 뼛속의 구성이 조밀하지 못하게 되는 것뿐이니 다치면 쉽게 금이 가거나 부러지기 쉬우며 부러지면 잘 붙지 않기 때문에 문제다. 그러면 어떤 체성에 가장 빈발할까? 157쪽의 표를 참고하면 된다.

우선 소양인 체성에 가장 많다. 소양인은 애성(사심)을 작게 타고나 정으로 폭발하여 애정이 신국의 정기를 삭감시키고, 신국의 활력소가 모이는 정해의 크기를 B급으로 갈수록 작게 타고나게 되니, 정해의 탁재까지 말라가게 되면 뼈의 이상이 쉽게 온다. 그러나 소양인은 타고난 기운(비국의 활력)은 강하기 때문에 자신의 뼈가 이상이 있다는 진단을 받게 되면 충격이 큰데 특히 갱년기에 가장 민감한 반응을 보이게 된다. 강한 사람이 받는 충격이 훨씬 크기 때문이다. 갈대가 약하긴 하여도 잘 부러지지 않는 것과 같은 이치로 소음인은 정해의 크기를 크게 타고나기 때문에 골다공증은 잘 오지 않는다. 그리고 갱년기 증상에 대해서도 그렇게 심각하게 고생을 하지 않고 잘 지나간다. 그러나 타고난 기운이 작기 때문에 늘 골골거려 걱정을 하는데, 막상 진단을 받아보면 의외로 정상적인 수치가 나오는 것을 보고 신기해한다.

『수세보원』을 살펴보면 신기하게도 소음인 6번과 7번 유형에서만 골절통(骨節痛 : 요즘 골수염, 골다공증, 류머티스성 관절염을 말함)이란 증상이 기록되어 있다. 따라서 신국의 생리력(정해의 크기)이 최소 6번 이하에서 이와 같은 증상을 보이게 되니 157쪽의 표를 참고로 보면 태음인은 2번 유형 이하 3번 4번 5번에서, 소양인도 2번 이하 3번 4번 5번 6번 7번에서 모두 골다공증이 올 수 있는 것이다. 그리고 잘 알고 있듯이 타고난 생리력이 점점 작아질수록 심하게 나타나는 것은 당연하다. 그러나 태음인은 정해의 탁재까지의 고 갈은 거의 오지 않는다. 왜 그럴까? 정명인 거처의 능력을 갖게 되는 신국이

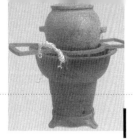

완건한 장국이기 때문이다. 인체의 모든 정기가 고갈되어질 때 비로소 나타날 수 있는 것이 이 증상일 수 있다. 따라서 소양인과 소음인에게 자주 나타나는 증상이라고 하겠다.

골다공증을 예방하려면 소양인은 사심인 애정을 폭발시키지 말아야 할 것이며, 소음인은 천성인 락성을 잘 펼쳐야 할 것이며 그리고 태음인은 사심인 락성을 극복하여 성력으로 갖게 되어 정명을 실천하면 된다.

그러면 치료는 어떻게 할 것인가? 다른 모든 병과 마찬가지로 성과 정을 다스리는 것이 아니면 불가능하나, 각 체성별로 소양인은 지골피, 소음인은 백하수오가 각각 정해의 탁재를 보충하는 약재다. 그리고 태음인은 아직까지 정해의 탁재를 보충하는 약재가 거론된 것이 없으나, 갈근(칡)이 강한 장국의 활력을 돕는 것이니 응용해보는 것이 좋겠다.

당 뇨

사십대 후반부터 20년 이상을 평균 36단위의 인슐린 주사를 맞고 있는 부인 이야기다. 자식 키우며 남편 뒷바라지에 여러 대소간의 일로 엄청난 스트레스를 받고 살아왔던 것이 당뇨의 발병 원인이었다. 스스로 최선을 다하며 살아왔는데 이런 병이 어째서 오게 되었는지 궁금하단다. 완벽하고 틀림없고 빈틈이 없는 성격이라, 자신의 마음과 부합되지 않는 일의 결과나 사람들에 대해서는 심한 짜증을 받는 소음인 7번 유형으로 보인다. 그래도 식생활을 워낙 잘 지키고 사는 터라 체중도 거의 빠지지 않았는데, 기운은 매일 없단다. 타고난 그릇이 작음에도 불구하고, 자신이 해야 하는 일은 끝까지 하지 않으면 직성이 풀리지 않아 밤을 새워서라도 해야 된다니 정기가 담겨 있어야 할 그릇이 거의 비어 있었다. 그릇이 작으니 조금만 쉬어도 금세 또 채워질 텐데 견디지 못하는 성격이었다.

이 부인이 일상에서 벗어나 시골의 어느 암자에 머물며 휴식을 갖게 되었는데, 일주일이 되지 않아 손발이 떨리고 식은땀이 나고 기운이 쭉 빠지는 등 저혈당 증상이 오는 것이다. 당뇨에 대해서는 아는 것이 많아 즉시 단것을 먹고 인슐린 단위를 낮추었는데, 다음날 또 같은 증상이 오니 단위를 또 줄이고 하여 열흘째는 아예 끊어버렸단다. 그 후 두 달여를 당뇨를 잊고 지내다가 집에 돌아와 다시 주사를 맞게 되었는데, 마음에 여유가 생기고 짜증도 덜 내게 되니 집안 분위기가 달라졌단다. 물론 인슐린을 12단위 정도로 낮추었는데 그다지 힘들지 않게 되었다.

증상이 정해·막해의 활력소가 고갈되는 것으로 나타나는데, 이때는 대장국(大腸局)의 활력이 많이 떨어지게 되므로 생강을 차로 복용하는 것이 도움이 될 수 있다. 이제마 선생은 병을 약으로 치료하는 것보다 항상 마음을 강조하였으니, 병에 걸리시 않노복 하는 것이 중요하며 이미 증상이 발생되고 나서 마음을 바꾸는 것은 매우 어렵다. 특히 B급에서 생리력이 약한 환자들은 감정을 억제하기가 매우 어려우며 그래서 어려운 병도 오게 된다.

제일 많은 인구를 차지하는 태음인은 3번 유형에서부터 당뇨가 발견된다. 3번보다 약한 생리력을 갖고 있는 4번 5번 유형에서는 당연히 당뇨가 올 수 있다. 3번 유형은 식사를 잘 하면서도 가끔 복통이 있고, 대변은 무를 때가 정상이나 쉽게 굳어지고, 감기에 걸리면 목이 붓고 열이 심하게 난다. 당뇨의 초기 증상을 살펴보면 얼굴색은 검어지고, 오후에 열을 느끼고 갈증이 심해져 차가운 물을 많이 마시게 되고, 땀이 많고, 조금 피로해져도 가슴이 답답하고, 뒷목이 뻣뻣해지고, 눈이 빨개지고 아프다. 심해지면 갈증이 심해져 물을 많이 먹게 되는데 먹는 양보다 소변을 두 배로 많이 보게 되면서 몸이 마르게 된다. 입 안이 헐어 고생한다든가, 머리 주위에 종기가 빈발하며, 어지러움이 심하고, 팔 다리에 힘이 없어지고, 온몸에 피부병이 번지게 되어 잘 낫지 않는다.

유해(油海) · 혈해(血海) · 막해(膜海) · 이해(膩海)의 순서로 정기가 말라들어가는데, 태음인의 주정기가 간국(肝局)의 정기이므로 혈해를 보충해주는 갈근(葛)을 차처럼 상습적으로 복용하면 증상의 악화를 막을 수 있다. 그리고 사심(정)인 락정(樂情)을 폭발시키지 않고 천성인 희성(喜性)을 널리 펼치면 당뇨를 예방할 수도, 치료할 수도 있다.

소양인은 6번 유형 이후부터 당뇨가 발견되는데 6번 유형은 피부색은 구릿빛으로 평소 잘 먹고, 소화도 잘 되고, 물도 차가운 것을 많이 먹으며, 땀도 잘 흘리는 편이다. 몸이 나빠지면 먹고 나서 금방 배가 고파지고, 살이 빠지게 되며, 자면서 땀을 흘리게 된다. 갑작스런 체중감소가 보이게 되어 당뇨라는 진단을 받게 된다. 이 때는 벌써 당뇨로는 중소¹⁾로 넘어간 것으로 시간이 10년 이상은 경과한 것으로 보면 된다. 평소 굳은 변을 보던 사람이 변도 묽어지고, 가슴이 답답한 것이나 갈증은 심하지 않게 되며, 몸에 종기가 자주 나타나는데 주로 전면 부위에 국한된다. 더욱 심하게 되면 물을 먹는 대로 소변으로 나가고, 뼈마디가 시리게 되고, 하체가 말라 무릎 뼈만 보일 정도가 되며, 이때는 종기가 등 쪽까지 나타나 잘 치료되지 않는다.

6번 7번의 유형을 구분하면 6번 유형은 고해 · 액해 · 정해 · 혈해 그리고 막해를 고갈시키는 병증 변화에서 고해의 고갈증상인 속쓰림이 초기부터 나타나고, 7번 유형은 정해 · 혈해 · 막해 그리고 주장국의 조절기능의 실조로 인한 고해나 액해의 증상까지 이어지는 병증 변화에서 속쓰림이 없이 좀 더 심각한 증상인 장이 꼬이는 통증으로 나타나는 것이 두 유형의 차이다.

당뇨의 주요 증상은 정해 · 혈해 · 막해가 고갈되는 순서로 나타나는데 주정기인 비국(脾局)의 활력소를 돕는 산수유가 증상의 악화를 방지할 수 있다. 두 유형 모두 고해의 고갈증상이 보이는데 이때는 인동덩굴을 달여서 진하면 물로 희석하고 연하면 졸이고 하여 입맛에 따라 음료수로 복용하는 것이 고해의 활력소를 보충시키는 좋은 방법이다.

옛 의학서적에 '당뇨에는 약을 비록 복용하지 않아도 술을 끊고, 성생활을 하지 않고 그리고 짠 음식이나 밀가루 음식을 조심하면 나을 수 있다'고 하였으나, 그것보다 자신이 재앙을 부른 것이니 비록 증상이 험악하기는 하지만, 마음을 다스리고, 몸을 경건히 하면서, 부족하게 된 그릇을 채워주는 좋은 약을 복용하면 그것으로 죽지는 않을 것이다.

암과 종기

기억하는지 모르겠는데 60년대까지만 해도 피부에 종기가 나서 고생하는 사람들이 많았다. 위생상태가 좋아져서 그런지 아니면 음식에 항생물질이 많이 포함되어 있어서인지는 확실치 않으나, 요즈음은 종기 대신 피부 알러지나 여드름 때문에 고생하거나 또는 아주 험악한 종기인 내부의 암이 많이 발생한다. 암은 이미 넘어올 수 있는 선을 건너가버린 이후에 발견되기 때문에 치료가 어렵다. 그러나 발견된 이후라도 부모로부터 작게 타고난 사심(邪心)인 정을 폭발하지 않으면 심성을 갖게 되고, 또 사심을 극복하여 정명을 갖게 되면, 고통이 없이 남은 생을 살아가게 될 것이고, 더욱 분발하여 신명까지 갖추게 된다면 암덩어리도 없어질 것이다.

환자를 대하다 보면 대개 B급인 유형에 해당되는 사람들이 많다. 특히 암으로 고통받는 사람들은 100퍼센트 모두 생리력을 약하게 타고났다. 여기저기 아프다가 암에 걸린 사람은 없다. 평소에 건강하다고 자부하는 사람으로 적극적이고 열심히 살고 있으며 그리고 병이라고는 감기도 잘 안 걸리는데, 우연히 무슨 건강 검진을 받고는 암이란 판정을 받는 경우가 많다. 몸의 생리력이 좋은 사람은 신체의 경고(알람) 기능이 살아 있어서 마치 본영화를 상

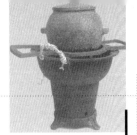

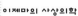
영하기 전에 예고편을 보여주는 것과 같아 항상 조심을 하게 되니 암에 잘 걸리지 않는다. 그러나 소음인 7번, 소양인 7번, 태음인 5번 유형은 비록 생리력을 가장 작게 타고났으나, 몸은 아주 건강해 보인다. 즉 예고편이 없이 바로 본영화를 상영할 수 있는 유형들이다. 이들에게 주로 암이 찾아온다. 감기도 안 걸린다고 좋아할 필요가 없다. 진짜 건강하여 안 걸리는 경우라면 몰라도 감기는 걸려야 한다. 그래야 욕심(慾心)과 사심(私心)을 버리기 쉽다. 이들이 주로 독감 예방주사를 맞는 분들이다. 평소 자주 걸리지는 않는데, 한 번 걸리면 잘 낫지 않으니 미리 예방하자는 것이다. 독감을 예방할지는 몰라도, 더 큰 병이 오는 것은 막을 수가 없다. 심성과 신명을 갖추고 실천하지 않으면 무조건 암이 온다고 생각하자.

피부질환과 관련지어 다시 체성으로 분류해보면 태양인은 없고, 소음인은 아주 적고, 소양인이 그 다음, 제일 많은 분포를 갖고 있는 사람들이 태음인이다. 태양인은 애성(哀性)을 천성으로 갖고 있기 때문에 폐국의 활력이 가장 크다. 따라서 폐당에 속하는 피부는 왕성한 기운을 갖고 있어 좀처럼 고갈되지는 않는다. 소음인은 비교적 비국의 생리력이 약하여 이론상으로 폐국의 활력도 별로 크지는 않아 쉽게 올 것 같은데, 급작스런 병변이 올 경우에 간혹 보이기도 한다. 하지만 만성화된 병변은 거의 보이지 않는다. 따라서 소음인은 상처가 나더라도 쉽게 아물어 칼로 째거나, 불로 지지더라도 쉽게 치료가 된다. 소양인은 비국의 생리력이 왕성하여 폐국의 활력이 풍부하고, 또한 완건한 장국이기 때문에 피부의 병변이 드문 편이나 오게 되면 심하게 증상이 표현된다. 그러나 태음인은 워낙 사심(邪心)인 락정(樂情)을 쉽게 폭발시키기 때문에 자주 병변이 나타나고 또 만성화되는 경우가 많다.

한방의 치료법 중에서 일부러 화상을 입혀 곪게 하는 뜸이라는 것이 있다. 여러 가지 뜸뜨는 방법 중에서 화상을 입히는 것이 효과가 가장 강력하다. 화상이 치료되는 과정에서 정기인 면역력이 좋아지게 되어 관련된 증상을 호전시키는 치료법이다. 내 몸에 종기가 생겼다는 것은 체내에 독성 물질에 대하여 내 원기가 저항하는 현상인데, 이것은 면역반응으로 반드시 있어야 하는 일이다. 오래 고생하는 분들은 '어떻게 그것을 견디느냐?' 고 하소연하 겠지만, 암이나 만성 피부질환에 면역 억제제를 투여하는 현대의학의 치료 법을 보면 무시무시하니 견딜 것은 견뎌야 하는 것이다. 이것은 내 몸의 면역력인 정기를 활동하지 못하게 하는 것이다.

열 살 된 여자아이가 피부에 이상이 와서 병원에서 6개월 이상 치료를 받다가, 결국 포기하고 내원을 하였다. 얼굴은 달덩이처럼 붓고, 소변도 시원치 않는데, 여전히 먹기는 잘 먹는단다. 아마 그런 종류의 약을 투여했던 것 같다. 태음인 5번 유형에 적합한 약을 5일간 투여하니, 처음에는 증상이 심해져, 아이가 견디지 못하더니, 계속 10여 일을 투여한 결과 증상이 사라지게 되었다. 그 후 1년 후 다리를 삐어서 내원을 하였는데 얼굴을 도저히 기억할 수가 없었다. 얼굴에 부기가 모두 없어지고 키도 많이 커서 알아볼 수가 없었던 것이다. 1년 사이에 피로하면 한두 번 증상이 있긴 하였는데, 신경을 쓰지 않고 내버려두었더니 이제는 증상이 없어졌다고 한다.

여드름도 나오는 유형이 정해져 있다. 역시 태양인, 소음인은 걱정할 정도는 아니고, 태음인의 2번 3번 5번 유형과 소양인의 4번 7번 유형이 제일 성가셔한다. 이들이 주로 피부과를 찾는데, 얼굴에 신경을 쓰는 아이들치고, 사심인 정이 폭발하지 않은 예를 찾아보기 힘들다. 내 몸의 정기가 제대로 흐르면 이 증상은 오지 않는다. 자신의 일에 만족하면서 열심히 노력하고, 서로를 위하는 마음을 갖게 된다면, 정기가 제대로 흐르게 되고, 여드름을 걱정할 시간이 없게 된다. 그 시간이 앞당겨질수록 깨끗한 피부가 찾아오게 될 것이다.

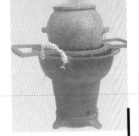

중 풍

성인병에서 제일 두려운 것 중 하나가 중풍이다. 누구나 나이를 먹게 마련이며, 그러면 혈관이 노화되고 결국엔 뇌에 문제가 생기지 않겠는가? 대부분 혈압의 안정이 중풍을 예방하는 중요한 지표로 생각한다. 그러나 혈압에 대한 표준이 개인차가 많다는 것을 무시하는 경향이 있다. 일방적으로 기준을 정해 놓고, 그것보다 높으면 무조건 혈압 강하제를 투여하는 것에는 이의를 제기하고 싶다. 적어도 '고혈압 증상이 없는 사람들에게 굳이 약을 권하지 말라' 는 것이다. 중풍이 오지 않을 사람들이 혈압 떨어지는 약을 복용하고 있는 것을 볼 때 아쉬움이 많다. 모두에게 '한 가지 옷을 입어라' 하는 억지를 부리는 것이 아닌지 모르겠다. 고혈압으로 인한 증상은 주로 소양인 4번 유형 이후, 태음인은 3번 유형 이후 그리고 소음인은 7번 유형에서 주로 보인다.

사상의학적으로 뇌의 영역은 폐당과 관련되어 있다. 그러므로 폐당의 에너지를 가장 적게 타고난 태음인이 가장 노출되기 쉬운 체성이지 않겠는가? 정확한 통계는 아니지만 대략 중풍환자가 100명이라면 그중 70명이 태음인이고, 소양인이 25명이고, 소음인이 5명 정도가 된다.

	태양인2	소양인6	태음인4	소음인6
폐당	6	4	2	3
비당	4	6	3	2
간당	2	3	6	4
신당	3	2	4	6

각 체성의 생리력 6의 폐당 비교표

	태음인5	소양인7	소음인7
폐당	1	3	2
비당	2	5	1
간당	5	2	3
신당	3	1	5

각 체성의 생리력 5의 비교표(태양인은 없음)

　위의 표들을 참고로 하여 폐당의 크기를 살펴보면 태음인 5번, 태음인 4번, 소음인 7번, 소양인 7번 순서로 빈도가 높을 것으로 보이는데 실제로는 태음인 5번, 소양인7번, 태음인 4번, 소음인 7번 순서가 된다. 대개 '잘 낫지 않고 또 어려운 병은 마음이 B급으로 타고난 분들에게 주로 온다'고 했다. 따라서 폐국의 정기가 들어 있는 그릇을 가장 적게 타고나고, B급인 태음인 5번 유형이 중풍 1순위인 것은 이해가 될 것이다. 그러면 소음인 7번이 2순위가 아닌 것은 어떤 이유일까? 소음인은 타고난 기운(비국의 생리력을 참고)이 적어 충격을 받아 견디는 능력이 약하여 폐당의 에너지가 부족하게 되기 전에 쓰러지고 만다.(中氣 : 졸도) 그리고 깨어나면 다른 장애는 갖지 않는다. 그리고 소양인은 폐당의 능력을 완건하게 타고나 기운이 웬만큼 소모되지 않고는 폐에 활력소를 계속 만들어 공급하기 때문에 뇌의 증상이 잘 나타나지 않는다. 그러나 7번 유형의 경우는 B급이라 오랜 시간 사심(정)인 애정(哀情)을 폭발하고 있으면 결국은 중풍이 올 수 있다. 중풍도 이미 넘어가지 말아야 할 선을 넘은 증상이므로 치료가 어렵다. 넘기 전에 예방하는 길밖에 없다.

　중풍이 올 수 있는 체성과 유형을 반드시 미리 확인해두자. 참고로 응급시 요령을 알아보자. 태음인 환자는 어깨와 다리를 붙잡고 흔들어 깨워보는 것을 해볼 만하고, 후유증 치료에도 물리치료 작업치료를 열심히 하는 것이 좋다. 소양인 환자는 흔드는 것은 절대 안 되며, 환자를 껴안아 일으켜세우는 것도 좋지 않으니, 고정된 상태에서 응급실로 가야 하며, 후유증 치료도 가

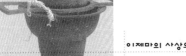

급적 충격을 주지 않는 것이 좋고, 침 치료도 가급적 피하는 것이 오히려 도움이 된다. 소음인 환자는 일으켜 앉히는 것은 가능하나 역시 어깨를 흔드는 심한 동작은 삼가는 것이 좋으며, 팔다리를 가볍게 주물러주는 것은 좋으며, 대체로 예후가 좋으니 다소 안심이 된다.

병이 생기면 이미 늦은 것으로 아무리 치료가 잘 된다 하여도 후유증이 남게 마련이다. 그러면 어떻게 해야 중풍을 피할 수 있는가?

소양인들은 신국(腎局)의 출력(出力 : 비뇨, 배설의 기능과 한기를 흡수하는 기능)을 약하게 타고난다. 따라서 대소변을 쉽게 볼 수 있고, 손바닥 발바닥에 땀이 나게 된다면 일단 중풍은 오지 않는다. 이러한 비뇨, 배설기능에 장애가 있다면 타고난 성과 정 특히 애정(哀情)이 폭발하지 않도록 노력하면 된다. 7번 유형이 대변을 쉽게 보지 못하는 것은 변이 굳어서가 아니고, 묽은데도 신국의 출력이 거의 고갈된 것에 의한 것이니, '변이 묽다고 변비가 아니다'라고 생각해서는 곤란하다.

태음인 5번 유형은 항상 중풍이 올 수 있다고 생각하고 살아야 한다. 사심(정)인 락정(樂情)이 폭발하면 생리기능을 저하시키고, 이것이 병의 원인이 된다는 것을 알고 있으니, 락정이 폭발하지 않도록 다스려야 할 것이다. 나만을 보호해주기를 바라지 말고, 남을 도와주고 보호하는 데 주력해야 할 것이다. 이것을 억지로 한다면 열을 받아가면서 참는다는 것이니 안 될 것이고, 내가 제일 잘하고 있다거나 또는 최선을 다하고 있다는 교만한 마음도 버려야 할 것이다. 항상 모자란다고 생각하여 노력하는 마음가짐이 끊이지 않아야 한다.

이 태음인 5번 유형이 대변이 굳어지거나, 묽더라도 변을 보는 데 시간이 많이 걸리고, 입이 쓰거나 갈증이 심하게 되고, 땀도 많이 흘리고 뒷목이 뻣뻣해지고, 눈이 뻑뻑하고 충혈이 되거나, 심한 어지러움증이 나타난다. 가슴이 터질 것 같고, 귀에 소리가 나거나 울림 현상이 있고, 상습적인 두통을 수

반한다면 곧 중풍이 올 것이니, 정신을 바짝 차리고 있어야 할 것이다.

병이 오는 것은 내가 부른 것이지 다른 사람이 가져다주는 것이 아니니 모든 것이 내 탓이 아닌 것이 없다. 내가 노력하지 않는데 누가 당신을 위하여 협조하겠는가? 제일 쉬운 방법은 내가 아닌 남을 위하여 생각하고 행동하는 것이며, 이것이 어려운 병을 막는 길이며, 또 건강한 사회를 만드는 길임을 잊지 말자.

소변 요법

예로부터 어르신들이 어린아이 소변을 받아서 먹었던 것을 영화나 책을 통해서 본 적이 있다. 이 방법이 중풍을 예방하는 것으로 알려져 있고, 수년 전 일부 지역에서 유행되었던 기억이 있다. 이때 소변은 돌 무렵의 남자아이 것을 주로 이용하였는데, 선조의 지혜가 놀라울 따름이다.

요즈음은 안 보이던데 고속도로 휴게실 남성 화장실에서 소변을 따로 받아내는 것을 본 적이 있을 것이다. 하수구가 막혀 받는 것이 아니고 유로키나제(뇌혈관이 막힌 것을 뚫어주는 약의 이름)라는 약의 재료를 얻으려는 것이다. 소변에서 뽑은 약재인데, 엄청나게 비싸다. 중풍을 예방하려는 선조들의 지혜에서 힌트를 얻은 것인데, 혈액을 맑게 하고 혈관의 노폐물을 제거하는 효과가 있다.

그런데 이 약을 사용하다가 오히려 출혈이 생겨 중풍이 재발하거나 증상이 악화되는 것을 경험한 의사들이 있을 것이다. 좋은 약인데 출혈할 사람인지 아닌지는 구분이 안 되니, 환자 보호자의 서약을 받아가면서 투여를 해야한다. 앞에서 설명한 태음인 4번 소음인 7번 유형에서는 뇌혈관이 터질 확률이 낮다는 것을 참고로 기억해두자.

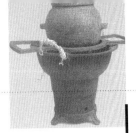

마찬가지로 소변요법을 사용하는 분들도 태음인 5번 소양인 7번 유형에 잘못 사용하면 오히려 혈관 벽이 약해져 출혈이 올 수 있다는 것을 알아두자. 스스로 몇 번 유형인지 모른다면 아예 복용을 중단하고, 중풍에서 설명한 대로 마음을 먼저 비우자.

경기(驚氣 : 열성경련)

어린아이가 열이 많이 올라, 눈이 뒤집히고, 손발이 경직되는 험악한 증상을 경험한 적이 있을 것이다. 보통 경기한다고 하는데, 열이 심해 중추신경계가 고도의 흥분상태에 돌입한 것인데, 7~8년 전만 해도 가끔 아이를 들쳐업고 급하게 한의원으로 들어오는 일이 있었다. 그런데 요즈음은 없다. 병이 없어서가 아니고 119 때문이다. 이 같은 열성경련은 주로 소양인, 태음인에 많이 보인다. 소음인 A급에서 울광병(鬱狂病)으로 미쳐서 날뛰고 발버둥치는 것은 경기가 아니다. 이 소음인 1번 2번 유형은 소양인 4번 5번 유형과 비슷할 정도로 소화력이 좋고, 갈증도 많아 찬물도 잘 마시고, 열도 많이 오르고, 변을 못 보는 등 특히 2번은 땀도 많이 흘려, 일반적으로 소양인으로 착각하여 잘못 치료하여 그렇게 되는 것이니 진짜 경기는 아니다. 7번 유형은 자는 간기(癎氣)라 하여 아이가 경직이 오는 것이 아니고 늘어져 잠자는 것 같은데, 마치 경기처럼 의식이 없는 것을 말한다. 따라서 소음인에서 열성경기를 찾기 어렵다.

소양인에서는 1번 4번 5번 유형에서 주로 열성경련이 있으며, 7번 유형에서는 열성경련보다 더욱 위험한 뇌의 이상이 올 수 있는 어른들의 중풍과도 같은 기질적인 간질발작이 올 수 있다. 제일 빈발하는 4번 유형은 편도선이 붓고 열이 금방 오르는 전형적인 유형이다. 1번 유형에서는 병증이 심해져 물도 못 마시고 마시면 토하는데, 대변을 못 보니, 이때는 물을 넘길 수 있도록 조치하고, 강력하게 고해를 보충하는 약을 써야 하는 경우인데 대개 설사약을 투여한다. 이것으로 병증이 심해져 증상이 나타나기도 하니 의사의 잘못으로 오는 경우이다. 태음인은 2번 3번 유형에서 주로 볼 수 있으며, 5번 유형은 소양인 7번과 마찬가지로 기질적인 병변을 갖고 있어 아이가 떼를 부리다가 쓰러지기도 한다.

공통된 것은 열과 함께 변비가 있을 경우에 증상이 빈발하니, 자주 변비로 고생하는 아이들은 평소에 관리를 잘 하여야 한다. 응급조치로 태음인, 소양인 아이들이 열이 있으면서 변비가 있다면 좌제, 해열제를 투여하는 것은 해볼 만한 지혜이다. 아이들도 성정(性情)이 있다고 했으니, 아이들이 열을 받지 않도록 부모의 지혜가 필요하다. 그리고 설사하면서 경기하는 경우는 없으니, 열이 올라도 설사를 하고 있다면 이 아이는 경기 걱정을 하지 않아도 좋다.

태음인 5번, 소양인 7번, 소음인 7번 유형은 경기가 발생했다면 기질적인 병변이 있을 가능성이 높으니, 전문가의 진단을 받아보는 것이 바람직하다.

마음의 병과 심장병

'모든 병들이 마음에서 일어나지 않는 것이 없다'는 것이 사상의학의 논조인데, 일반적으로 마음의 병이라 알려진 증상들에 대하여 알아보자.

조바심(조마조마하여 마음에 불안을 느낌)은 모든 체성에서 관찰이 된다. 태양인은 급박한 마음, 소음인은 불안정한 마음, 소양인은 두려운 마음 그리고 태음인은 겁나는 마음 등을 모두 조바심으로 표현할 수 있다. 특히 B급으로 갈수록 심해지는데, 타고난 생리력이 적을수록 정명을 갖추기 어려우므로, 병적인 증상을 쉽게 보이게 된다. 243쪽의 표에서 각 체성의 생리력이 5정

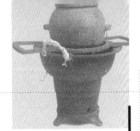

도인 유형에서 조바심은 같다. 모두 사심이 많은 본성(자신만 생각하는 마음)을 극복하고, 성력으로 정명을 갖추어 실천하면 이 마음은 생기지 않는다.

　제일 먼저 보이는 것이 불면증이다. 불면증은 각 체성의 가장 강한 장국의 활력소가 고갈될 때 나타나는 증상인데 태양인은 급박(急迫 : 조금의 여유도 없이 절박함)한 마음으로 이해의 고갈, 소양인은 번민(煩悶 : 마음이 번거로워 답답함)으로 막해의 고갈, 태음인은 번열(煩熱 : 몸에 몹시 열이 나고 가슴이 답답하며 괴로운 증세)로 혈해의 고갈 그리고 소음인은 조증(躁症 : 조급하게 구는 성질)으로 정해의 고갈로 일어나니, 천성을 잘 펼치지 못한 상태에서 일어나는 증상이다. 서로를 위하는 마음만 실천한다면 불면증은 쉽게 고칠 수 있는 증상이다.

　다음으로 정충(怔忡)이라는 증상이 있는데 태음인 4번 5번 유형에서만 관찰된다. 이것은 겁을 먹는 것에서 출발하여, 두려운 감정이 지나치면 생기는 증상으로 높은 곳에 서 있거나, 폐쇄된 곳에 갇히거나 뭔가 대상이 있다는 것이 특징이다. 이 증상은 이해가 고갈되어 진해의 기능을 조절하지 못해서 오는 것으로 진(津)이 고갈된 증상이다. 그리고 건망(健忘 : 건강이 끝난다는 뜻으로 조금은 험악한 한자용어이니 함부로 사용하지 않기를 바란다)이라는 증상이 있는데, 이것은 전념한 상태에서의 기억장애를 말하며, 소양인의 B급 유형에서 주로 관찰된다. 두려운 것에서 출발하여 무서움이 지나치면 생기며, 특정한 원인이 되는 대상이 없는 것이 특징이다. 역시 고해의 고갈로 진해의 진을 만들지 못하여 오는 증상이다. 이 두 가지 증상은 모두 치매(癡呆)로 갈 수 있는데 폐국의 정기를 약하게 타고난 태음인에게 잘 올 수 있다. 노망은 치매와 같은 증상으로 보면 되는데, 신경정신과의 분류에 따르면, 노망은 주로 열성적인 행동을 나타내는 양성적인 조증(躁症)을 말하며, 치매는 주로 활동의 저하에서 오는 우울하고 음성적인 울증(鬱症)을 의미한다.

　정충과 건망은 모두 사심(私心)에서 발생되는 것으로, 작게 타고난 본성인 사심(邪心)을 존기심 양기성(存其心 養其性)하지 못해 심성을 갖추지 못해서 오는 것이니, 태음인은 함(頷)에 주책을 갖추고 소양인은 복(腹)에 도량을 만들면 예방과 치료가 가능하다.

관련된 해를 보충하는 약재가 도움을 줄 수 있으니, 태음인은 이해를 돕는 산약(마)과 혈해를 돕는 갈근(칡), 소양인은 고해를 돕는 인동덩굴과 막해를 돕는 산수유, 소음인은 정해를 돕는 백하수오와 액해를 돕는 생강 그리고 태양인은 혈해를 돕는 오가피와 이해를 돕는 모과가 효과적이다. 그러나 역시 약으로는 치료가 잘 되지 않으니, 마음 다스리는 법이 우선이다. 태교와 마찬가지로 혼자서 해결하기는 힘들고 주변의 많은 도움을 요구하는 증상들이다.

이어지는 것이 심장병이다. 최근에 부쩍 심장질환이 늘어났다. 과거에는 중풍 질환이 월등하게 많았으나 이제는 평준화되어 점차 중풍과 심장병의 발병비율이 비슷하기에 이르렀다. 우리의 심장이 맵고 짠 것으로 단련되어, '독종, 강심장'이라는 명칭까지 들어왔는데, 식생활이 변경되어 그 비율이 높아지게 된 것이다. 어느 병이 더 나쁠까? 어차피 이미 돌아올 수 없는 다리를 건너간 증상들인데, 후유증으로 주위사람들까지 고생시키느니, 본인이 고생스러운 것으로 만족하고 또 쉽게 끝을 보기도 하니, 차라리 중풍보다 심장병이 더 낫지 않을까?

가슴에 통증을 느끼는데 가볍게 진정이 되면 협심증이라 하고, 진정이 안 되면 심근경색이라 한다. 이러한 기질적인 증상은 마음의 병에서 이미 진행된 것으로 보면 되고, 소음인 1번 2번 유형의 울광병(鬱狂病)이나 소양인 1번의 결흉병(結胸病)과 4번 5번의 이열병(裏熱病)의 증상 그리고 태음인 3번의 조열병(燥熱病)의 중증에서 보이는 증상과는 근본적으로 다르니 참고로 하자.

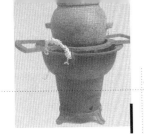

가물치

산모가 아기를 출산하고 힘들어할 때 또는 중병을 앓고 난 후 허약해진 원기를 보충할 때 고단백질 식품인 가물치를 고아서 복용한다. 가모치(加母致)라는 이름에서 보듯, 산모에 좋은 음식이기는 한데 짚고 넘어가야 하는 부분이 있다.

'가물치는 차가운 기운을 갖고 있다'고 문헌에 되어 있으니, 차가운 기운이 모자란 분들에게는 도움이 될 수 있으나, 더운 기운이나 뜨거운 기운이 부족한 사람들은 오히려 손해를 볼 수 있다. 그러면 차가운 기운이 모자란 사람은 누구이고, 더운 기운이나 뜨거운 기운이 모자란 사람은 누구일까?

대개 소양인은 열이 많고, 소음인은 냉하다고 말하는데, 이것은 몸의 정기와는 반대되는 의미인 독소를 말한다고 보면 된다. 그래서 소양인의 정기는 차가운 기운이고, 소음인의 정기는 뜨거운 기운이다. 몸의 정기가 부족해지면 소양인은 덥다고 느껴지고, 찬 것을 요구하게 되며, 소음인은 차다고 느껴지고, 더운 것을 요구하게 된다.

	태양인	소양인	태음인	소음인
정기	량(凉)	한(寒)	온(溫)	열(熱)
독소	온(溫)	열(熱)	량(凉)	한(寒)

체성별 정기와 독소

위의 표 체성별 정기와 독소에서 온열량한의 네 가지 기운으로 정기와 독소를 표시할 수 있다. 따라서 태양인은 서늘한 기운, 소양인은 차가운 기운, 태음인은 따뜻한 기운 그리고 소음인은 뜨거운 기운을 갖고 있는 식품이 도움을 준다.

그러나 크게 음양으로 구분하면, 소음인과 태음인의 정기의 성질이 비슷하고, 태양인과 소양인의 정기가 성질이 비슷하여, 몸의 생리력이 좋을 때는 느끼지 못하는 경우도 있다. 그러나 소음인과 소양인의 정기는 극으로 대립하기 때문에 쉽게 부작용을 호소하기도 한다.

예를 들면 성질이 차가운 돼지고기, 팥, 참외 등에 소음인이 복통을 호소하거나 설사를 하는 것이 쉽게 관찰되고, 반대로 뜨거운 성질을 가진 닭고기, 인삼, 꿀 등에 소양인이 두통이나 가려움증을 호소하는 것도 쉽게 볼 수 있다.

반면 태음인은 강한 흡수(소화)력을 갖기 때문에 음식에 민감하지 않다. 유형에 따라 적합하지 않은 음식이 들어오더라도, 설사 한두 번으로 그만인 경우가 많다. 따라서 태음인들은 대체로 음식에 가리는 것이 없다고 말한다.

타고난 기운이 가장 약한 체성이 소음인이고, 소화력이 가장 약한 체성도 소음인이니, 산후나 병후에 기운이 빨리 회복되지 않는 사람이 어떤 체성이겠는가? 소음인이다. 이 경우 가물치가 적합할까? 아니다. 가물치는 소양인의 원기 보충에 도움을 줄 수 있으니 참고하기를 바란다.

족 발

얼마나 아기에게 젖을 먹이지 않았으면, 분유광고도 내지 못하게 하는 등 모유의 필요성에 대하여 열심히 강조한다. 젖이 너무 많이 나와 일상에 빨리 적응하기 곤란하여 젖을 줄이는 방법을 물어보는 경우도 가끔은 있지만, 먹이고는 싶은데 없어서 문제가 되는 경우가 오히려 적지 않다.

그러면 유선(乳腺)의 발달이 제일 잘된 체성과 잘 안 된 체성은 누구일까?

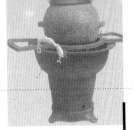

	태양인2	소양인6	태음인4	소음인6
폐당	6	4	2	3
비당	4	6	3	2
간당	2	3	6	4
신당	3	2	4	6

각 체성의 생리력 6의 비당 비교표

　태소음양인의 단순비교도 가능하지만, 이왕이면 같은 생리력을 가진 유형끼리 비교해보자. 강한 장국의 생리력을 6으로 갖고 있는 위 표에서 유방은 비당(脾黨)에 속하므로 비당의 크기로 비교한다. 따라서 소양인(6), 태양인(4), 태음인(3), 소음인(2)의 순서이다. 따라서 소양인은 유선이 발달하여, 젖이 많아 어떻게 하면 줄일 수 있을까를 걱정하며 또한 젖몸살이나 유선염 같은 것은 걱정을 안 해도 좋은 편이다. 반면 소음인은 사이즈도 작지만, 좀처럼 아이가 만족할 만큼 나오지가 않는 것이다. 억지로 젖을 나오게 하려고 자극을 주다 보면 염증도 잘 일어나는 것이다.

　요즘은 드물지만 산후에 젖이 부족할 때, 돼지 족이나 또는 몇 가지 약재를 넣어 복용하기도 했다. 돼지 족은 찬 기운을 갖고 있어, 소양인에게 적합한 음식이다. 그러면 가장 젖이 발달된 소양인이 왜 부족하게 되었을까? 식사를 잘하는 소양인이 음식이 부족하여 재료가 없을 때나 간혹 애정(哀情)이 폭발하여 비국(脾局)의 생리력이 제 기능을 발휘하지 못했을 때 올 수 있을 뿐이다.

　참고로 소양인은 차가운 기운이 원기라고 이미 설명하였으며, 원기가 부족해지면 열이 나게 되며 이때는 차가운 기운을 갖고 있는 식품으로 보강해야 하는 것이다. 반대로 소음인은 항상 뜨거운 기운이 부족해지기 쉬운 체성인데, 소음인이 돼지 족을 복용하면 유형에 따라 복통 설사를 하거나 그렇지 않으면 더 안 나오는 경우도 있게 되니 조심하여야 한다. 그리고 태음인은 먹으나마나하다.

소음인의 젖이 부족한 경우는 인삼이나 생강차를 자주 복용하는 것이 좋은 방법이다. 반대로 소양인이 인삼을 먹으면 젖이 줄어드는 폐단이 있다. 이를 이용하여 젖을 줄이는 방법으로 사용하면 젖이 줄지는 몰라도 몸이 망가지니 삼가는 것이 좋다.

인 삼

인삼은 뜨거운 약재로 잘 알고 있다. 그래서 몸에 열이 있는 사람에게는 맞지 않는다고들 한다. 대개 인삼을 복용하려는 사람이 누구일까? 손발이 차거나, 기운이 없거나, 속이 냉하다는 사람이고 또 B급일 것이다.

대체로 소음인 약이라는 것을 알고 있는데, 조금 자세히 살펴보자. 소음인은 4번 5번 6번 7번 유형에서 주로 애용하게 되는데, 7번 유형은 오히려 백하수오가 더 효과적이다. 인삼은 정해의 청즙을 보충하는 약이고, 백하수오는 탁재를 보충하는 약이기 때문이다. 또 소음인 2번 3번인 경우 몸이 힘들어지면, 땀이 많이 나게 되는데 이때도 효과적이다.

소음인 2번은 땀이 많이 나게 되면 이미 대변을 보기도 힘들어지고 등 쪽에도 열이 후끈거리는 등 보통 인삼을 꺼리게 된다. 특히 갈증이 있어 찬물도 많이 먹고 소화력이 좋아 소음인으로 보기에는 판단이 다소 어렵기 때문이다. 3번 유형은 2번과 같으나 소화력이 약하여 평소 변을 무르게 보거나 아랫배가 더부룩할 때도 있으며 갈증은 느끼지 않는다. 이 소음인 2번 3번 유형이 땀이 많이 난다고 하여, 이제마 선생은 망양병(亡陽病)이라는 병명을 붙여놓아 주의를 주었는데, 이 유형의 환자가 병이 심하여 내원을 했을 때 오히려 증상만 보고, 차가운 약을 투여하는 실수를 범하면 환자가 악화되거

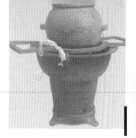

나 사망에 이르게 되는 것이다. 한방뿐이 아니다. 이미 혼수상태에 접어든 열이 심한 환자에게 무조건 해열제나 얼음 마사지까지 하는 현대의학의 치료방법은 이 유형의 환자를 적잖이 죽음에 이르게 하였을 것이다. 이들에게는 몸의 정기가 뜨거운 기운인데, 정기가 부족해져서 열이 나는 것을 같은 치료법을 쓴다는 것은 위험한 일이 아닐 수 없다.

땀이 많이 나서 고생하는 태음인인 경우, 여름에 인삼이나 황기를 넣어 만든 삼계탕을 복용하기도 하는데, 효과가 없거나 오히려 땀이 더 나는 경우도 있다. 대개 태음인은 병증이 심하지 않으면, 음식에 대하여 청탁을 가리지 않고 잘 먹고, 먹어도 크게 탈이 나지는 않는다. 왜냐하면 태음인은 소장의 기능을 잘 타고나 흡수하는 능력이 강하기 때문이다.

소양인의 경우 대개 두통을 호소하거나, 피부에 발진이 돋거나 하기 때문에 즐겨하지는 않는다. 가끔 4번 유형에서 복용하고는 좋다고 하는 경우도 있으나, 얼마 가지 않아 두통을 호소하게 마련이다. 소양인 2번 3번 유형이 복통 설사가 오래 되고, 몸이 냉하다고 하여 인삼을 복용하기도 하는데, 오히려 복통이 심해지거나 설사가 그치지 않게 된다.

그러면 홍삼(인삼을 쪄서 말린 것)은 아무나 먹어도 되는가? 그렇지 않다. 오히려 홍삼은 약효가 더욱 강하여, 인삼이 맞지 않는 사람에게 더 큰 부작용을 일으키게 된다. 자신이 소음인은 아닌데 '인삼은 안 받고 홍삼은 잘 받는다'고 하는 사람이 있으니 큰일이다. 더 큰 부작용이 있기 전에 끊어야 할 것이다. 병은 사람을 죽이기 어려운데 의사가 사람을 죽이기는 쉽다.

녹 용

보약재 중에서도 보약으로 알려진 녹용은 값이 비싸기도 하지만, 일반인들은 '이것이 들어가고 안 들어가는 것에 따라 보약이다 아니다'라고까지 말한다. 녹용은 따뜻한 기운[溫氣]을 갖고 있기 때문에 온기가 부족하기 쉬운 태음인에 적합한 약재고 폐의 활력소가 모이는 이해(膩海)를 보익한다. 따라서 태음인 중에서 이해의 고갈이 심한 5번과 4번 유형에 주로 사용하는 것이 좋으며, 1, 2, 3번 유형은 별로 도움을 주지 못한다. 도움을 주지 못하는 약을 굳이 쓸 일이 없다. 더욱 소음인이나 소양인들은 근처에 가지 않는 것이 좋다. 투자한 만큼 거두지 못하고, 오히려 손해를 볼 가능성이 많기 때문이다.

태음인 4, 5번은 이해(폐당의 장기에 활력소를 주는 물질)의 고갈이 올 수 있는 유형이다. 이해가 고갈되면 가슴이 답답하고, 심장박동이 빨라지고, 가래가 끓거나 숨이 차고, 심한 어지러움, 귀울림, 두통이 나타나며 이 정도의 증상이 있다면 눈의 충혈이나 뻑뻑함, 뒷목이 뻣뻣하고, 무기력함을 느끼거나, 소변의 이상, 배변의 어려움, 갈증이 심하고, 땀이 많거나 얼굴색이 검어지는 등의 증상이 있을 수 있다. 이때 반드시 사용하여야 하는 것이 바로 녹용이다.

성장에 도움을 주고, 두뇌의 발달에 효과가 있고, 일반적인 노화 및 뼈와 관절에 좋다고 알려져 있는 녹용은 도움을 받을 수 있는 태음인에게 주로 사용하는 것이 바람직하다. 같은 효능을 가진 산수유나 구기자는 소양인에게, 생강이나 인삼은 소음인에게 활용하면 녹용을 사용하는 것보다 훨씬 효과가 좋다.

문헌에 따르면, 사슴 수컷의 뿔이 떨어지고 다시 새로 자라나는 어린 뿔을 녹용이라 하고 성숙한 뿔을 녹각이라 했는데, 이것을 몇 년 전에는 회분함량 25퍼센트를 기준으로 이하를 녹용이라 하더니, 지금은 30퍼센트 이하로 상향조정하였다. 이는 주 수입국인 뉴질랜드에서 25퍼센트로 맞추다보니, 녹용을 상중하로 구분하여 상부만이 기준에 적합하여, 나머지는 절단 폐기하

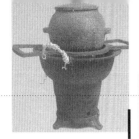

고 수출하다 보니 이윤이 급격하게 저하되었고, 결국 사슴을 식용으로 전환하여 사육의 숫자를 줄여 단가를 올리는 방법을 사용하여 수급, 지금은 가격만 상승하게 되었다.

그러나 녹용의 약효를 회분 함량만으로 나타낼 수는 없는 것으로 예로부터 상중하대라는 명칭을 사용하였다. 상대는 성장이나 저항력 증강에, 하대는 골관절을 보강하는데 주로 사용하였으니, 학계에서는 30퍼센트 이하를 녹용각이라 명칭을 사용하자는 의견이 제시되기도 하였다.

그리고 녹각은 사용하지 않는 약재다. 차라리 사골이나 소꼬리를 고아 먹는 것이 낫다. 녹용각은 되어야 골다공증에 효과를 볼 수 있을 것인데, 지금 사용되는 녹각은 사슴이 뿔갈이를 하여 떨어진 빈 쪽정이를 사용하는 것이

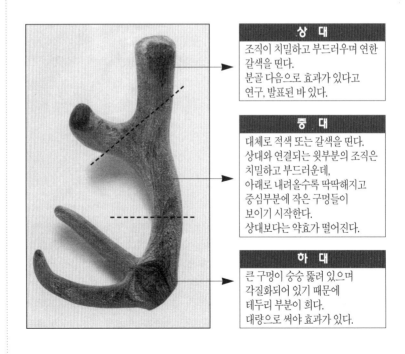

상 대
조직이 치밀하고 부드러우며 연한 갈색을 띤다.
분골 다음으로 효과가 있다고 연구, 발표된 바 있다.

중 대
대체로 적색 또는 갈색을 띤다.
상대와 연결되는 윗부분의 조직은 치밀하고 부드러운데, 아래로 내려올수록 딱딱해지고 중심부분에 작은 구멍들이 보이기 시작한다.
상대보다는 약효가 떨어진다.

하 대
큰 구멍이 숭숭 뚫려 있으며 각질화되어 있기 때문에 테두리 부분이 희다.
대량으로 써야 효과가 있다.

다. 물론 과거에는 사슴을 직접 잡아서 사용했는데, 이때 뿔이 말랑말랑하면 녹용이고, 딱딱하면 생녹각이라 하여 다소 효과가 있었던 것을 사용하기도 했었다.

근래에는 사육방법이 방목하여 키우거나 사료를 먹여 키우는 차이는 있어도, 어느 곳에서도 생녹각을 만들 이유가 없으며, 집단 서식지에서도 녹용을 채취하는 비용과 녹각을 채취하는 비용이 같다면 누가 굳이 돈이 안 되는 생녹각을 채취하겠는가?

녹용은 어느 정도 성장한 후에 잘라야 한다. 그래도 자른 후에는 약간의 더 자람이 있다. 규격에 맞추어 자른다면 웃자람이 심하여 새로 커다란 녹용이 생기게 되니, 사육하는 사람들이 또 자르지 않고 놔두겠는가? 일 년에 이모작을 하는 경우가 되니 이익이 될까? 아니다. 둘 다 효능 면에서는 떨어질 것이고, 한 번 자르는 것도 못마땅하게 생각하는 동물애호가들의 비난을 면치 못할 것이다. 따라서 기존의 하던 대로 놔두는 것이 현명한 방법이다. 억지로 규격에 맞추려는 인간의 우둔함이 애꿎은 사슴까지 힘들게 한다. 그리고 상대 쪽은 녹용으로 사용하고 하대 쪽은 녹각으로 사용하는 것이 좋을 것 같다.

웅 담

한동안 해외여행 특히 동남아 지역을 다녀오는 분들의 가방에는 여러 가지 한약재, 특히 웅담이 들어 있었다. 많이 줄기는 하였어도 여전히 현지인의 꼬임에 넘어가 불량 약재를 들여오는 사례가 있다. 그리고 불법으로 진료도 받고, 약까지 들여오는 일도 있다.

앞으로는 이런 일이 없었으면 좋겠다. 웅담은 특히 쓸 일이 없으니 절대 사오지 말라. 웅담은 태음인 약재이다. 사상의학에서 처방하는 약들은 모두 부

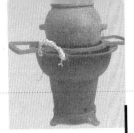

족한 정기를 보충하는 약들인데, 태음인 약재 중에서 웅담만은 보충하는 약재가 아니고, 간국의 정기가 흐름이 막혀 복부를 통하여 위로 올라가 폐국으로 진행하지 못할 때 이를 소통시키는 약재이다.

따라서 태음인의 보약이 아니고 구급약이며, 이를 대신할 약재들이 많은데 굳이 비싼 돈을 들여 갖출 필요는 없다.

태음인은 모두 다섯 가지 유형이 있으며, 그 중 A급이 1개 유형, B급이 4개 유형으로 구성된다. A급인 1번 유형이 천성인 희성(喜性)을 널리 펼치지 못하였을 때 병에 걸리는데 오한이 심하고, 특히 등성마루가 추우며, 열은 나지 않고, 땀이 한 방울도 나오지 않고 얼굴색이 파리해지고 대변은 묽거나 설사를 하는 증상이 있다. 이 병을 선생은 '장감병(長感病)' 또는 '40일통'이라고 특별한 병명을 붙였다. A급이라고 병에 안 걸리는 것이 아니고, 병에 걸리기도 하는데 치료를 잘 못하여 많은 사람이 죽게 된다.

초기에 보통 아스피린이나 땀내는 약으로 땀이 나면서 병이 낫는 경우가 많아 쉬운 병으로 착각하기 쉬운데, 대수롭지 않게 여기다가 큰코 다친다. 병이 나으려고 할 때, 몸에 고열이 나타나면서 땀이 나는데 그 부위에 순서가 있다. 맨 먼저 머리와 이마 사이, 이마, 눈썹, 광대뼈, 입술 뺨 그리고 가슴 부위까지 땀이 나면 다 나은 것이다. 추위를 심하게 느낀 사람일수록 열도 심하게 나는 것이 특징인데, 이 열 때문에 의사의 착오가 생기게 된다. 간국의 정기가 움직이지 못할 때, 몸의 한기가 심해져 솜이불을 덮어도 이가 부딪힐 정도로 추위가 심한데, 정기가 비로소 움직이게 될 때, 열이 심하게 나타나는 것이므로, 이 열은 정기가 살아 움직인다는 좋은 현상인데, 의사의 어설픈 상식으로 이 열을 식히게 되므로, 정기는 도로 움직이지 않게 된다. 다시 한기가 시작되고 얼마 후 열이 나게 되는데, 의사는 다시 열을 내리고, 또 다시 한기가 시작되고 … 결국은 간국의 정기가 고갈되어 죽음에 이르게 된다.

건강하던 사람이 가끔 감기로 병원에 입원했다가, 갑자기 사망했다는 비보를 접했던 일이 있었을 것이다. 이들 중에 태음인 A급 환자가 포함되어 있을 것이다. 한의사든 의사든 이 증상에 대하여 숙고할 가치가 있다. 대개 환자는 한기가 심할 때 오지 않고, 주로 고열이 나면 오게 되는데, 한의사들은 열이 심하면 기피하는 경향이 있고, 의사는 해열부터 하고 본다.

열이란 내 몸의 정기가 고갈되어 나타나는 경우와 정기가 힘차게 움직일 때도 있을 수 있으니, 모두 정기를 보충하는 약으로 회복할 수 있는 것이 사상의학의 치료법이다. 이 간국의 정기가 힘은 있는데 위완(胃脘) 부위의 서늘한 독소를 이기지 못하고 힘들어할 때, 웅담을 사용하여 뚫고 올라가게 하는 것이다.

웅담은 태음인 3번 4번 5번 유형에서도 간국의 정기가 활로가 막혀 있을 때 사용해 볼 수 있는 구급약인데, 역시 다른 체성에서는 사용할 일이 없고 그것이 아니더라도 사전에 충분히 보충하는 약들이 있는데 구하기 힘들고 가짜도 많은 약을 비싸게 돈을 치르고 구비할 필요는 없다. 혹은 타박이나 어혈이 생겼을 때 소주에 웅담 5리(1푼의 반)를 복용하여, 땀을 내고 치료하는 데 사용하기도 한다. 얻어맞는 일이 잦아 구비해둘 필요가 있는 사람이 혹시 있을까? 태음인이라면 더욱 좋겠지만….

그러면 허리가 삐었다거나 다쳐서 어혈이 생겼는데 좋은 약은 없을까? 각 체성은 집권당이 틀려 태양인은 폐당, 소양인은 비당, 태음인은 간당, 소음인은 신당을 집권당으로 갖고 있다. 그리고 이 집권당은 정권교체를 하지 않고 죽을 때까지 집권을 하고 있는데, 여기에 속하는 당원들도 영원히 당적을 바꾸지 않는다. 몸의 어디가 아프고 문제가 생기면 집권당이 앞서서 해결하려고 노력을 한다. 크게 아프면 당비가 많이 모자라게 되니, 이때는 온열량한의 당의 깃발에 해당하는 약재로서 모금하여주면 된다. 소양인은 산수유 구기자, 태음인은 칡, 소음인은 생강, 인삼 그리고 태양인은 모과나 오가피

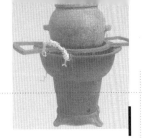

가 각각 귀중한 당비가 된다.

그리고 다치게 된 원인이 어디에 있을까? 넘어졌으니까, 부딪혔으니까, 얻어맞았으니까, 교통사고가 났으니까, 높은 데서 떨어졌으니까? 그러면 왜 이런 일이 일어날까? 모두가 사심(私心)이나 욕심(慾心)에서 온 것이다. 널리 통할 수 있는 지식을 갖지 못하고, 또 올바른 행동을 하지 못하여, 결과적으로 이런 일을 당하게 되는 것이다. 대개 무거운 것을 들 때는 바른 자세를 갖고 제대로 힘을 쓸 수 있는 마음을 갖고 동작을 하니 다치는 일이 없으며, 가벼운 마음으로 편한 상태에서 떨어진 연필을 줍거나 재채기를 하다가 그리고 욕심을 내서 급한 마음에 많은 양을 한꺼번에 빨리 해치우려다가 결국 당하게 된다. 모든 사고는 누구 잘못도 아니다. 바로 내 잘못인 것이다.

계륵(鷄肋)

닭갈비라는 제목을 쓰니, '소음인의 어느 해(海)를 보충하는 음식인가?' 하는데, 그것이 아니고, 책은 골격을 갖추었는데, 이리저리 쫓겨다니다가 남아 있는 이야기가 생겼다. 항목을 설정하기는 분량이 적고, 버리기는 아깝고, 그래서 계륵이라 정하고 써둔다.

보약 잘 지으면 명의?

각 체성의 특징과 유형의 병리적 변화를 배워 충분히 이해를 하였는데 막상 응용하려니 어렵다. 환자들은 먼저 자신이 불편한 점을 강조한다. 몇 가지 증상을 듣고 나면 그 사람의 몸이 어떠한 상태에 이르렀는지, 왜 그렇게 되었는지, 어떻게 하면 도움을 줄 수 있고 그리고 어떻게 하면 치료가 가능한지를 말해줄 수 있다. 이 사람들은 전형적인 틀에서 벗어나지 않는 경우다. 이때는 점쟁이처럼 자신의 몸의 증상뿐만 아니라 집안에서 일어난 일까지도 꼬집어주게 되고, 이야기를 다 듣고 나서는 '철학관에 온 것 같다'는 이야기를 한다. 의사와 환자가 일체감을 느끼면, 약을 복용하기도 전에 이미 증상은 50퍼센트 이상 호전된다.

이렇게 증상이 심각하면 오히려 정확한 판단이 가능한데, 그렇지 않은 경우는 자세하게 문진(問診)을 하게 된다. 그런데 환자는 자기 몸의 정상적인 상태와 나빠진 상태에 대해 분간을 못하니, 질문에 올바른 답을 하기가 어렵다. 왜냐하면 자신이 알고 있는 상식을 기준으로 나쁘고 좋은 것을 판단해서 말하기 때문이다. 자기 자신만의 고유한 생리적 병리적 변화가 있다는 것을 모르고 또 젊은 사람들은 거의 생리적인 현상에 대하여 무관심한 것도 문제가 된다.

하루에 물 먹는 양이 얼미고, 갈증은 느끼고 있는지, 소화상태가 어떤지, 대변이나 소변은 얼마나 자주 보고 상태는 어떤지, 감기에 들었을 때 주로 어떠한 증상이 나타나는지, 피로할 때 어떠한 증상들이 나타나는지 등등 이러한 질문에 자세한 답변을 듣기 어렵다. 음식에 대해서도 별로 무관심하다. 그리고 성정(性情)에 대해서는 더욱 심하여 좋은 쪽으로만 대답을 한다. 잘 모르는 의사에게 속마음을 내놓기는 어렵다. 하지만 정확한 진찰을 받기 위해서는 할 수 없이 모든 것을 내보여주어야 한다. 의사들은 조그마한 증거라도 건져 사건을 해결하려는 수사관처럼 알아내려고 혈안이 되어 있는데, 환자가 협조를 안 한다. 숨기고 있으면 정확한 진단이 어렵다.

물론 환자는 모든 증거물을 제시했는데도, 의사가 이것을 증거로 채택하지 못하는 경우도 있을 수 있다. 의사들도 열심히 공부해야겠지만, 환자들도 자신의 몸에 대해 평소 세심한 관찰이 필요하다. 특히 특별한 증상을 갖지 않고, 조금 피로하고, 힘이 없어서 보약을 지으러 왔다는 분들을 진찰하기는 대단히 어렵다. 이것저것을 물어보면 오히려 귀찮아한다. 몇 가지 증상을 들

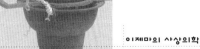

고 진단과 처방을 내릴 수 있다면 명의거나, 엉터리 의사 중 하나일 것이다.

체성을 구분하고, 유형을 판단하여, 몸의 정기가 어느 해(海)까지 고갈되어 있는가를 아는 것은 쉽지 않다. 각 유형마다 아직 몸이 정상적일 경우 즉 많은 정기가 많이 부족하지 않은 경우는 증상도 심각한 것이 없으니, 의사는 더욱 세심한 주의를 기울여 관찰하게 된다. 보약을 지으러 가게 되면 얼마나 의사가 처방하기가 어려운지 이해하고, 조그마한 증거물이라도 제시하여 몸에 적합한 처방을 받을 수 있도록 협조하여야 할 것이다.

한의학과 서양의학의 비교

한의학을 전공하는 학생들이 제일 먼저 접하는 책이 조헌영 선생의 『통속한의학원론』이다. 이 책은 입문서로 한의학의 기본개념을 정확하게 설명하고 있다. '한의학은 평민의학이고, 서양의학은 귀족의학'이라고 설명한 부분이 아직도 기억에 남는다. 대부분 한의학이 귀족의학이라고 생각하겠지만 지금부터 생각을 바꿔주길 바란다.

'초두난액은 위상객(焦頭爛額 爲上客)이요, 곡돌사신은 무은택(曲突徙薪 無恩澤)이라.' 화재와 관련된 비유로서 불 속에 뛰어들어 물건을 꺼내고 사람을 구해낸 사람은 불에 그슬리고 얼굴에 화상을 입는 등 많은 수고를 했으니 당연히 대접을 받아야 하는 것이고, 불을 사전에 예방하기 위하여 그 옛날 초가지붕이 탈까봐 처마 끝에 바짝 붙어 있는 굴뚝을 바깥쪽으로 옮기라 하고 땔나무는 아궁이와 멀리 있어야 되는데 귀찮아서 아궁이 근처에 놔두었다가 화재를 만나니 옮겨놓으라는 말을 해준 사람은 별다른 공으로 생각하지 않는다는 것이다.

서양의학도 예방의학이 있긴 한데, 아직은 대개 발등에 불이 떨어진 이후에야 환자들이 병원을 찾게 된다. 진단을 위해 여러 가지 고가장비를 이용하고, 각종 검사를 하고, 이후에 수술이나 치료방법을 강구하고, 독한 약을 사용해가면서 열심히 치료하니, 비용이 엄청나게 들어도 환자들은 비싸다는 불평이 있을 뿐 모두 기꺼이 지불한다.

한의학 특히 사상의학에서 진료는 이것저것 잡다한 것까지 다 물어보고, 맥이나 잡아보는 것이 진찰의 전부이고 치료는 천성이 어떠하니, 그것을 잘 펼칠 수 있도록 하여야 주정기가 회복되고, 사심인 정이 폭발하면 보조정기가 활동을 못하고 갇히게 되니, 열을 받거나 짜증내지 않는 방법을 일러주고 필요한 장국의 활력소를 보충하는 약을 지어주는데 별로 한 일이 없는 것 같으니 너무 비싸다고 불평을 한다.

그러나 국민의료비 지출의 비중을 따지고, 국가 재정을 걱정한다면, 불이 나지 않아야 되는 것이 바람직하지 않겠는가? 외국의 경우는 국가적으로 권장을 하고 있기도 하지만, 상담의사가 제일 돈을 잘 번다고 한다. 하루 5~6명의 환자를 싱딤하는 의사니 하루 20명의 수술환자를 다루는 의사나 수입이 비슷하다니 우리는 상상하기도 힘들다.

근거가 있어야 돈을 준다. 그러니 특별한 병이 없는데도 별 검사를 다한다. CT, MRI 등 고가장비가 있어야 좋은 병원이고, 여러 가지 새 기계를 들여놓아야 환자들이 몰린다. 환자들의 의식도 문제다. 본인이 원하는 곳을 찾아 안 해도 되는 검사를 다 받고 이상이 없다는 말을 들었으면 그만인데, 아직 불이 안 났으니 불조심만 하면 되는데, 불조심은 안 하고, 내 병을 몰라준다고 다른 더 큰 병원을 찾아다니느라 분주하다. 결국 조바심으로 불이 나기를 기다리는 것과 똑같다. 드디어 어느 병원에서 불이 났다고 하면 맞아 '그곳이 좋은 병원이고, 그 의사가 바로 명의'라고 한다. 불이 났는데 무슨 명의가 필요하겠는가? 이미 몸은 돌아올 수 없는 다리를 건너가 버린 후이니, 후회하면 무슨 소용이 있겠는가?

상담만 잘 듣고 실천만 하면 머리가 안 아플 텐데 이 검사 저 검사로 진단을 받는다고 머리 아픈 것이 나을 수 있겠는가? 이리저리 병원을 쫓아다니

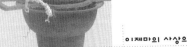

다가, 결국 뇌종양이라는 진단을 받았다. 머리 좀 아프다고 3년만 병원에 검사만 하러 다니면 누구나 뇌종양이 올 수 있다. 아는 것이 병이라고, 너무나 험악한 병들에 대해 여기저기서 알려주는 것이 많아 곤란하다. 불이 나면 무섭다는 얘기만 하지, 어떻게 하면 불이 나지 않는다는 것에 대해서는 도대체 말이 없다. 불이 나면 그만이다. 모든 것이 끝난다. 건물이 부서지고, 다리가 끊어진 것이야 새로 또 만들어 쓰면 되지만, 우리 몸은 한 번 고장나면 수리를 할 수가 없다. 고혈압 · 당뇨 · 중풍 · 심장병 · 암 모두 걸리면 끝이다. 아무리 현대의학이 발전해도 넘어선 병들은 고칠 수는 없다. 그저 현상유지나 생명연장을 하는 정도에 불과하다.

의사들도 문제다. 이전에는 의료사고가 나면 환자들이 의사가 잘못한 것을 증명해야 하는데, 요즈음은 의사가 과실이 아니라는 것을 거꾸로 증명해야 한다. 그래서인지 점점 의사와 환자 사이가 멀어지는 기분이 든다. 의사는 환자의 병이 중하지 않은 것을 알고도 마지막에는 꼭 단서를 달게 되는데, 혹시 이렇게 될 수도 있다는 말을 하고 또 환자나 보호자의 서약까지 받는다. 그리고 의료배상책임보험이라는 보험이 생기기까지 하였으니, 그 끝을 보기가 어렵다. 법과 제도가 이렇게 삭막하게 만들었다.

한방의료란?

예로부터 의사는 중인 정도의 계급을 갖고 있었으며, 특히 외과와 관련된 의사는 거의 백정 수준으로 대접을 받았다. 그래서인지 조선조의 의성(醫聖)이라 알려져 있는 허준 선생이나 이제마 선생에 대한 기록도 제대로 전해진 것이 없으니 알 만하다. 그리고 '의사는 죽으면 무조건 지옥으로 간다'는 말이 있다. 사람마다 천수(하늘로부터 받은 수명)가 있는데, 드물지만 의사가 진료를 잘해 넘기게 할 수도 있으나, 대개는 명을 재촉하게 하므로 하늘의 노여움을 사기 때문이라고 한다.

그래서 과거에는 의사라는 직업을 전적으로 갖고 있는 업의(業醫)는 중인의 계급이었고, 글을 아는 선비들이 의서(醫書) 정도는 대개 익숙해 있어, 스스로 처방을 하기도 하고, 이웃의 어려운 사람에게 화제(和劑 : 처방전)를 내주어 약상(藥商)에게서 약을 구해 복용케 했다. 그들은 절대로 돈을 받지 않기 때문에 장작을 해다 준다든지, 일을 도와준다든지 다른 것으로 보상하였으니, 이 사람들이 유의(儒醫)다. 나이 많으신 어른 중에 화제를 적어주는 유의가 요즘에도 보인다.

필자의 큰할아버지가 ○○의원(醫院)에서 의원(醫員) 노릇을 했다. 1945년 이전에는 한(漢)이나 한(韓)을 안 썼다. ○○한의원 원장 한의사 아무개가 아니고 ○○의원의 아무개 의원이었으나 다 빼앗겨버렸다. 일제시대에 의원을 없애고, 의생(醫生)으로 격하시켜 침만 남겨 침구사제도를 새로 두게 되었다. 의생으로 격하되었을 뿐만 아니라, 시한을 두고 지역을 옮기거나, 자격을 갱신하는 법을 만들어, 한글을 없애듯이 제도 자체를 없애려고 하였다.

그 과정에서도 동제의학교 등 사설교육기관에서 여전히 한의사의 명맥을 이어오도록 노력을 하고 있었으며, 비로소 해방이 되어서 한의사제도는 부활되고, 다시 침구사제도는 없어지게 되었다. 지금은 11개 한의과대학에서 수재들을 뽑아 매년 500여 명의 유능한 한의사들을 배출하고 있으니, 벌써 면허번호가 10,000번을 넘은 것이 몇 년인지 기억이 나지 않을 정도이다. 한방의료기관으로는 한의원과 한방병원이 있다. 이곳에서 침구치료와 엑기스 약재가 의료보험에 적용되어 시술하고 있으나 아직 첩약 등은 혜택이 없다.

그런데 매우 답답한 문제가 있다. 한의학적인 원인과 병명을 기준으로 상명을 분류하여야 하는데, 여전히 양방의 분류에 의하여 한방 상명을 분류해야만 한다. 예를 들면 사상의학에서 망음병(亡陰病)을 설사라는 양방분류에서 찾아 맞추어야 하는데, 막해(膜海)나 고해(膏海) 부족 또는 액해(液海) 부족 등의 병리에 의한 분류나 체성별로 천성을 펼치지 못하거나, 사심인 정이

폭발하여 생기는 병 등 병의 원인에 따라 분류하지 못하는 제한을 받는 것이다. 설사라는 의미로는 단순히 한 가지 증상이지만 망음병(亡陰病)이라고 분류하면 실제로는 관련된 해(海)의 고갈증상까지 포함되는 것이니 얼마나 과학적인가! 그런데 이것을 양방에 맞추어 놓으니 답답하다. 국제규격에 안 맞으니, 우리 것을 고치라는 것인데 한심하기만 하다.

우리 고유의 것이 가장 세계적이라는 것을 모두 잊고 산다. 한방의료가 살고, 세계화하자면 모두 우리의 틀을 살려야 한다. 중국의 경우를 보면, 특효약이라는 것을 개발하여, 양약처럼 누구나 먹게끔 개발되었는데 결국 미국에서는 양약처럼 취급하여 학술적인 평가를 받지 못하고 있는 것을 보지 않았는가? 내 모양이 변하면 결국 내가 누구인지도 모르게 된다. 지금 한의학계에도 비슷한 바람이 불고 있는데, 스스로 가장 한의학적인 것이 무엇인가 자문하면서 살자.

한약 복용법

한약을 복용할 때 하루 몇 번을 먹어야 하는가? 대부분 하루 세 번 먹는 것으로 알고 있는데, 이와 같은 질문을 하는 분들은 한약에 대해서 좀 아는 분들이다. 한약도 효과가 빠르고, 급성질환에도 잘 듣는다는 것을 알기 때문일 것이다. 급성인 경우는 하루 오륙 회 이상 얼마든지 가능하다. 그리고 각 해(海)의 활력소가 많이 고갈되지 않은 경우는 하루에 한두 번만 복용해도 무방하다.

그리고 복용하는 양이나 복용기간은 나이와 관계 없이, 부족한 해(海)가 보충될 때까지 즉 각 유형의 가장 좋은 활력을 갖게 될 때까지다. 다만 아이들의 경우는 먹는 양이 적기 때문에, 약을 달인 후 졸여서 그 양을 조절하여 졸여서 복용하는 것에만 차이가 있다.

복용시간은 식후에 즉시 복용하는 것이 원칙이나, 다만 소화력이 떨어지는 경우나 소음인의 경우는 약간의 시간을 두는 것이 흡수에 도움이 된다.

어린아이 약 먹이는 방법

아이들의 경우 한약을 먹이고 싶은데 너무 어려서 먹이기 어렵거나 거부하는 경우는 곤란하다. 어린아이인 경우는 달인 약을 졸여서 양을 줄이면 의외로 잘 복용하며, 거부하는 경우에는 체성별로 특성을 활용하면 된다. 태음인 아이들은 이 약을 복용하면 몸이 이렇게 달라지고 아픈 것이 이렇게 낫는다는 이치를 설명하면 잘 알아듣는다. 소음인의 경우 약을 먹으면 책을 사준다든지 무엇을 하게 해준다든지 꼬드겨서 먹이는 방법이 좋고, 소양인이 안먹으면 쉽게 꺾을 수 없으니, '맞고 먹을래, 그냥 먹을래'라는 강압적인 방법을 사용하는 것이 현명하다. 그러나 대개 아이들은 한약을 잘 먹는다. 자기몸에 적합한 체성의 약들은 먹기도 편하기 때문이다.

연때가 안 맞는다?

자신이 몸이 안 좋을 때, 자주 이용하는 병원이 있어, 그때마다 들리게 되는 한의원이 있어, 환자를 소개하였을 때, 오히려 소개한 사람이 미안해하는 경우가 곧잘 있지 않은가? 그래서 '그곳과 나는 연때가 안 맞고, 어디는 맞고'라는 얘기를 자주 하는데, 이것은 궁합이야기가 아님을 명심하자. 한약이그 집하고는 연때가 안 맞는다는 것은 환자를 진료할 때, 의사의 실력이 충분치 않아 그 처치방법을 정확하게 알지 못하고, 적절한 치료법을 사용하지못하였기 때문이다. 같은 증상을 갖고 있는 환자의 경우도 마찬가지인 경우가 많다. 환자는 환자대로 자신의 증상을 정확하게 표현하고, 의사는 공부에게을리하지 말아야, 누구에게나 연때가 잘 맞는다는 소리를 듣게 될 것이다.

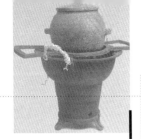

미인대회

체성의 구분과 관련지어, 미인대회에서 관심있게 보아둘 것이 있는데, 바로 가슴 허리 엉치 사이즈이다. 만약 참가자 1번 2번 3번의 신체 사이즈가 각각 34 24 33, 33 24 34, 34 24 34라면, 각각의 체성은 무엇일까? 이 대회에 참가하기 위하여 성형을 받지는 않았고, 최대한 살은 빼려고 노력을 했다면, 1번은 소양인, 2번은 소음인, 3번은 태음인일 가능성이 50퍼센트는 된다. 모두 입상하지 못한 참가자였다면, 1년 후 신체사이즈를 측정해보면, 그 확률이 70퍼센트가 넘는 수치가 나오게 될 것이다. 그리고 수치의 변화가 제일 적을 사람은 2번일 것이고, 3번은 제일 변화가 많을 것이다.

몸은 자주 아파야 한다

소양인 7번, 태음인 5번 그리고 소음인 7번이 가장 생리력이 작은 그릇을 타고났다고 했다. 그런데 이들 유형이 모두 소화도 잘되고, 감기조차도 걸리지 않는다. 적어도 감기라도 자주 걸리면 조심이라도 할 텐데 그렇지도 않다. 쉽게 말하면 조기경보체제가 갖추어지지 않은 유형이다.

정기가 그보다 나은 사람일수록 증상이 강하게 표현된다. 이것을 경고로 하여 성(性)과 정(情)을 잘 다스리게 되는 것이다. 몸이 힘들었을 때를 상상해보면 이해가 쉽다. 모든 것을 잊고 싶고, 어떻게 해서라도 고통에서 헤어나려고 할 것이니, 병을 통해서 마음도 다스릴 수 있는 기회를 잡을 수 있게 된다.

딱한 사람들

간기능의 어떤 수치가 나쁘다거나, 고지혈증, 높은 콜레스테롤 수치, 갑상선의 이상, 당뇨, 고혈압 등을 갖고 있다고 지적을 받아도 별로 심각하게 생각하지 않고, 그저 병원 처방만 받아, 약만 먹으면 되는 줄 알고 있는 사람들이 많다. 그저 왜 이런 병명을 얻었는지 불평만 한다. 증상도 별로 나타나지 않는 사람은 더욱 심하다.

이들은 모두 돌아올 수 없는 다리를 건너간 딱한 사람들이다. 이들을 치료하는 방법이 '모두 천성을 잘 펼치고, 정을 폭발하지 않도록 하는 것 이외에는 없다'고 말을 해주는데도 그럴 리가 있겠냐는 표정이다. 한약을 복용하여 부족한 정기를 보충하더라도, 마음을 다스리지 못하면 효과도 별로 나타나지 않으며, 약도 1~2년 정도는 먹어야 효과가 있다고 하니 너무나도 한심하다는 표정이다.

중한 병증임에도 불구하고, 주의할 점도 고치지 않으려 하고, 약도 오래 먹을 수는 없다고 하고, 오로지 증상이 있음만을 탓하고 있으니 그래서 그런 병증이 올 수밖에 없지 않은가?

입 병

혀나 잇몸 등 입 안의 여러 곳이 허는 것을 아구창(鵝口瘡)이라 하는데, 이곳은 신당(腎黨)에 해당된다. 따라서 신당을 제일 작게 타고난 소양인에게 자주 보이는 증상이다. 4번 6번 5번 7번 유형의 순서대로 빈도가 높은데, 주로 고해(膏海)의 활력이 고갈될 때 나타난다.

두 번째 빈발하는 체성은 소음인으로 강한 장국의 활력소가 모이는 정해(精海)가 고갈될 때 나타나는데, 크게 고통을 호소하지는 않는다. 그리고 태음인도 역시 강한 장국의 활력소가 모이는 혈해(血海)가 고갈될 때 보이는 증상으로 3번 2번 5번 유형의 순서대로 빈도가 높다.

편도선염이나 발열, 한출(汗出) 등도 모두 각 체성의 강한 장국의 정기가 사기(邪氣)에 저항할 때 보이는 증상으로 이미 정기가 많이 고갈되었다는 신호이다. 대상포진(帶狀疱疹)도 같은 신호라고 보면 된다.

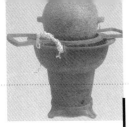

병을 무서워 말라

홍역과 독감 등과 같은 병이 돌아도 걱정할 필요가 없다. 같은 환경에서 똑같이 공부하는 학생 중에서도 병이 오고 안 오고 하지 않은가? 같은 음식을 먹고도 배탈이 안 나는 사람이 있으니 반드시 균이 문제는 아니다. 언제나 씻지도 않고 지저분한 사람은 멀쩡한데, 씻고 닦고 위생에 철저한 사람들은 탄 것을 먹으면 좋지 않으니, 태운 것은 먹지도 않고 하는데도 병은 잘도 걸린다.

내 몸은 마음의 지배를 받는다고 하지 않았는가? 내가 하늘이 명령한 이치에 따라 노력하고 실천하면 누구도 방해하지 못한다. 천성을 펼치는데 떳떳하게 하지 못할 것이 어디 있으며, 자신만을 생각하는 사사로운 감정을 버렸는데 사심(私心)이나 욕심(慾心)이 어떻게 생길 것인가? 병은 무서워하는 사람하고만 친하고 싶어하니 절대로 병을 무서워 말라.

병은 좋은 것이다. 선심선행으로 마음가짐과 몸가짐을 바꾸라는 명령이고, 넘지 말아야 할 선을 넘은 병들은 내 몸을 위한 마지막 경고이니, 이젠 제발 정신차리라는 것이다.

옛날에는 그렇지 않았는데 왜 갑자기 이런 일이?

몇 년 전까지는 알러지가 없어서 무엇을 먹어도 탈이 안 났었고, 비염, 피부병도 생기지 않았었고, 관절염이나 요통도 언제부터 갑자기 생기고, 생리통이라고는 없었는데, 왜 오게 되었을까? 당뇨나 고혈압도 윗대에서 그런 사람도 없는데, 왜 생겼을까?

물론 선천적으로 부모로부터 타고나는 병도 있는데, 그것은 애초에 작은 그릇을 찌그러뜨려 내보낸 것이니 부모 탓이요, 나머지는 모두 제 탓인데 원인을 다른 곳에서만 찾으려 한다. 내 몸의 집권당은 죽을 때까지 바뀌지 않는다고 하였다. 그리고 정기도 온열량한 중에서 한 가지 기운을 갖고 있는

데, 이 정기가 부족하게 되면 병증을 일으키는 것이다. 절대로 육체적 활동에 의하여 이 정기가 고갈되어 병을 일으키지는 않는다. 이 정도로 활동할 수 있는 에너지는 늘 확보하고 있다.

우리 몸에는 활력소를 담고 있는 주머니가 있다. 앞쪽에 진고유액의 해(海)가 있고, 뒤쪽에 이막혈정의 해(海)가 있는데, 주정기가 열을 받아 사기가 되면, 각 체성의 유형에 따라 순서대로 해당 주머니를 탕진하게 만드는 것이다. 이렇게 되면 어느 순간부터 없었던 증상이 나오게 되는 것이다. 주정기가 열을 받는 이유는 잘 알고 있을 것이니 생략한다.

아침에 얼굴이나 손이 부석부석하면?

저녁에 많이 먹었고 늦게 먹었으니까, 너무 피곤했으니까 모두 핑계를 댄다. 그렇지만 않으면 안 붓는다고 스스로 건강한 체한다. 붓는 것은 신국의 비뇨기능과 관련이 있다.

소양인은 워낙 신국의 활력을 작게 타고나니 1번 유형부터 붓는 증상이 온다. 그리고 약한 장국의 생리력이 떨어진다고 하여도, 주정기의 활력을 크게 타고나기 때문에 기운없어하거나 피로해하지 않는다.

소음인은 신국의 활력을 크게 타고나긴 하지만 반대로 기운을 적게 타고나니, 비교적 많이 힘들지 않고는 붓지 않는다. 그런데 자주 붓는다면 너무 무리를 하는 것이다. 무리해서라도 일을 마쳐야 한다는 조바심이 강한 장국의 활력을 고갈시킨 것이다.

태음인은 체력도 좋고, 더구나 신국은 완건한 장기라 하지 않았는가? 이 체성의 4번 유형은 그래도 가벼운 증상으로 취급할 수도 있겠지만, 5번 유형에서 증상이 보이게 된다면, 중병이 곧 온다고 보아도 좋다. 제일 위험한 증상이다.

제7장
상담사례 모음

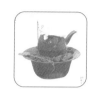

東醫壽世保元卷

性命論

天機有四一曰地方

○人稟有四

○耳聽天時日視世

○天時極蕩也世會

○喻達事務脾合

○東務克修也交

○顔有籌策膯有

○導籤不可驕也

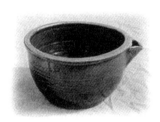

2000년 8월, 뜻을 같이 하는 한의사들이 모여 미래한의학연구원을 민들고, 한의학 IT사업 벤처에 참여하고 그리고 2001년 5월에 관련 사이트인 한방건강샘(www.hanbangkorea.co.kr)을 개설하였다. 그곳에서 사상의학 전문과를 맡아 상담에 답변을 해왔다. 이곳에 많은 회원들이 다녀가는데, 그들이 알고 싶어하는 내용에 대하여 직접 대면하여 진찰도 하지 않고, 오로지 기본진료기록부만 가지고 어떠한 답변을 했는지 소개한다. 상담자들이 사상의학에 대하여 이해가 부족하기 때문에 이제까지 사용하였던 용어와 개념을 적용시키기 어려워 쉽게 답변을 하였으니 이 점을 감안하여 읽어보자. 편집을 돕기 위해 인사부분은 생략을 하였고 가급적 중복된 것은 피하였다. 여러분이 만약 이 책을 처음부터 다 읽었다면 아마 사상의학 전문가가 된 기분으로 이 장을 보게 될 것이다.

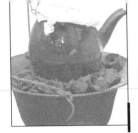

사례 1. 쉽게 피로가 옵니다.

이름 : 위○○ **나이 :** 32세 성별 : 남

증상 : 쉽게 피로가 오고, 잠을 많이 자고도 눈이 항상 충혈이 되어 있습니다. 주변 말을 들어보면 간이 안 좋다고 그러던데…

궁금한 점 : 식이요법이나, 피해야 할 것들, 그리고 약물요법은 어떤 것이 좋을런지요.

답변 : 사상의학적으로 귀하의 증상을 표현하는 유형은 대개 태음인 중 다섯 번째 유형에 해당됩니다.

이 체형의 특징은

건강할 때 : 식사를 잘하여 소화기 증상은 거의 없고, 대변을 단단하게 쉽게 보며, 물 등 음료수를 즐기며, 땀도 많이 나며, 피부색은 누런 편입니다.

피로할 때 : 갈증이 심하여 찬물을 자주 마시며, 입이 쓰다고 하며, 뒷목이 뻣뻣하다고 호소하며, 눈의 피로가 심하여 충혈이 잘되며, 약간의 현기증이 있으며, 하체가 약해지며 허리가 아프기도 합니다.

건강하지 못할 때 : 가슴이 답답하며, 불안하여 심장이 두근두근 뛰기도 하고, 숨이 찹니다. 속이 더부룩하기도 하며, 대변 보기가 어려워지며, 소변을 참지 못하는 증상이 있기도 하며, 아침에 몸이 붓는 것도 나타나며, 심해지면 어지러움 귀울림 등이 있게 되고, 나이가 들어 중풍도 올 수 있는 유형입니다.

귀하가 이 유형에 적합한지 판단해 보시고, 다른 증상이 보이거나, 그렇지 않은 경우는 다시 예진을 통하여 질문해주시기 바랍니다. 제시한 유형에 적합하다면, 칡을 이용해보는 것이 도움이 될 것입니다. 칡은 생즙이나 차로 마시면 많은 도움이 될 것입니다.

모든 피로의 원인은 마음에서 비롯됩니다. 대개 건강한 사람들은 서로를 위하는 마음을 갖게 되고, 그렇지 못한 분들은 자신만을 생각하는 마음으로 일을 하게 됩니다. 자신만을 고집하는 마음이 피로의 원인이 됩니다. 같은 결과를 놓고 두 가지 서로 다른 마음자세를 가질 때, 몸의 건강은 엄청난 차이를 갖게 됩니다. 항상 건강한 마음을 갖고 생활한다면 어려운 증상들이 하나씩 없어지게 될 것입니다.

귀하가 표현한 내용들이 매우 부족하기 때문에 이 정도의 답변을 할 수밖에 없음을 안타깝게 생각합니다.

사례 2. 체질을 바꿀 수 있을지...

이름 : 이○○ **성별 :** 남

증상 : 나이는 27세, 키는 170 센티미터 정도, 몸무게는 53킬로그램입니다. 많이 마른 편입니다. 그리고 성격이 좀 급하구요. 예를 들어, 다른 것들은 안 그런데 운전만 하면 굉장히 난폭해집니다. 저에 대해 약간이나마 아셔야 할 것 같아서 조금 적어봤습니다. 그리고 제 체성은 소음인인 것 같아요. 마른 체구에 성격도 세심하고. 한 가지 고민에 대해서는 며칠을 생각합니다. 그 문제가 해결될 때까지요. 이제 저의 고민을 말씀드릴게요. 먼저 땀이 비오듯합니다. 물론 땀이 많은 것까지는 참을 수 있는데요. 약간만 걸으면 땀이 난 곳에서 붉은 티 같은 게 생기면서 참기 힘들 정도로 간지럽습니다. 긁지 않고는 참기가 힘들어요. 긁고 나면 어느새 살이 벗겨지는 정도구요. 이렇게 가려운 것도 체성 때문인가요? 도대체 왜 간지러운지 모르겠어요. 약을 먹어서 나을 수 있는 건지…. 체성을 바꿔야 된다는 말도 있고…. 정말 여름을 어떻게

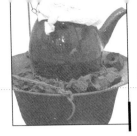

보낼지 걱정입니다. 가려운 증상이 나타나기는 한 이 년 정도 됐어요.
그리고 이것도 전염이 되는 건지요? 제발 자세한 도움 부탁드릴게요.
수고하세요.

답변 : 상세한 증상을 잘 보았습니다.

우선 상식적인 것 몇 가지 알려드립니다.

질문 중 체성에 관하여 소음인이 아닌 것으로 생각됩니다. 소음인은 그렇게
땀이 나지도 않으며 가려움증을 호소하지도 않습니다. 만약 소음인이 그렇
게 땀이 난다면 힘이 빠져 일상생활을 할 수 없습니다.

체질 개선이란?

체성마다 생리력의 차이에 의해 분류가 됩니다. 태음인 5가지, 소양인 소음
인 각 7가지, 태양인 2가지 등 모두 21개로 분류할 수 있습니다.

각 유형마다 고유의 생리력이 있으며, 일정한 순서로 몸이 나빠집니다. 각
유형마다 일정한 생리력을 유지하다가, 몸이 나빠지면 증상을 나타내게 되
는 것이지요. 귀하도 2년 전에는 그렇지 않다가 생긴 것과 같습니다.

따라서 체질 개선이란 태음인에서 소양인, 소양인에서 소음인 등으로 체성
을 바꾸는 것이 아니고, 본래의 건강한 생리력으로 돌아오게 하는 것을 말합
니다. 귀하의 체성은 태음인이나 소양인으로 구분해야 하는데, 예진을 통하
지 않으셔서 구분이 불가능합니다. 단지 소음인은 아닌 것이 확실하기 때문
에 주의할 점만을 말씀드리기로 하겠습니다.

첫째, 보다 활동적인 생활을 하도록 노력하는 것입니다.

둘째, 스트레스를 받지 않도록 서로를 생각하는 마음을 갖는 것입니다.

셋째, 열이 많은 음식(인삼, 꿀, 매운 음식, 단 음식)을 피하고, 담백한 음식을 즐
　　　기도록 합니다.

넷째, 과식 · 폭식을 하지 말고, 규칙적인 식사를 하도록 합니다.

아쉽게도 도움이 되는 음식이나 약재 등은 소개해드릴 수가 없군요.

사례 3. 내 체성이 무엇인지 궁금해요

이름 : 이 ○ **나이** : 21세 **성별** : 여

증상 : 샤워를 하면 몸에 두드러기가 생기고 귀걸이나 목걸이를 하면 전에는 몰랐는데, 염증이 생기고…(가렵고, 손도 보면 붉은 점 같은 것이 있음. 주로 얼굴도 여드름이 있었지만 우리 가족 대부분이 등에 여드름이 많아요.) 참! 얼굴이 거칠고 트고 그래요. 그리고 요즘 갑자기 허리가 아프네요. (허리 부분이 아프고 등을 살 못 구부립니다. 많이 땡기기도 합니다.)

질문 :

1. 나의 체성이 무엇인지 알 수 있을까요? (예로 태양인, 태음인 등)

2. 비염이 있는데 집에서 할 수 있는 치료 방법이 있다면 무엇이 있을까요.(지난번에 의사 선생님이 그러시는데 알러지성 비염이라나요? 재채기를 자주 하고 자주 킁킁거리고 가래가 끓어요. 코가 아파서 그런지 귀가 가끔 멍해지기도 해요. 그땐 의사 선생님이 선천성으로 귀와 코 사이에 기압을 맞춰주는 기관이 있다고 하셨는데 그곳이 안 좋다고요…)

3. 허리가 아파서 한의원에 가니까 별 말씀 없으시고 침을 놔주셨어요. 정확히 왜 허리가 아픈건지? 근육이 뭉쳐서 그런지? 그렇다면 어떻게 풀어줘야 할지? 그리고 심하게 아픈 것은 아니고 4주 정도 계속 아픈데 어떡하면 좋을까요.

4. 마지막으로 피부에 대해서… 참고로 어머니가 피부병이 있었던 것 같아요. 그리고 은이나 가짜 액세서리는 두드러기나 염증이 생겨 사용하지 않으세요. 이런 것도 관련이 있을까요.

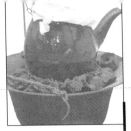

답변 : 귀하는 태음인으로 보입니다. 물론 정확한 것은 아닙니다. 정확하게 구분하자면 체성 판단 테스트나 예진을 통하여 상담에 들어오시면 됩니다. 우선 알아두실 것은 체성(체질)마다 생리력의 차이에 의해 분류가 됩니다. 태음인 5가지, 소양인 소음인 각 7가지, 태양인 2가지 모두 21개 유형으로 분류할 수 있습니다. 각 유형마다 고유의 생리력이 있으며, 각 유형에 따라 일정한 순서로 몸이 나빠집니다. 각 유형마다 고유의 생리력을 유지하다가 몸이 나빠지면 증상을 나타내게 되는 것이지요.

귀하의 알러지 피부, 피부의 거침, 여드름, 비염(재채기 · 콧물), 요통 등의 증상은 태음인의 2, 4, 5번 유형에 많이 보이는 증상입니다.

2번 유형은 소화력이 좋으나, 몸에 열을 잘 느끼며, 쉽게 설사도 하는 편이며, 갈증이 심해지거나, 땀을 많이 흘리거나, 변비가 오기도 합니다. 감기에 목이 잘 붓거나, 피로하면 눈에 충혈이 잘됩니다.

4번 유형은 몸이 흰 편이며, 과식 · 폭식을 잘해 속이 더부룩한 것을 가끔 느끼나, 속이 쓰리는 일은 없습니다. 또한 추위나 더위를 모두 싫어하며, 피로하면 아침에 얼굴이 부석부석하기도 합니다. 대변은 대체로 하루 1~2번 쉽게 잘 봅니다.

5번 유형은 설사하는 일이 없으며, 갈증도 많고, 땀도 많이 흘리며, 피부색은 황갈색이며, 감기에 코가 잘 막히고, 열도 많이 나며, 항강증(뒷목이 뻣뻣함)이나 눈의 피로가 많습니다.

본인이 2번이나 5번 유형이면 칡을 차로 자주 복용하는 것이 도움이 되며, ·4번 유형이면 율무를 미숫가루로 만들어 상복하면 도움이 될 것입니다. 태음인들이 간(肝)의 에너지가 부족해지면(피로해지면) 나타나는 증상 중에 허리도 아프게 되는데, 유형에 따라 부족한 곳을 보충하면 역시 같은 도움을 줄 수 있습니다.

대개 태음인들은 여유가 있고 편안하면 몸이 힘들지 않으나, 짜증나는 일이나 고민이 있게 되면, 몸의 생리력이 약해져, 여러 가지 병증을 일으키는 것입니다. 따라서 서로를 생각하는 여유가 있는 마음가짐을 갖는 것이 몸의 여러 가지 불편함을 없애는 기본적인 방법입니다.

사례 4. 살 안 찌는 체성?

이름 : 이○○   **나이 :** 25세   **성별 :** 여

증상 : 많이 먹는데도… 고민도 없는데 살이 안 찝니다. 그래서 고민이에요. 그래서 병원 가서 진찰 받아봤는데 정상이구요. 칼로리가 높다는 음식을 골라서 먹을 성도로…. 살이 안 쪄서 키는 163정도. 몸무게는 47정도입니다. 모두 날씬하다고 하지만…. 얼굴엔 살이 자꾸 빠지고…. 얼굴엔 살이 없어 아파보일 정도입니다.

질문 : 살 안 찌는 체성에서 살찌는 체성으로 바꿀 수 있나요?
　　　　그리고 살찌게 하는 보약도 있다고 하던데요..
　　　　효과가 있는지….

답변 : 일단 행복한 고민이거나, 약간의 문제가 있거나 둘 중의 하나인데 살펴봅시다.
　사상의학에서는,
잘 먹지 못해서 살이 안 찌는 형 → 소음인
잘 먹고 살이 잘 찌는 형 → 태음인
잘 먹으면서도 살이 안 찌는 형 → 소양인으로 구분합니다.
소양인으로 보고 다시
소양인은 다시 7가지 유형으로 분류되는데

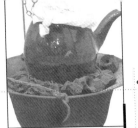

소양인 4번은 피부가 흰 편이고, 갈증을 자주 느끼며, 찬 것을 좋아하며, 간혹 복통 설사도 있습니다. 식사 양도 많으며 피로해지면 가슴이 답답하고 두통을 호소하기도 합니다. 피부에 알러지 반응도 가끔 있습니다.

소양인 5번은 4번과 비슷하나 피부색이 조금 어둡고, 알러지 반응은 없으며, 피로가 심해지면 소변에 이상이 오거나, 몸이 붓기도 하는 것이 특징입니다.

소양인 6번은 소화기 증상이 없이 잘 먹으면서, 몸이 더운 편이라 물을 많이 먹는 특징이 있습니다. 피로하면 몸이 말라가며, 피부색은 어두워지고, 갈증이 심해지고, 땀을 많이 흘리는데 자면서 베개가 젖을 정도입니다.

그러나 소양인들은 기운이 없다는 얘기를 하지는 않습니다.

이 중에 해당되는 것이 있습니까? 없다면 다시 예진을 통하여 들어오시면 상세한 답변을 드리도록 하겠습니다.

소양인들은 대체로 추진력이 강하고, 무엇을 하든지 이기지 않으면 안 되는 고집도 강합니다. 이것 때문에 에너지 소모가 많아 살이 찔 수 없는 것입니다. 이 마음을 다스려 서로를 위하는 여유가 있는 마음을 갖게 된다면 탄력이 있는 살점이 붙은 모습을 갖게 될 것입니다.

소양인들은 체형미가 발달되어 있으므로 살만 붙으면 미인이 많습니다.

사례 5. 알러지에 대해서

이름 : 최○○ **나이 :** 34세 **성별 :** 남

증상 : 저는 알러지체질입니다. 표적으로 고통을 겪는 것은 알러지성 비염이며 또한 피부가 부풀어오르는 증상도 갖고 있습니다.

처음에 나타났던 기억은 학교 다닐 때 한여름에 찬물에 목욕을 하고

나서 온몸에 좁쌀 같은 돌기가 생기면서 심한 가려움을 겪었던 것 같아요 그리고 소화가 안될 때(특히 육류를 섭취하고) 혹은 기온의 급격한 변화가 있을 때 피부가 부풀어오르면서 심한 가려움을 겪곤 했지요

그리고 찾아온 비염 증상이 알러지성 체질과 함께 수십 년 저를 괴롭혔습니다.(전형적인 증상들 재채기, 콧물, 코막힘) 근데 요즘은 알러지 비염의 이런 전형적인 증상은 많이 완화가 됐어요. 특별히 약을 먹거나 치료를 받은 것도 아닌데 세월이 약인 것 같기도 하고요 하지만 그 정도가 중증일 때에 비해서 완화되었을 뿐이지 지금도 고통을 겪고 있는 것은 마찬가지입니다.(중증일 때는 재채기를 한 번 시작하면 2~3시간 동안도 하였습니다)

지금의 증상은 주기적인 코막힘, 그리고 저녁만 되면 피부(특히 등 부위)의 가려움증이 심합니다. 긁으면 벌겋게 부풀어오르고요.

질문 : 20년 동안 앓아온 제 병의 해결책은 없을까요? (참고로 일전에 종합병원에 가서 알러지 반응테스트를 했는데 진드기알러지라고 하더군요. 하지만 저는 그 말에 별로 공감할 수가 없습니다.)

선생님의 조언 부탁드립니다.

답변 : 우선 알아두실 것은 체성마다 생리력의 차이에 의해 다시 분류가 됩니다. 태음인 5가지, 소양인 소음인 각 7가지, 태양인 2가지 등 모두 21개로 분류할 수 있습니다.

각 유형마다 고유의 생리력이 있으며, 각 유형에 따라 일정한 순서로 몸이 나빠집니다. 각 유형마다 고유의 생리력을 유지하다가, 몸이 나빠지면 증상을 나타내게 되는 것이지요.

내용으로 보아 귀하는 태음인 중에서도 두 번째 유형에 해당되는 것으로 보입니다.

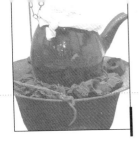

태음인들은 안정적이고, 여유가 있고, 편안하면 모든 생리력이 활발하게 움직이는 특징을 갖고 있습니다. 그런데 스스로 하는 일이 잘 안 풀리거나, 주위의 상황들이 나를 짜증나게 만들면, 생리력이 저하되어 병증을 일으키게 됩니다.

두 번째 유형은 다음과 같은 특징을 갖고 있습니다.

건강할 때 : 추위도 잘 타나, 몸은 더운 편이며, 식사도 잘하는데 가스가 자주 차며 속쓰림이 있으며 대변은 묽거나 설사를 잘하며 피부색은 누르면서 붉은 빛이 돕니다.

건강하지 못할 때 : 감기에 걸리면 열이 심하게 나고, 코가 민감하여 쉽게 막히고, 입이 마르고, 찬물을 많이 마시며, 땀도 많이 나며, 대변은 건조하게 됩니다. 특히 소변을 누렇게 자주 보며, 목이 잘 부으며, 눈이 충혈이 되면서 아프고, 잠도 잘 이루지 못하게 되며, 피부에 알러지 반응도 잘 나타납니다.

그렇습니까? 맞다면 항상 여유있게 준비를 하고, 계획을 철저히 세워서 실천하는 노력이 필요합니다. 그렇게 하면 안정된 분위기에서 생리력이 활발하게 움직이게 되겠지요. 증상에 도움이 되는 것으로 칡을 생즙이나 차로 복용하는 것이 좋습니다.

사례 6. 손과 발에 대하여

이름 : 박○○ **나이 :** 39세 **성별 :** 여

질문 : 40세의 주부입니다. 두 아이를 자연분만하였습니다.

저는 손과 발이 여름에는 뜨겁고(손과 발이 답답할 정도로 열이 남) 겨울에는 차갑습니다. 또 무릎이 시려 에어컨 앞에 못 앉아 있습니다.

좋은 치료법이 있는지요?

답변 : 귀하의 체성은 소음인 5번 유형으로 판단이 됩니다.

소음인은 대장에 찬 기운이 있어, 몸이 안 좋은 상태가 되면, 소화에 무리가 따르게 됩니다.

평소 완벽하고 틀림없는 성격을 갖고 있기 때문에 자신이 '원하는 대로 안 되면 어떻게 할까?' 하는 조바심을 갖게 되고, 내성적인 성격이라 남에게 싫은 소리를 안 하고 속으로 감춰둘 때가 많을 것입니다.

특히 이때 스트레스를 받게 되면, 몸의 생리력이 떨어지게 되어, 몸이 안 좋은 상태가 됩니다.

대체로 손발이 찬 것이 정상적이나, 그러나 중요한 몸의 정기까지 손상이 되면, 오히려 열이 납니다. 이때는 무기력해지고 변을 보아도 시원치 않게 되며 소변도 자주 보게 되며 땀도 많아지게 됩니다.

치료법은 모든 일의 결과를 있는 그대로 받아들여 더욱 자기 반성을 위주로 생활하시는 것이 제일입니다.

좋은 건강식품으로는 생강을 차로 마시는 것입니다. 물이나 음료 대신 생강을 끓여 진하면 물로 희석하고 복용하기 불편하면 꿀을 약간 타서 복용하는 것입니다.

사례 7. 무슨 체성인지?

이름 : 임○○ **나이 :** 18세 **성별 :** 여

질문 : 하체가 아주 날씬한데… 허리를 비롯한 위쪽으로만 살이 많아요. 얼굴도 살이 많아서 통통하구요. 왜 다리는 날씬한데 위쪽으로만 살이 많은 거죠? 근데, 저희 어머니도 저와 같은 체성이에요. 뱃살은 정말 지나칠 정도로 많아요. 조금 오래 걸은 날은 일어나기 힘들 정도로 무

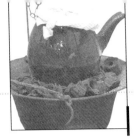

릎이 아파요. 무릎을 비롯한 다리 부분이 당기고 아파요. 이런 게 상체
가 뚱뚱해서 다리가 유지하기 힘들어서 나타나는 건가요?

여기서 내가 테스트해본 결과로는 태음인이라던데…. 제가 정말 태음
인인가요? 궁금한 점 좀 알려주세요.

답변 : 테스트 결과 태음인으로 판정을 받았다면 60퍼센트 정도 믿을 수 있
습니다.

우선 알아두실 것은 체성마다 생리력의 차이에 의해 다시 분류가 됩니다.
태음인 5가지, 소양인 소음인 각 7가지, 태양인 2가지 모두 21개 유형으로
분류할 수 있습니다.

각 유형마다 고유의 생리력이 있으며, 각 유형에 따라 일정한 순서로 몸이
나빠집니다. 각 유형마다 고유의 생리력을 유지하다가, 몸이 나빠지면 증상
을 나타내게 되는 것이지요.

태음인은 마음이 편안하고, 여유가 있고, 안정되어야, 모든 기능들이 정상
적으로 가동됩니다. 그러나 하는 일이 마음먹은 대로 되지 않거나, 주위에서
나를 편안하게 놔두지 않으면 몸이 힘들어집니다. 따라서 모든 일에 적극적
으로 준비하고, 이를 실천하고 보람을 느끼고 살아야 하는 것이 건강의 지름
길입니다. 그러면 몸에 균형이 잡히게 되겠지요.

참고로 본인의 구체적인 유형을 살펴보면 태음인 중에 4번이나 5번에 해당
될 것으로 보이는데 태음인 4번 유형은 몸이 힘들어질 때 먼저 가슴이 답답
하고, 두근두근 가슴이 뛰고, 속이 더부룩한 것을 자주 느끼며, 아침에 붓는
것도 가끔 느끼며, 더 힘들어지면 물도 많이 마시고 땀도 흘리게 되고, 뒷목
이 뻣뻣해지거나, 눈의 충혈도 오고, 어지러운 증상도 오게 됩니다. 그리고
나중에는 하체가 피로하다는 것을 느끼게 되지요.

태음인 5번 유형은 몸이 힘들어질 때 먼저 물도 많이 마시고, 땀도 흘리게 되

고, 뒷목이 뻣뻣해지거나, 눈의 충혈도 오고, 어지러운 증상도 오며, 하체가
피로하다는 것을 느끼게 되며, 아주 몸이 나빠지면 가슴이 답답하고, 두근두
근 가슴이 뛰고, 속이 더부룩한 것을 자주 느끼며, 붓는 것도 느끼게 됩니다.
어느 쪽이 맞습니까?

4번이라면 율무를 미숫가루로 만들어 마시는 것이 도움이 되고, 5번이라면
칡을 생즙이나 차로 마시면 도움이 됩니다.

사례 8. 소화장애에는?

이름 : 박○○ **나이** : 26세 **성별** : 여

증상 : 20살 이후부터 줄곧 심한 소화장애를 겪었습니다. 쉽게 체하고 한 번
체하면 빨리 완쾌되지 않았습니다. 여름이면 꼭 한두 번의 식중독에
걸리고, 평소에도 주위사람들에 비해 장염이 쉽게 걸리는 편입니다.
쉽게 지쳐서 계단을 오르기가 힘들다고 느껴진 적이 종종 있습니다.
고등학교 때까진 달리기를 좋아했는데 졸업 후 뛰는 것에 대한 두려
움을 느낄 정도로 달리면 숨이 차오기 시작했습니다.

감기, 몸살도 자주 걸리고 한 번 걸리면 보통 한 달은 끌었으며, 감기
약을 지어먹으면 감기가 완쾌되고 난 후 어김없이 소화장애를 겪었습
니다.

성격은 제가 느끼기에도 낙천적이고 편하다고 느꼈는데 한두 달 전부
터 계속 안 좋아지는 몸 상태와 몇 주 전 난소 내 혹 때문에 신경이 꽤
예민해져 있고 평소보다 신경질적이고 투정도 많이 부립니다.

현재도 소화장애를 겪는데 우선 음식을 섭취하면 속이 답답해지면
서 머리가 너무도 지끈거리면서 아프며 그 통증이 목까지 전달되어

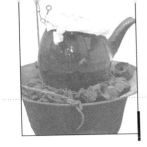

서 침을 삼킬 때 신경이 쓰일 정도입니다. 그리고 편두통이 시작되면 어김없이 온몸에 열이 달아오릅니다. 체온을 측정하면 36.5도로 정상으로 나오는데 온몸이 불덩어리 같은 느낌을 받습니다.

　일반내과에서 두 달 정도 치료를 해오고 있는데 기력만 더 떨어지고 병이 호전되는 기미가 보이지 않아 한약 치료를 하려고 합니다.

답변 1 : 사상의학에서는 천성(서로를 위하는 마음가짐)과 정(자신만을 위하는 마음가짐)을 잘못 다스렸을 때 생리력이 떨어져 병의 원인이 된다고 합니다. 또 각 체성은 천성을 잘 펼치지 못하였을 때 병이 오는 사람들과 정을 잘 극복하지 못하였을 때 병이 생기는 사람으로 구분됩니다.

　체성마다 생리력의 차이에 의해 다시 몇 가지 유형으로 분류가 됩니다. 태음인 5가지, 소양인 소음인 각 7가지, 태양인 2가지 등 모두 21개로 분류할 수 있습니다. 각 유형마다 고유의 생리력이 있으며, 타고난 생리력의 차이에 따라 일정한 순서로 몸이 나빠집니다. 각 유형마다 고유의 생리력을 유지하다가 몸이 나빠지면 증상을 나타내게 되는 것이지요.

　그런데 본인은 천성이 낙천적이라는 표현을 하였고 나타난 병적인 증상(소화장애, 감기, 생리통, 소변이상, 난소종양, 신장기형 / 다른 상담의에게 보낸 질문 내용 참조하였음)으로 보아 정을 극복하지 못하여 병이 생긴 것으로 보입니다. 이 모든 증상이 7년이라는 기간 동안 보인 것들인데, 그전의 몸의 상태를 기억하는지 모르겠군요. 이러한 증상이 올 수 있는 유형 중에서 어디에 해당되는지 찾기 위해 몇 가지 질문을 드리겠습니다.

1. 속이 비었을 때 속쓰림이 있어 무엇이든지 먹어야 한다.
　태음인 2번 3번 소양인 4번 5번 6번 소음인 5번 6번 / ×
2. 평소 갈증이 심하여 찬물을 많이 마신다.

태음인 2번 3번 소양인 4번 5번 6번 / 갈증은 심하지 않으나 찬물을 즐겨 마셨었습니다.

3. 갈증이 있으나 물은 따뜻한 것이 좋다. 소음인 6번 / ×

4. 갈증은 없으며 물도 잘 마시지 않는다. 소음인 5번 / ×

5. 피부에 가려움증이 있다. 소양인 4번 태음인 2번 / ×

6. 피부색이 희다. 소양인 4번 / ○

7. 평소 잘 먹었으나 살은 찌지 않았다. 소양인 4번 5번 6번 / ×

8. 평소 잘 먹으며 배가 나온 편이다. 태음인 2번 3번 / ○

9. 평소 식욕이 별로 없고 마른 편이다. 소음인 5번 6번 / 평소 다른 사람들에 비해 식사량이 적은 편이며(몇 숟가락만 먹어도 배가 차온다는 느낌), 소량의 식사 (물만 마셔도)에도 배가 상당히 나오는 편입니다.

이 중 해당되는 것이 있나요? 한방건강샘 예진보기를 하고 들어오시면 정확한 답변을 드릴 것이며 그것에 따른 병의 원인과 치료법을 상세히 일러드리겠습니다.

질문에 대한 답변을 참고한 후

답변 2 : 기재하신 내용으로 판단하면, 의외로 태음인 4번 유형에 해당되는 것으로 보입니다.

네 번째 유형의 일반적인 특징을 보면

건강할 때 : 식사를 잘하는 편이나, 먹고 나면 속이 더부룩한 것을 자주 느끼나, 속쓰림은 없으며, 변은 하루 한두 번 약간 무르고 쉽게 봅니다. 사소한 일에도 가슴이 뛰며 피부색은 희고 살이 찐 편이며 물도 보통 잘 먹는 편이며, 땀도 잘 흘립니다. 추위를 타면서도 손발이 차지는 않습니다.

건강하지 못할 때 : 식후 더부룩한 것이 심해지고, 변은 묽게 자주 보거나 변

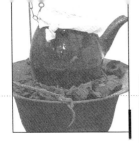

비가 생기기도 하며, 물을 자주 먹게 되고, 소변보기가 불쾌해지고, 몸에 부기가 잘 생깁니다. 감기에 걸리면 열은 심하지 않는데, 콧물이 나며, 기침이 오래 가기도 하며, 허리나 하체에 힘이 빠지는 것을 느끼기도 합니다.

아주 정확한 표현이 아닐 수 있습니다. 그러나 이보다 증상이 심해진 것으로 판단하면 될 것입니다.

태음인들은 항상 여유가 있는 마음가짐을 갖고 있는데 무엇인가 열심히 하였는데 만족하지 못하거나 주변에 마음에 맞지 않는 일들이 자주 일어나면 폐(보조 원기)의 정기가 약해져 간(주 원기)의 생리력이 몹시 힘들어합니다. 태음인 4번인 경우 가슴이 답답하고 두근두근하기도 하며, 먹은 것이 더부룩하게 안 내려가고 대변을 자주 보게 되거나 하는데 속쓰림은 없습니다. 이때 소변의 이상이 오기도 하며, 아침에 부기가 생기기도 하며, 생리통이나 자궁이나 난소에 이상이 생기기도 하지요. 몸은 매우 피로해지고, 어깨나 목의 결림이 있게 되고, 눈의 피로도 심해집니다. 더욱 심해지면 숨이 차고, 가슴에 통증을 느끼며, 귀울림이나 어지러움증까지 호소합니다.

치료는 먼저 말씀드린 정을 다스려 극복해야 합니다. 특히 나를 버리라는 말씀을 드리고 싶군요. 쉽게 말하면 남을 배려하는 본성을 되찾아야 하는 것이지요. 항상 나는 두번째라 생각하고 생활한다면, 보조 원기인 폐가 활력을 찾게 될 것이고 그러면 주 원기의 피로함도 같이 없어지게 될 것입니다.

사례 9. 제 건강에 이상이 있는 걸까요?

이름 : 조○○ **나이 :** 27세 **성별 :** 여

증상 : 저는 비만인 여성입니다. 체성검사를 해보면 태양인으로 나오는데, 사실 소음인적인 면이 많거든요. 태양인은 찬 음식이 좋고 열나는 음식은 안 좋다는데, 저는 찬 음식을 먹으면 배탈이 잦고 7년쯤 전에 오행생식원에서 검사했을 때는 열나는 음식을 먹고 찬 음식은 피하도록 했습니다. 지금도 따뜻한 음식이 맞는 것 같구요.

그런데 땀이 참 많이 나는데요. 소음인으로서는 건강에 안 좋다고하는데요. 사실 혈액순환도 잘 안 되는것 같고, 아침이면 얼굴과 손 등이 잘 붓습니다.

질문 : 제 건강에 이상이 있는 걸까요? 어떻게 이해하면 되는지요?

답변 : 체성 진단이 쉬운 일이 아니지요. 본인이 호소한 내용과 기본 진료기록을 참고하니 태음인 4번 유형으로 판단이 됩니다.

대체로 태음인은 편안하고, 여유가 있고, 안정된 것을 추구하는 체성입니다. 다시 태음인은 A급에서 B급까지 5가지 유형으로 나뉘어지는데(모든 일의 결과에 대해 A급은 자기 탓으로 보고 노력하는 타입이고, B급은 자신이 최선을 다했다고 믿고, 나쁜 결과에 대하여 세상 탓이나 남의 탓으로 보는 경향을 갖습니다) B급에 가까운 4번 타입은 열을 받거나 짜증이 나면, 소장의 찬 기운을 이기지 못하여 간의 기운과 폐의 기운이 정상적인 흐름을 갖지 못하고 병리적인 변화가 나타납니다.

가슴이 답답한 것을 느끼며, 조금 흥분되어도 심장이 뛰는 것을 느끼며, 자주 체하는 느낌(속이 거북한)이 있는데, 복통이나 속쓰림을 호소하지는 않고 대신 대변을 한두 번 더 보는 경우가 있거나 혹은 설사를 하기도 합니다. 조

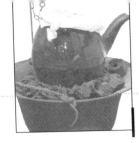

금 더 몸이 안 좋아지면 붓거나 소변의 횟수가 늘어나기도 하며, 피로를 호소하며, 뒷목이 뻣뻣하거나, 눈의 피로가 오며, 갈증이나 땀이 많아지며 무기력에 빠지기도 합니다. 더욱 나빠지면 어지러움에 이명증 두통증을 호소하기도 합니다.

아마 본인은 기본적이나 약간 진행된 증상을 갖고 있는 것 같습니다.

대체로 음식은 가리는 것이 없으나, 속이 냉하여 찬 것을 복용하면 소화에 불리할 것으로 보입니다.

몸을 좋게 하려면 항상 일의 결과를 나의 주관이 잘못된 것으로 간주하고, 노력하는 자세를 갖는 것이 필요합니다. 그래야 몸의 정기가 제대로 흐를 수 있는 힘을 갖게 되어 비만에서도 돌아올 수 있습니다.

사례10. 자고 일어나도 피곤하네요.

이름 : 김○○ **나이** : 26세 **성별** : 남

증상 : 항상 몸이 피로한 것 같습니다. 아침에 일어나기 힘듭니다. 생활을 하다가도 항상 몸이 피로하다는 것을 느낍니다. 운동부족일 수도 있다 생각하지만 잘 모르겠습니다.

보통사람보다 땀이 많은 편입니다. 여름에 거리를 다니면 등이 모두 젖고 이마에 땀이 흐를 정도입니다. 겨울에는 손발이 매우 차가운 편이고 백태현상이 있습니다. 백태 맞습니까? 혓바닥이 하얗게 되는 상태입니다.

질문 : 한방적인 종합검진을 받으려면 어떻게 해야 하고 비용은 얼마나 드는지 알고 싶습니다. 개인적으로 술은 자주 하지도 않고 많이 먹지도 않으며 비흡연자입니다. 운동은 자주 안 하는 편이지만 마른 편이고 잔

병도 없습니다.

답변 : 귀하는 타고난 기운이 부족한 것 같군요. 그러나 매사에 정확하고 빈틈이 없는 성격을 갖고 있어, 일의 결과에 만족하지 못하면 스트레스를 받게 되고, 이 스트레스로 인해 몸의 생리력이 떨어져 여러 가지 증상을 일으키게 됩니다.

이런 분을 소음인이라고 합니다. 소음인도 A급이 있고 B급으로 나뉘어지는 데, 본인의 기본진료기록부에 의하면 7번 유형에 해당되는 것으로 판단이 됩니다.

현대 의학적으로는 아직 진단을 내릴 만한 병증은 없으나, 한의학적으로는 여러 가지 진단이 나올 것으로 보입니다. 특히 사상의학적으로 몸의 정기가 많이 부족한 것으로 판단이 되며, 제일 중요한 것은 일의 결과에 대해 조바심을 갖거나, 스트레스를 받지 말고, 항상 내 탓으로 생각하고, 최선을 다하지 않았는가를 반성하는 등의 노력을 하여야 합니다. 그러면 내 몸의 생리력이 활발하게 움직이게 되고, 피로도 느끼지 않게 될 것으로 보입니다.

기타 요법으로는 생강차를 물이나 음료 대신 자주 복용하시는 것이 부족한 생리력을 보충하는 데 많은 도움을 줍니다.

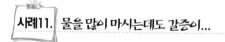

사례11. 물을 많이 마시는데도 갈증이...

이름 : 이○○   **나이 :** 27세   **성별 :** 여

증상 : 안녕하세요. 처음 문의를 드립니다. 요즘 들어 갈증이 부쩍 심해졌습니다. 며칠씩 지속되다가 괜찮아지고 또 다시 발생하고 그러네요. 물론 갈증이 날 때는 계속해서 물을 마시는데도 심하다 싶을 정도입니

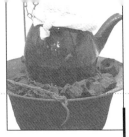

다. 커다란 컵에 물을 가득 담아뒀는데, 조금 있다가 마시려고 보면 어느새 비어 있네요.

질문 : 그냥 단순히 제 몸에 수분이 부족해서 나타나는 증상일지, 아니면 당뇨 등의 이상이 있는 건지 좀 걱정이 되서요. 물론 어떤 진단을 내리시긴 어려우시겠지만 갈증이 심할 때는 어떤 처방이 도움이 되는지 좀 말씀해주시면 감사하겠습니다.

답변 : 사상의학적으로 갈증으로 물을 많이 마신다면 매우 좋지 않은 증상입니다. 따라서 조기에 치료하지 못하면 중증으로 고생할 수도 있습니다.

우선 알아두실 것은 체성마다 생리력의 차이에 의해 다시 몇 가지 유형으로 분류가 됩니다. 태음인 5가지, 소양인 소음인 각 7가지, 태양인 2가지 등 모두 21개로 분류할 수 있습니다. 각 유형마다 고유의 생리력이 있으며, 타고난 생리력의 차이에 따라 일정한 순서로 몸이 나빠집니다. 각 유형마다 고유의 생리력을 유지하다가 몸이 나빠지면 증상이 나타나는 것이지요. 본인이 적어주신 진료기록부에 의하면 소음인 7번이나 태음인의 3, 5번 유형이나 소양인의 6, 7번 유형에 해당되는 것 같은데 써주신 내용만으로는 정확히 구분할 수는 없을 것 같군요.

수사반장이 되어서 살펴보면 태음인 3번은 피로가 오면 눈이 붉어지고, 식사 양이 많은 편이라 잘 체한다는 것이 잘 맞지 않고 태음인 5번은 소화기 증상이 나타나거나, 붓거나 하면 상당히 중증이므로 두통을 호소하게 마련인데 안 맞고 소양인 6번 7번은 식사량이 많기 때문에 맞지 않습니다.

지금 가능한 유형이 오직 소음인 7번 하나뿐인 것 같습니다.

원래 소음인 7번 유형이 땀을 많이 흘리거나, 물을 많이 먹게 된다면, 내 몸의 정기가 많이 부족하게 되었을 때 나타나는 증상입니다. 매사에 정확하고 빈틈이 없는 성격을 갖고 있어, 일의 결과에 만족하지 못하면 스트레스를 받게 되고, 이 스트레스로 인해 몸의 생리력이 떨어져 여러 가지 증상을 일으키게 됩니다. 이런 분을 소음인이라고 합니다. 소음인도 A급이 있고 B급으로 나뉘어지는데, 귀하는 기본진료기록부에 의하면 7번 유형에 해당되는 것으로 판단됩니다.

현대 의학적으로는 아직 진단을 내릴 만한 병증은 없으나, 한의학적으로는 여러 가지 진단이 나올 것으로 보입니다. 특히 사상의학적으로 타고난 기운도 부족한 데다, 여름철에는 몸의 정기가 많이 부족해지므로 더욱 심하게 나타나는 것입니다.

제일 중요한 것은 일의 결과에 대해 조바심을 갖거나 스트레스를 받지 말고, 항상 내 탓으로 생각하여 내가 최선을 다하지 않았는가를 반성하는 등의 노력을 하여야 합니다. 그러면 내 몸의 생리력이 활발하게 움직이게 되고 갈증도 심하게 느끼지 않게 될 것으로 보입니다. 기타 요법으로는 생강차를 물이나 음료 대신 자주 복용하시는 것이 부족한 생리력을 보충하는 데 많은 도움을 줍니다.

사례12. 만성피로인가 싶어서

이름 : 이○○　**나이 :** 25세　**성별 :** 여

증상 : 저는 그래픽디자이너로 25세 어린 나이지만 외모도 동안이구요. 그런데 하루종일 컴퓨터 앞에서 일하고 창조해야 하는 정신적 압박에 매일 매일 힘들게 일을 합니다. 증상이 시작된 지는 이 컴퓨터 일을 하게 된 지 2년째 되는 해부터 컴퓨터 앞에서 긴장을 하고 작업에 들어가면 퇴근할 2시간 전부터 눈가에 두통이 오고 더하면 뒷목이 뻐근하다가 울렁증까지 오거든요..

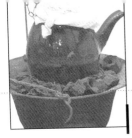

질문 1 : 침을 맞아야 하나요. 아니면 음식으로 조절을 해야 하나요. 아니면
그냥 푹 잠을 자면 괜찮은가요?

답변 1 : 기본진료기록부를 검토한 결과 귀하는 태음인 4번 유형에 해당되
는 것으로 보입니다. 태음인은 편안하고 안정된 생활을 위하여 노력하는 성
격을 갖고 있으며, 그 결과에 대하여 만족하지 못한 경우 스트레스를 받게
되며, 이것에 의하여 몸의 생리력이 저하되는데 태음인들은 다시 천성(性 :
본래 좋게 타고난 서로를 도와주면서 살아가고자 하는 마음가짐)을 잘 펼치고 사
는 사람과 사심(情 : 자신만을 보호받기를 바라는 마음가짐)이 잘 폭발하는 사람
으로 크게 5가지 유형으로 구분됩니다.

 이 중 4번째 유형에 해당되는 사람이 스트레스를 받게 되면 가슴이 답답하
고, 심장이 두근거리게 되며, 소화력은 좋은 편이나 이때는 속이 답답하여
거북한 증상이 나타나기도 하는데 복통이나 약을 먹을 정도의 속쓰림은 호
소하지는 않습니다. 설사도 쉽게 할 수 있으나, 입맛은 좋은 편이며, 피로해
지면 소변이 잦거나, 몸이 부석부석해지는 증상이 있으며, 좀더 몸이 나빠지
면 땀도 많이 흘리게 되며, 물도 많이 먹게 됩니다. 또한 뒷목이 뻣뻣해지며,
눈의 피로가 오며, 가슴이 답답해지고, 감기에 걸리면 코가 막히거나 기침을
하기도 하며 어지러움이나 귀의 울림 등이 나타납니다.

 귀하는 4번째 유형의 태음인 중 중등도 이상의 증상을 보이고 있으므로 일
상에 많은 지장을 초래하고 있는 것으로 보입니다.

 치료에는 첫번째가 마음을 비우는 것 즉 욕심을 버리는 것입니다. 자신이
항상 열심히 하려고 노력하고 있으나, 욕심이 있기 때문에 그 결과에 만족하
지 못하면 열을 받는다는 것입니다. 그런데 욕심이 없게 되면 자신을 반성하
게 되고, 더욱 가벼운 마음으로 내일을 기대하게 되겠지요. 그러면 스트레스
에 의한 생리력 감소가 없으므로 몸의 컨디션은 한층 좋아질 것으로 생각됩

니다.

두 번째는 정기가 감소된 부분을 보충하는 일입니다. 쉽게 사용할 수 있는 약재로는 칡차와 마(산약)가 있는데, 이것만으로도 어느 정도 효과를 볼 수 있기도 합니다.

질문 2 : 선생님의 답변 정말로 잘 들었습니다. 제가 제 마음을 제대로 못다스리는 것이 원인이겠죠? 저에게 이로운 음식은 잘 알겠는데 저에게 악이 되는 음식도 있나요? 자세히 알고 싶은데…. 그리고 편두통과 뒷목에까지 통증이 올 땐 편두통 약이나 청심환을 가끔 복용하는데 괜찮은가요?

답변 2 : 해로운 음식을 말하는 것이죠?

대개 태음인은 음식의 청탁을 가리지 않는 편이라 무엇을 먹지 말라는 권고가 잘 통하지 않는 경우가 많습니다. 특히 조심할 것은 육식이고 그 중에서도 돼지고기, 닭고기가 제일 해롭습니다. 밀가루 음식도 절대로 피해야 됩니다. 그렇다고 전혀 복용하지 않을 수 없으니, 식사 한 끼를 대신할 정도의 밀가루음식은 절대 안 됩니다.

두통약은 가급적 삼가야 합니다. 임시로 차단시키는 작용을 할 뿐이므로 치료한다고 볼 수 없겠지요. 정 힘들면 청심환 정도는 할 수 없고요.

치료에 제일 중요한 것은 절대로 열을 받지 말라는 것이죠. 마음을 비우면 즉 모든 것이 내 잘못이 아닌가 하는 마음을 갖게 되면 스트레스를 받지 않습니다. 약이나 음식보다 더욱 중요한 것이니 다시 강조를 합니다.

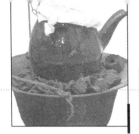

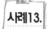
사례13. **피부가 너무 탄력이 없어요**

이름: 안○○ **나이:** 29세 **성별:** 여

증상: 저는 29세의 미혼 여성입니다. 20대 초반부터 피부 탄력이 떨어지기
시작하고 여드름이 나기 시작했습니다.

질문: 피부가 너무나 탄력이 없습니다. 제 나이에 맞지 않을 정도로…. 몸 전
체가 그런데 특히 얼굴은 20대 후반인데도 불구하고 여드름이 끊임없
이 나고 얼굴선이 피부 탄력이 없어서 망가졌습니다. 얼굴 가죽을 얼
굴에 걸치고 있는 느낌이 들 정도로 피부가 흘러내립니다.

　병원이나 한약방을 찾아가 보았지만 확실한 답변을 주시지 않더군요.
작년 가을엔 녹용을 두 재 복용하고 두 달 전쯤 한약 두 재를 복용해봤
지만 큰 변화를 모르겠습니다. 그리고 이유 없이 피곤하고 힘이 없는
것과 관련이 있는 건가요?

답변: 매우 짜증이 나는 일상일 것 같군요. 안타깝게 생각합니다. 대체로 태
음인 체성(체질)에서 주로 보이는 증상인데 기본진료기록부로 미루어 소음
인 7번에 해당되는 유형으로 보이는군요.

　아마 성격이 얌전하고 모든 일에 완벽하게 대처하지 않으면 불안감을 느끼
고 조바심을 갖고 있는 것 같습니다. 그리고 타고난 체력이 부족하여 쉽게
지치며 소화력은 그다지 좋지 않아 먹는 것에 욕심을 내지는 않는군요. 맞습
니까?

　병의 원인은 조바심이라 할 수 있습니다. 100점을 맞으려고 하다 보니, 항상
불안하고 긴장되어 있는 것입니다. 다른 사람들이 ○○씨를 평가할 때 완벽
하다고 할 것이며, 믿음을 줄 수 있는 사람이라고도 합니다. 욕심이 많기 때
문에 스스로 만족을 하지 못하고 자신을 매우 혹사시키고 있는 것입니다. 마

음을 비우게 되면 조바심이 없어질 것입니다. 어려운 일이기는 하지만…
이것이 병의 원인을 없애는 기본적인 마음자세라 할 수 있겠습니다.

 소음인의 피부는 대체로 깨끗한 편이고, 소음인 7번은 소화도 장애가 별로 없는 것이 특징이나 소화장애가 오래 지속되니 결국 폐와 관련된 에너지가 부족하게 되어 피부가 망가진 것으로 판단이 됩니다. 우선 생강차를 물 대신 복용하여 보십시오. 2~3개월 지나면 소화가 되면서 피부에 변화가 나타나게 될 것입니다.

사례14. 사상체질과 오행체질에 따른 건강관리방법의 선택

이름 : 김○○ **나이 :** 55세 **성별 :** 남

질문 : 한방의학에서는 사상체질에 따른 건강관리법(사상의학)이 있고 다른 하나는 동양철학에 근거를 둔 음양오행설에 따라 오행의 목 · 화 · 토 · 금 · 수를 장부와 결합시켜 간 · 심 · 비 · 폐 · 신 등으로 분류하여 이에 따라 건강관리 및 치료하는 방법(증치의학이라고 들었습니다)이 있으며 이 두 가지는 지칭하는 장부 등이 서로 상이하여 건강관리방법 등이 다르다고 알고 있습니다

위 두 가지 체성 분류 유형 중에서 어느 것을 따라 건강관리 등의 방법으로 삼는 것이 좋은 방법인지 알려주시면 감사하겠습니다.

답변 : 저는 사상의학을 담당하고 있습니다. 저의 입장에서 답변을 드리니 참고가 되었으면 좋겠습니다.

 사상의학은 오행 귀속에 따른 기본 한의학과는 전혀 다른 체계를 갖고 있습니다. 즉 오장육부의 생리력이 선천적으로 잘 타고난 마음과 부족하게 타고

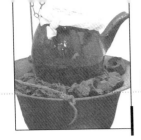

난 마음에 따라 차이가 있으며, 모든 기관은 잘 타고난 천성을 잘 펼치거나 또는 부족하게 타고난 감정을 잘 다스릴 때는 건강하게 움직이고 그렇지 못하면 몸이 힘들어지게 됩니다. 유학에는 인의예지라는 네 가지 실천사상이 있는데, 태소음양인이 각기 이것을 실천함으로 건강해질 수 있습니다. 또 각 체성에는 A급이 있고 B급이 있는데, 전자는 열을 받지 않는 부류이고 후자는 짜증이나 열을 잘 받을 수 있는 부류입니다.

본인의 기본진료기록부를 검토해보니, 소음인의 7번째 유형에 해당되는 것으로 판단됩니다. 아마 성격은 내성적일 것이며, 모든 일에 완벽하게 대처하지 않으면 불안감을 느낄 수 있어, 조바심을 갖고 있는 것 같습니다. 그리고 타고난 체력이 부족하여 쉽게 지치며, 소화력은 나쁘지 않으나 먹는 것에 욕심을 내지는 않는군요. 맞습니까?

몸이 나빠지는 원인은 조바심이라 할 수 있습니다. 100점을 맞으려고 하다 보니 항상 불안하고 긴장이 되어 있는 것입니다. 다른 사람들이 님을 평가할 때 완벽하다고 할 것이며, 믿음을 줄 수 있는 사람이라고도 합니다. 즉 욕심이 많기 때문에 스스로 만족을 하지 못하고 자신을 매우 혹사시키고 있는 것입니다. 마음을 비우게 되면 조바심이 없어질 것입니다. 어려운 일이기는 하지만….

이것이 건강한 생활을 위한 기본적인 마음자세라 할 수 있겠습니다. 이와 같은 방법론이 사상의학입니다.

사례15. 보약이라는 것

이름: 김○○ **나이**: 30세 **성별**: 여

증상: 요즘 가을임에도 불구하고 식욕이 별로 없습니다. 1~2킬로그램 정도

빠진 것 같기도 하구요. 저희 부모님이 저의 이런 증상을 들으시고 보약을 해오셨습니다. 내용물은 호박, 붕어, 대보 이 세 가지가 들어 있다고 하면서 호박이 들어 있어 살도 많이 안 찌면서 식욕부진에 좋다고 하면서요….

질문 1 : 제가 궁금한 점은 이 보약을 그냥 먹어도 될지요. 부모님은 하루 세 번 먹으라고 하시고, 아침에는 일어나자마자 먹으라고 하시면서 정성들여 먹으라 하시는데, 저는 정확한 한방의사의 처방 없이 그냥 먹어도 되는지 궁금합니다. 먹어도 된다면 하루 세 번 정확히 먹어야 하는지…. 그리고 첨가된 호박, 붕어, 대보 등이 저의 체성(소양인)-그동안 인터넷이나 여러 가지 자가진단법을 사용하여 보니 소양인에 가깝다고 하더군요-에 맞는 것인지를 알고 싶습니다.

답변 1 : 일단 기본 진료기록부를 검토해보니 소음인으로 판단이 되고, 그 중 7번째 유형으로 보입니다. 소양인의 식욕부진을 호소하는 유형에는 해당이 되지 않습니다.

소음인 7번 유형은 대체로 먹는 것을 가리지는 않는데, 많이는 먹지를 않고 웬만해서는 소화에 불편을 느끼지 않으며, 속쓰림도 허기가 져서 그러는 것일 뿐 못 견딜 정도는 아닌 것 같습니다. 그런데 긴장을 하여 초조하거나 일이 잘 풀리지 않게 되면 식욕이 떨어지게 됩니다.

위에 적어주신 것들은 일반적으로 누구나 사용할 수 있는 것이나, 본인에게는 다소 부담을 줄 수 있겠습니다. 호박은 태음인, 붕어는 태양인, 대보는 무엇을 말하는지 모르겠습니다.

귀하에게 권하고 싶은 것은 마음의 여유를 갖고 상대를 위하는 마음을 갖도록 하십시오. 물론 지금도 그렇겠지만 최선의 노력을 안하고 있는 것으로 보이는군요.

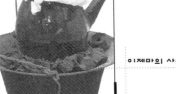

그리고 생강을 차로 끓여 마시면 지치거나 피로를 쉽게 느끼지 않게 되고 식욕도 돌아올 것으로 보입니다.

질문 2 : 선생님, 답변 정말 감사합니다. 근데 한 가지만 더 여쭤보겠습니다. 컴퓨터 진단지를 통해 사상체질 감별을 하면 항상 소양인으로 나오곤 하였는데, 선생님께서는 제가 소음인이라고 하셨거든요 . 이번 건강샘 진단지도 제게 소양인이라고 하던데… 선생님께서 말씀하시는 소음인은 저의 어떤 면을 보아 그렇습니까? 그리고 소음인 7번이라는 건 또 뭔가요? 번호가 나오는 건 어떤 건지 궁금합니다.

그리고 그 대보라는 건 부모님 말씀 왈 십전대보에 들어가는 대보라는데, 그럼 제가 그걸 복용을 안 하는 게 좋은 건지요?

답변 2 : 기존의 설문지는 매우 일반적인 것으로 모든 분들에게 적용될 수 없습니다. 특히 각 체성마다 생리력의 차이로 A급 B급으로 분류할 수 있으며, 매우 복잡한 체계를 갖고 있으므로 이것을 설문지로 만들기가 어려워 보편적인 것으로 만들게 된 것입니다.

B급에서 생리력이 가장 약한 경우 태소음양인이 비슷한 성격이나 증상을 갖고 있어 전문가가 아니면 판단이 곤란합니다. 본인의 증상정도를 갖고 있는 소양인이라면 엄청난 두통을 호소합니다. 그리고 체하거나 심한 피로가 있지 않는 한 식욕이 없다는 표현이 없습니다.

지난번 답변에 대해 잘 안 맞는다고 생각이 드는 것은 아니겠지요? 십전대보탕은 매우 보편적인 약으로 아무 체성에도 무방하기는 한데, 소음인 7번은 별로 도움이 되지를 못합니다. 오히려 소화장애나 무력감이 심해질 수 있습니다.

사례16. 한의원에 가도 특별한 방법을 가르쳐주지 않아요!

이름 : 신○○ **나이 :** 21세 **성별 :** 여

증상 : 감기도 항상 걸리는데 병원에서 얘기를 해도 특별하게 얘기해주지 않고 항상 가더라도 두통약이랑 감기약만 지어주는 바람에 현재는 병원에 가지 않아요. 그만큼 신경을 쓰고 있지 않다는 생각을 많이 했거든요.

다시 이렇게 보내게 되어서…. 하지만 저는 정말 솔직하게 나을 수 있는 방법과 제가 할 수 있는 것들, 그리고 어떤 곳을 찾아가야지 정말 제가 바라는, 속시원하게 얘기해주는 곳이 있는가 하는 거예요. 저희 아버지께서 감기를 매일 달고 사셨다고 하셨거든요. 병원을 다녀도 한의원을 다녀도 항상 똑같은 말과 약만 지어줄 따름이구요.

현재는 4일에 한 번씩 침을 맞고 있는데도 거의 증세는 비슷해요. 편안하고 즐거운 일이 있어도 어김없이 머리는 아프니 어떻게 해야 좋을지 모르겠어요. 일순간에 머리가 아픈 것이 아니라 계속 아픈 상태로 지끈거리는 상태일 때도 있고. 어쩔 때는 너무너무 머리가 아파서 힘들 때도 있어요. 쉽게 피로해지기도 하고 일이 잘 잡히지 않을 때도 있고. 그리고 머리 아픈 것은 정확히는 모르겠어요.

어디가 이상이 있는 것인지… 제가 어떻게 해야 되는지….

머리 아픈 것은 3년 동안 지속되어서 차츰 더 심해졌어요. 그리고 처음에는 대수롭지 않게 여겨졌던 두통이 현재는 항상 아파서 고민이 많이 되거든요.

지금은 한의원에 다니고는 있지만 거기서도 마찬가지더라구요. 이런저런 질문을 하더니 그냥 약을 한번 먹어보라는 말과 현재는 한약을 먹고 있지만 그리 음식이라든지 식이요법에 대해서 얘기를 해주지 않

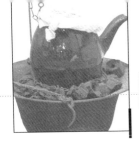

더라구요. 다만 한약 먹을 땐 돼지고기, 커피, 술, 담배, 짠 음식, 밀가루만 먹지 말라는 말만….

한의원에서는 머리가 아픈 이유가 기가 실해서라고 하시거든요. 그 말 외에는 특별히 하신 말씀이 없어요. 그래서 너무너무 속상해서 이렇게 회사에서 인터넷을 찾아서 하게 된 거예요.

선생님, 정말 정말 죄송해요. 그리고 제가 할 수 있는 방법좀 가르쳐 주세요.

답변 : 상담내용을 보니 매우 짜증나는 생활의 연속으로 보입니다.

저는 사상의학으로 상담에 답해드리고 있습니다. 귀하의 증상을 검토하니 두통이 나타난다면 체하는 증상이 있어야 하는데 없고, 이 정도의 증상이면 대변을 보기가 어려워야 하는데 그렇지도 않은 것으로 보아 소양인에 해당되는 유형은 아닌 것으로 보이고, 이 정도의 피로라면 변비가 생겨야 할 정도이며, 땀이 나면 오히려 기분이 좋아지고 개운해져야 하는데 본인은 맥이 빠진다고 하는 것으로 보아 태음인에도 해당되는 유형이 없는 것으로 보입니다.

따라서 소음인으로 보이는데 7번 유형으로 보입니다.

소음인은 타고난 기운이 적어 쉽게 지치는 경향을 보이며 특히 7번 유형의 경우 생리력을 가장 약하게 타고나, 조바심이 많고 남에 지는 것을 싫어하여, 기운을 다 빼앗기는 상황이 오더라도 할 일을 다해야 직성이 풀리는 편이어서 피로를 쉽게 느낍니다. 피로의 증상으로 가슴이 답답하고, 갈증이 있으며, 물도 잘 먹게 되고, 힘이 없다는 증상, 눈이 피곤하고 침침하고 마른다는 느낌이 있고, 몸 전체가 안 아픈 곳이 없으며, 소변도 자주 보게 되고, 어지럼까지 나타납니다. 이 정도면 감기를 달고 살게 되는데, 열보다는 기침이 심한 것이 특징이며, 두통까지 나타나고 있다면 거의 몸의 에너지가 고갈되었다고 하겠습니다.

본인은 타고난 천성이 어진 마음을 갖고 있는데, 그 마음(서로를 보호하고 위해주는)을 펼치고 있지 않음으로 가장 강한 생리력이 활력을 갖고 있지 못하게 되었고, 자신만을 위한 마음이 강하여 억제하기 힘들어 짜증이나 스트레스를 엄청나게 받고 살고 있는 것입니다.

본인만 최선을 다하고 있는 것이 아니라 누구나 최선을 다하고 있다고 생각을 바꿔야 합니다. 남들의 결점을 보는 눈이 발달하여 짜증을 쉽게 느끼는데, 사실 자신도 그만한 결점을 갖고 있습니다. 남의 장점을 볼 수 있어야 자신의 결점을 고칠 수 있습니다.

그리고 술을 마시는 것도 문제가 됩니다. 소극적이고 내성적이라 술에 쉽게 빠질 수 있는데 남는 것은 피보뿐입니다.

이러한 것들을 지키고 고치려고 노력할 때 비로소 몸의 정기가 활발해질 수 있습니다. 어떤 치료약을 먹더라도 나을 수가 없습니다. 먼저 마음을 바꾸도록 하시고 건강을 위한 차 한 가지 소개하면, 생강을 차로 끓여 물 대신 마시도록 하면 많은 도움을 줄 것으로 생각됩니다.

사례17. 키가 크고 싶은데요

이름 : 민○○ **나이 :** 17세 **성별 :** 남

질문 : 전 키가 자라다가 멈추었다는 생각을 많이 합니다. 먹으면 키가 큰다는 우유도 하루에 한 500미리씩 마시고 있습니다. 하지만 키는 중학교 때부터 더 이상 크지 않더군요. 제가 안 큰다고 생각해서일까요? 답변 부탁드립니다.

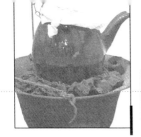

답변 : 172센티미터, 73킬로그램이면 표준 사이즈보다 살이 찐 것은 문제지만 심각한 고민으로는 보이지 않는군요.

키에 대한 관념을 잘못 갖고 있는 것으로 보이는데 몇 가지 알아두어야 할 점이 있습니다. 우리가 태어날 때 부모로부터 받은 마음에는 서로를 생각하는 좋은 마음과 자기만 생각하는 사사로운 마음이 있는데, 첫번째가 천성이라 하고, 두 번째를 사심이라 합니다. 천성은 잘 펼쳐야 하고, 사심은 없애야 부모로부터 받은 그릇이 제대로 성장할 수 있게 됩니다.

사상의학을 만든 이제마 선생은 16세까지를 부모의 가르침을 받아야 되는 시기라 하였고, 17세부터는 지혜로운 스승이나 선배의 도움이 필요한 시기라 하였으니, 본인이 그 과도기에 해당됩니다. 하늘이 나를 이 세상에 보낸 이유가 무엇인지를 고민할 시기입니다. 그것을 걱정한다면 천성과 사심을 잘 다스릴 수 있고, 결과적으로 몸도 건강해지고 키는 원하지도 않았던 결과를 보게 될 것입니다.

지금 그대로의 마음이라면 절대로 크지 않고, 오히려 살만 찌게 될 것이니 변해야 할 것입니다. 본인의 진료기록부를 검토해보니 태음인 중 5번째 유형으로 판단이 됩니다.

태음인은 서로가 도와주며 사는 것이 옳은 것이라 생각하는 마음을 갖고 있는데, 5번 유형은 경쟁심과 욕심이 많은 사심을 많이 갖고 있기 때문에, 몸은 건강한 것처럼 보이나 실제로는 내 몸의 정기가 많이 고갈되는 증상이 보입니다. 가슴이 답답하고, 뒷목이 뻣뻣하고, 대변을 보아도 시원치 않을 정도이고, 땀도 많이 흘리고, 갈증이 심하고, 감기에 쉽게 노출이 되니 어른들 같으면 중풍까지 걱정할 정도의 증상을 갖고 있으니 심각합니다.

주변의 키가 크거나 작거나 뚱뚱하거나 마른 친구들의 성격들을 비교해보십시오. 거기에 해답이 있습니다. 대개 작은 친구들이 경쟁심이 높고, 큰 친구들이 여유가 있으며, 마른 친구보다 뚱뚱한 친구들이 욕심이 많습니다.

요즈음 억지로 키를 크게 키우려는 분들이 많은데 그렇게 커지면 또 어떤 마음을 갖게 될까요? 이 세상에서 원하지 않는 인물로 성장하게 될 것입니다. 이제 키가 컸으면 좋겠다는 욕심을 버리고 사회가 원하는 인물이 되겠다고 마음을 바꾸세요. 그러면 키는 이미 원하는 만큼 커져 있답니다.

수세보원(壽世保元)의 길

오랜만에 아침 일찍 전철을 타고 행사장에 가는 중이었다. 모 종교와 관련된 선전 화보가 광고판에 붙어 있는 것을 보았는데, 선천의 문이 닫히고 후천의 문이 열리는 개벽의 시점이라는 내용이었다. 그것은 이미 20년 전에 보았던 것이고 또 그 날 보게 된 낯익은 내용이었다. 예수가 재림한다는 내용이나 미륵불이 온다는 내용이나 모두가 같은 내용인 것이다. 옛 서적을 들쳐보아도 말세(末世)요, 지금도 말세요, 항상 말세인 것이다. 무엇을 의미하는 것일까?

바뀌라는 것이다. 다른 사람이 바뀌기를 그리고 세상이 바뀌기를 바라지 말고, 먼저 나부터 변화하라는 의미로 받아들이자. 내가 바뀌지 않기 때문에 덕과 도를 이룰 수 없고, 내 몸의 정기가 부족하게 되니, 몸은 힘들고 병들게 된다. 그러나 내가 변하면 도와 덕은 이루지 못하더라도, 정기의 손상은 없으니 짜증이나 열을 받는 일이 없게 되고, 그러면 가족과 이웃과 사회가 건강해지게 된다. 내가 변하면 이웃도 같이 변하게 되는데, 나는 변할 마음이 추호도 없고, 남 탓만 하니 세상이 어떻게 바뀔 것인가?

모든 종교가 말세니 심판이니 종말이니 하면서 인간의 개혁을 요구하는데, 다만 추구하는 방법만이 차이가 있을 뿐이지 동서양을 막론하고 궁극적인 종교의 목표는 선심(善心) 선행(善行)하라는 유학의 근본이론인 인본주의사상과 일치한다. 이제마 선생이 펴낸 『동의수세보원』에서도 인간이 타고나기를 하늘로부터 명령을 받음이 있다는 '천명주의'와 인간이 노력하는 의지에 의해 성인의 이상을 실현할 수 있다는 '인본주의' 사상에 근본을 두고 있다. 그리고 인체의 생리와 병리까지도 인의예지의 사단과 애노희락의 칠정을 방법론으로 새로운 해석을 하였다. 모든 병의 원인을 성과 명을 실천하지 않음으로서 덕과 도를 이루지 못한 것으로 보았다. 곧 유학의 실천사상을 의학에 접목시킴으로써 모두가 건강해질 수 있는 방법을 제시하였으니 곧 선심 선행하는 인간의 노력에 의하여 도덕이 완성될 수 있으니 궁극적으로는 개인의 건강과 사회의 건강을 추구하려고 『수세보원』을 세상에 내놓은 것이다.

1900년에 초판이 나온 『동의수세보원(東醫壽世保元)』에서 한국에서 나온 책이니 동의를 빼면 수세보원(壽世保元)인데, 왜 수세보원이라 했을까? 책의 말미에 '한 읍에 한 사람이 그릇을 만들면 그릇이 부족할 것이고, 백 가구가 사는 마을에 한 사람이 의원 노릇을 하면 많은 환자를 고칠 수가 없으니, 의학에 관하여 밝은 지식을 집집마다 알게 하여, 사람마다 의원 노릇을 하게 되면 수세보원이라 하겠다'고 밝혀놓았으니 혹자는 '무병장수하자는 것 아닌가?'라고 말한다. 물론 맞는 얘기다. 사람마다 의원 노릇을 하라는 것이 돌발의(突發醫)를 만들자는 것이 아니다. 진짜 의사는 심의(心醫 : 환자의 마음을 다스려 병을 고치는 의사)인데 유학을 기본으로 하고 있는 사상의학에서 의학을 안다는 것은 곧 인간의 도리(道理)를 아는 것이니, 도리를 못 지켜 병이 오는 것을 도리를 실천하게 하여 병을 고치는 것이 어찌 의사들만이 할 수 있는 권한이란 말인가? 인간의 도리를 알고 실천하면 내 몸이 건강해질 것이니 보원(保元)이요, 이어 이웃과 사회가 모두 변하여 하늘이 바라는 세상이 될 것이니 수세(壽世)라. 이것이 수세보원의 진정한 의미이다.

앞서 사상의학의 주제가 '필학불염이교불권(必學不厭而敎不倦)'이라고 하였다. 곧 도와 덕을 이룰 수 있는 근본이 심성과 신명을 갖춤에 있음이나 사심(私心)과 욕심(慾心) 때문에 이를 실천하기가 어려우니 학불염 교불권이라는 것이다. 심성과 신명이 갖추어지게 되면 널리 통할 수 있는 지혜와 바른 행동이 나오게 되면서 인체의 활력소가 활발하게 만들어진다. 나쁘게 타고난 사심(邪心)이 많은 천성(天性)을 존기심 양기성(存其心 養其性 = 責其心 : 사심을 책망하여 버리고)하여 심성을 갖춤으로서 태양인은 제(臍)에 행검을 갖게 되어 소장국에서 정기인 서늘한 기운을 많이 가질 수 있게 되고, 태음인은 함(頷)에 주책을 갖게 되어 위완국에서 정기인 따뜻한 기운을 많이 기질 수 있게 되고, 소양인은 복(腹)에 도량을 갖게 되어 대장국에서 정기인 차가운 기운을 많이 가질 수 있게 되고 그리고 소음인은 억(臆)에 경륜을 갖게 되니 위국에서 정기인 뜨거운 기운을 많이 가질 수 있게 된다. 따라서 심성을 갖추게 되면 덕에 근접할 수 있고, 내 몸의 생리력이 활발해지게 되는 것이다. 각 체성의 건강한 사람에게서는 4가지 심성의 능력이 잘 관찰이 되며, 그렇지 못한 사람에게는 잘 보이지 않는 것이다. 이 심성을 사심(私心)이 없이 끊임없이 실천해 가면 덕에 이르고 혜각을 얻게 되는 것이다.

사심을 극복한 성력으로 정명의 능력을 갖추고 이 정명을 수기신 입기명(修其身 立其命)하여 선인들과 함께 욕심이 없이 이를 실천하면 두견요둔(頭肩腰臀)에 소음인은 식견, 태음인은 위의, 소양인은 재간 그리고 태양인은 방략이라는 대인의 신명이 있게 되니 도를 이루어 쉼이 없이 실천하면 자업을 이루게 된다.

인간은 누구나 건강과 행복을 추구한다. 유학의 이론이 고리타분하고 지루하여 실천하기가 매우 어렵다고 생각한 선생이 의학을 유학의 이론으로 재해석하여 실천적인 학문으로 만든 것이니 개인의 건강뿐만 아니라 사회의 개혁까지 시도한 혁명이라 하겠다. 여러분도 이 혁명이 반드시 성공할 수 있도록 동참하여 수세보원하기를 바란다.

글을 마치며

구민의 날 행사에서 진료를 하였다. 오전에 열한 명의 환자를 진료했는데, 그 중 소양인이 두 명, 태음인이 네 명, 소음인 다섯 명인데 모두 B급이었으며, 소음인 두 명이 4번 유형인 것을 제외하면 B급에서도 최하급인 사람들이었다. 소음인 두 명의 환자를 제외하고는 모두 고혈압, 당뇨를 갖고 있거나 중풍 환자들이었으나 여전히 모두 건강에 자신있어 했다. 그 분들의 천성을 알아야 체성을 구분할 수 있을 텐데 척 보고는 알 수 없다. 천성과 심성인 지(知)와 정명과 신명인 행(行)을 완전하게 갖추고 쉼 없이 노력하는 사람이라면 볼 수 있다고 하는데 보일 수가 있겠는가? 지인(知人)이란 성인도 하기 힘든 것이라, 인재를 뽑는데도 어렵다고 하지 않았는가?

먼저 환자의 생리와 병리를 살피고 유형을 결정하였다. 물론 환자들이 스스로의 생리를 모르고 어느 것이 병적인 상태인지조차 구분이 안 되는 사람들이라서 시간이 다소 지체되었지만, 유형이 결정되자 그 사람들의 네 가지 지와 행을 검토하였다. 환자에게 충분히 납득시키고 왜 이러한 병이 생겼고 어떻게 노력하면 나을 수 있고 그렇지 않으면 어떻게 된다는 결과까지를 얘기하자니 오전 진료에 기운이 다 빠져버렸다.

천성은 크게 두 가지 부류로 나누어져 양인(태양인과 소양인)은 애와 노를 음인(태음인과 소음인)은 희와 락을 성으로 타고난다. 서로 속이거나 업신여기는 일이 없는 세상과 서로 보호해주고 도와주는 세상 중 어느 쪽이 좋다고 생각하는지 물어보니 모두가 일치한다. 그러면 그 마음을 잘 실천하느냐 물으니, 역시 들어보나마나 마음뿐이란다. 그러고는 싶은데 목구멍이 포도청이라 바쁘고 귀찮아서 못하고, 자기의 천성이 아닌 것을 무리하게 펼쳐보다가 망신을 당하거나 폭력을 유발하기도 했단다. 비록 때가 아니더라도 진정으로 우러나오는 천성을 펼칠 때는 절대 다치지 않으므로, 반드시 실천하라고 일러준다.

심성은 나쁘게 타고난 사심(邪心)을 마음 속에 덮어두어야 만들어지는데, 이것에 대하여는 모두 자신이 제일 잘하고 있다고 한결같이 말하는데, 전부 사심(邪心)에서 벗어나지 못하고 있는 것으로 보였다. 그러나 잘못을 깨우치게 하는 능력은 모두 갖고 있으므로 넓게 포용할 수 있는 마음으로 다스리고, 절차나 형식이나 법도에 근거하여 정확하게 바로 잡을 수 있으며, 잘 가르치고 타이를 수 있는 능력 그리고 어루만져주고 진정시키고 감동을 주어 울면서 뉘우치게 할 수 있는 능력들을 하나씩은 모두 갖고 있으므로 이것을 실천하게 한다.

본인들은 최선을 다하여 살아왔고, 또 열심히 노력하고 있다는데, 다른 사람의 장점을 보기 어렵고 오히려 단점을 보는 눈만 발달되어 있어, 열을 받아 흥분을 잘한다. 다른 사람의 옳고 그름, 지혜롭고 우둔함, 근면하고 게으름 그리고 능력이 있고 없음을 보는 눈이 발달하였다. 이것은 신명을 실천하지 못하는 것으로 선인(善人)들과 함께 어울리지 못하는 것이다. 상대의 단점을 보는 데도 차이가 있으니, 이 단점들을 보지 말고, 그들도 자신과 마찬가지로 최선을 다하고 있다고 생각을 바꾸어야 한다. 자기 기준에 맞지 않는다고 절대로 열을 받지 말아야 한다. 그릇의 크기에 따라 기준이 틀리고, 체성에 따라 보는 눈이 틀리니, 서로의 장점을 보는 눈을 갖게 된다면, 사회가 밝아질 것이고, 내 몸에서 당뇨나 고혈압 등 못 고칠 병이 생길 수는 없다고 하였다. 덕(德)과 도(道)를 말하거나 혜각(慧覺)이나 자업(資業)을 이루려고 노력하지 않아도, 지(知)와 행(行)이 선심선행(善心善行)하고, 호현락선(好賢樂善)하며 투현질능(妬賢嫉能)하지 않으면 이미 다 이루어지는 것이니, '여러분의 운명은 스스로의 노력 여하에 달려 있다'고 강조하면서 말을 마친다.

이것을 다 말하고 나니 한 사람당 평균 20분은 족히 걸리는데, 충분히 납득하면서 뒤돌아서는 모습들에서 보람을 느끼게 된다. 필자가 아직은 사상의학에 완전하다고는 말할 수는 없으나, 그래도 100년 전 이제마 선생이 말씀하셨던 가르침을 그대로 실천하려는 노력은 게을리 하지 않으려고 한다. 많은 사람들이 함께 이 길을 갔으면 하는 바람으로 책을 펴낸다.

천명(天命)을 깨닫게 해주는
사상의학

지은이 | 이수완

펴낸이 | 최병섭
펴낸곳 | 이가출판사

초판 1쇄발행 | 2007년 2월 10일

출판등록 | 1987년 11월 23일 (제1-547호)
주　　소 | 서울시 마포구 신수동 448-6
대표전화 | 716-3767
팩시밀리 | 716-3768
값 13,000원

ISBN 978-89-7547-076-9